肿瘤合并症治疗例析

主　编　杨润祥

副主编　石汉平　李玉叶　陶静楠　张建华

编　者　（按拼音排序）

鲍明亮	包维民	陈　媛	董　超
段林灿	范耀东	付海艳	甘　平
耿嘉蔚	黄　华	柯亭羽	廖承德
李　刚	李　科	李　露	李　薇
李晓江	李玉叶	李云峰	刘　佳
刘佳宁	刘　俊	雷柳洁	雷　巧
罗春香	罗　林	毛　勇	任宏轩
石汉平	唐　晓	唐映梅	陶静楠
王红梅	王晓楠	王永顺	徐　健
杨步荣	杨彩霞	杨　芳	杨　红
杨慧勤	杨润祥	姚　萍	曾　云
曾丽梅	曾佳佳	张鹤鸣	张建华
赵培珠	周　岚	周泽平	周　竹

人民卫生出版社

图书在版编目（CIP）数据

肿瘤合并症治疗例析 / 杨润祥主编 . —北京：人民卫生
出版社，2017

ISBN 978-7-117-25444-1

Ⅰ . ①肿… Ⅱ . ①杨… Ⅲ . ①肿瘤 – 并发症 – 治疗
Ⅳ . ① R730.6

中国版本图书馆 CIP 数据核字（2017）第 258807 号

人卫智网	www.ipmph.com	医学教育、学术、考试、健康，
		购书智慧智能综合服务平台
人卫官网	www.pmph.com	人卫官方资讯发布平台

肿瘤合并症治疗例析

主　　编：杨润祥
出版发行：人民卫生出版社（中继线 010-59780011）
地　　址：北京市朝阳区潘家园南里 19 号
邮　　编：100021
E - mail：pmph @ pmph.com
购书热线：010-59787592　010-59787584　010-65264830
印　　刷：河北新华第一印刷有限责任公司
经　　销：新华书店
开　　本：710×1000　1/16　印张：19
字　　数：351 千字
版　　次：2017 年 11 月第 1 版　2018 年 10 月第 1 版第 3 次印刷
标准书号：ISBN 978-7-117-25444-1/R · 25445
定　　价：62.00 元

打击盗版举报电话：010-59787491　E-mail：WQ @ pmph.com
（凡属印装质量问题请与本社市场营销中心联系退换）

序

　　肿瘤是严重危害人民健康和生命的常见病、多发病,全国每天约 1 万余人确诊为肿瘤。40 岁之后发病率快速上升,80 岁达到高峰,85 岁患瘤风险高约三分之一。随着社会的发展、人均寿命的延长,我国已进入老龄化社会,恶性肿瘤、高血压、糖尿病等慢性疾病的发病率不断上升,肿瘤合并一种或几种慢性疾病的比率也呈上升趋势,肿瘤合并症问题越显突出,已成为肿瘤患者直接死亡的主要原因之一,但目前还没有明确的肿瘤合并症患者临床治疗和决策制定的最佳方案。关注和重视肿瘤患者合并症的处理,直接影响到肿瘤患者的治疗风险和获益机会,对推动肿瘤个体化治疗的进程有重要意义。

　　《肿瘤合并症治疗例析》引用大量文献以肿瘤合并常见及少见疾病为切入点,具有很好的创新性,结合临床实际工作中的病例进行分析讨论,理论联合临床实际,实用性很强,是广大临床工作者实际工作的必备参考书。我相信该专著的出版将满足临床需要,不仅为临床医生在临床工作中提供很好的帮助,还将激发医学本科生、研究生及广大医务工作者的思考。

中国医学科学院肿瘤医院

冯奉仪

2017 年 10 月 2 日

Preface

The past two decades have seen remarkable advances in cancer therapeutics, and improvements in clinical outcomes of cancer patients have been achieved. As cancer patients are living longer, the malignant diseases coexisted with medical problems that resulted from the cancers or their treatments, or coincidental illnesses that influenced cancer progression or interfered with cancer treatments. There are many complex issues regarding the interaction of cancers with other medical problems. This text attempts to systematically categorize and discuss these issues and their management strategies. This is an important addition in the rapidly expanding field of internal medicine in cancer patients and cancer survivors. Although cancer is the "king" of all maladies, the "queen", "knights", and "castles" of maladies must be dealt with in order to win the "match". While we treat the cancer, don't forget the patient and his or her other medical problems!

Sai-Ching Jim Yeung, MD, PhD

Professor

The University of Texas MD Anderson Cancer Center

Houston, Texas, USA

前　言

　　肿瘤合并症是指在肿瘤的发生发展过程中,合并发生另外一种或几种疾病,合并发生的疾病不是肿瘤直接引起的;而肿瘤并发症是恶性肿瘤在发生发展过程中直接或间接引起的,由于手术、放化疗等导致的医源性问题,是由此及彼而形成的因果关系。肿瘤患者常出现各种合并症,影响患者生存和生活质量。

　　关注和重视肿瘤患者的合并症,对推动个体化治疗的进程有重要意义。合并症与肿瘤同时发生并共存,且与肿瘤有着密切的联系。临床医生在诊治肿瘤时,不应该只局限于肿瘤本身,还应该拓宽临床思维,明确患者是否还合并其他的疾病,并给予相应的防治措施。化疗前合并症的评估至关重要,包括心脏功能、肝肾功能、免疫状态、是否妊娠等因素。合并症会影响肿瘤的患病风险、病情复发和诊断分期。患有肥胖、糖尿病和终末期肾病或免疫缺陷的患者患癌风险升高,这与肿瘤和很多合发症都有类似相同的"生长土壤"有关,两者相互作用,加重病情。

　　在临床实际工作中,针对有肿瘤合并症这类病情复杂的患者,需评估患者的病情和预后,应用现有治疗指南,考虑治疗的可行性,优化治疗的方案及计划。治疗过程中需要和相关专科医生及时沟通,在积极控制好合并症的基础上,确保化疗安全顺利进行是临床总体原则。本书采用案例教学方式,讲解肿瘤常见合并症的处理方法与诊疗注意事项,并作为住院医生培训教材使用。

目 录

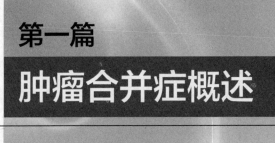

第一篇

肿瘤合并症概述

第一章
重视肿瘤合并症

肿瘤合并症是肿瘤科临床医生在日常临床实践中经常遇到的情况,它是与肿瘤同时存在的一种医学状态。在过去的几十年里,由于人口持续老龄化,随着肿瘤增加,合并症发生率也在增加。但目前尚无肿瘤合并症临床治疗的最佳方案。肿瘤及其他疾病中的大部分临床实用的指南多是针对单一疾病的,限制了其在合并症患者中的应用。因此,临床上需要多学科综合治疗协作的集体决策和肿瘤科医生的病例分享。

合并症作为混杂因素可以使肿瘤的诊断及治疗复杂化,甚至还可能影响和中止肿瘤的治疗,并对肿瘤的发病率和死亡率造成一定的影响。合并症的种类及严重程度不同,对肿瘤的影响也相差悬殊。总体而言,存在肿瘤合并症的患者生存时间短于无合并症者。对于局灶性及有治愈可能的肿瘤患者,中到重度的合并症是影响预后的重大因素。对于致死性强或侵袭性强的肿瘤而言,合并症影响不大,肿瘤是其死亡原因。在晚期肿瘤患者直接死亡原因中,肿瘤合并症占50%,包括电解质紊乱、肝肾综合征、肝性脑病、感染等,在治疗晚期肿瘤的同时,更应该关注肿瘤合并症的处理。合并症直接影响癌症的治疗风险和获益机会,很难把握风险和获益的平衡,这可能是肿瘤合并症患者接受辅助化疗几率低的原因之一。

肿瘤合并症是指在肿瘤的发生发展过程中,合并发生另外一种或几种疾病,合并发生的疾病不是肿瘤直接引起的;而肿瘤并发症是恶性肿瘤在发生发展过程中直接或间接引起的,由于手术、放化疗(包括诊断)等导致的医源性问题,是由此及彼而形成的因果关系。并发症与合并症的区别在于前后两种疾病之间有无因果关系。有因果关系者为并发症,无因果关系者为合并症。

关注和重视肿瘤患者的合并症,对推动个体化治疗的进程有重要意义。合并症与肿瘤同时发生并共存,且与肿瘤有着密切的联系。临床医生在诊治肿瘤时,不应该只局限于肿瘤本身,还应该拓宽临床思维,明确患者是否还合并其他的疾病,并给予相应的防治措施。化疗前合并症的评估至关重要,包括心脏功能、肝肾功能、免疫状态、是否妊娠等因素。合并症会影响肿瘤的患病风险、病情复发和诊断分期。患有肥胖、糖尿病和终末期肾病或免疫缺陷的患者患癌风险升高,这与肿瘤和很多合发症都有类似相同的"生长土壤"有关,两者相互作用,加重病情。据统计,约 8%~18% 的恶性肿瘤患者合并糖尿病。《2012 年中国肿瘤登记年报》显示,全国肿瘤发病率为 285.91/10万,60 岁以上的肿瘤发病率为 1000/10 万。半数以上的老年癌症患者具有至少一种可能会影响肿瘤治疗的合并症,因此老年肿瘤患者的合并症会影响本已复杂的治疗决策。常见的合并症有高血压、慢性肾脏疾病、糖尿病、缺血性心脏病、高血脂、心力衰竭等。针对老年患者,制定治疗决策过程中充分考虑合并症的因素已经成为个体患者风险把握及斟酌治疗获益的关键要素。肺癌的发病率和死亡率居全球首位,老年肺癌患者最常见的合并症有慢性阻塞性肺疾病、高血压和高血脂。IFCT-0501 研究单因素分析合并症状态对老年晚期肺癌的总生存期无显著影响,结果显示有一般合并症的老年晚期肿瘤患者可以接受联合化疗的方案。美国老年病学会对于多种共患病的老年肿瘤治疗有一定的共识意见,必须根据老年癌症患者中潜在合并症的影响幅度制定新的治疗方案并形成适用性强的治疗策略。老年肿瘤患者合并症的识别及治疗已经成为肿瘤医生的常规工作。

最困扰临床肿瘤医生的问题,是肿瘤和合并症共存时,化疗与其他治疗方法是否可以同时进行,化疗的剂量和方案需要如何调整,两种治疗同时进行是否增加感染等相关并发症的风险,这是对个体化治疗的重大挑战。ESMO 相继出版有恶性肿瘤合并妊娠、肿瘤合并心脏毒性等的临床决策。2014 年 ASCO、ESMO 大会都报告孕早期化疗所致畸形率比孕中晚期高;中晚期宫内化疗暴露史儿童随诊发现化疗不影响智力发育或心脏功能。面对恶性肿瘤合并心脏疾患的患者,首先应注重对化疗前基础心脏功能的评估,识别高危患者,排除隐患。当发作时首先需稳定血流动力学,其次为控制症状,在化疗期间避免引起心源性猝死。对于已经有肾功能损伤的患者,在进行抗肿瘤治疗时,应该尽量避免损害肾功能的药物。

具有合并症的癌症患者会增加化疗严重毒性的风险,已有几项研究表明合并症与某些癌症类型中的化疗完成率降低有关。不过尚不能确定是毒性增加的直接结果,还是功能状态降低或依从性差所致。因此一定要区分化疗治疗前基础合并症与化疗毒性所致的合并症。目前肿瘤患者在初诊时,对合并症的筛查和预防都未引起足够的重视,并且针对肿瘤合并各个系统疾病的治疗尚无统一的指南。肿瘤专科医生对全科知识的掌握还存在薄弱的环节,主要着眼于癌症及其规范化的治疗,对各个系统的合并症处理和把握仍有欠缺。原卫生部颁布的《临床住院医师规范化培训试行办法》,强调三基训练,先宽后专,很好地弥补了肿瘤专科人才在全科知识方面的不足,这对于肿瘤合并症的治疗意义也会越来越重要。

癌症治疗决策制定中只有全面整合评估合并症的情况,才能更好地平衡治疗的风险和获益。因此,合并症标准评估是其重要的组成部分。越来越多的研究已经纳入合并症的计算,但在定量方面的一致性较差,且不同研究之间缺乏可比性。确定的 21 项不同的方法各有不同的优缺点和适用性,对每一种合并症及其严重程度全面评估所得的大量信息,必须进行一定的选择和整合。有些方案适于临床研究,有些方案更适于回顾性综述,正确选择合并症计算工具取决于要研究的问题和临床情况。需要更多临床试验来纳入合并症患者入组,并对合并症干预进行研究,这是针对这类患者治疗形成更大型、更普遍证据基础的关键。

在临床实际工作中,针对有肿瘤合并症这类病情复杂的患者,需评估患者的病情和预后,应用现有治疗指南,考虑治疗的可行性,优化治疗的方案及计划。治疗过程中需要和相关专科医生及时沟通,在积极控制好合并症的基础上,确保化疗安全顺利进行是临床总体原则。

（杨润祥）

第二章

肿瘤合并症研究进展

　　肿瘤合并症是指在诊疗过程中,肿瘤患者合并发生了另一种或几种疾病,可能与肿瘤本身相关或无关。

一、肿瘤病因

　　肿瘤病因是导致或影响肿瘤发病的因素,大多数的人体肿瘤是接触某些环境物质或环境因素后产生的。肿瘤病因,包括环境物质与环境因素,其中环境物质俗称致癌物,包括生物性致癌物,有肿瘤病毒之称,诸如目前已知 6 种病毒(EBV、HBV、HPV、HTLV-1、HCV、KSHV)引起世界范围 10%~15% 的癌症;物理性致癌物,如紫外线、电离辐射等;化学性致癌物如苯并芘、黄曲霉毒素 B_1、砷、烷化物、某些激素如多肽类生长因子、胰岛素样生长因子、生长因子、转化生长因子 -α 等。环境因素包括吸烟、膳食、文化、性行为、职业、接触环境中某些物质。恶性肿瘤发生常为多种因素共同作用的结果,是多步骤、多阶段的过程。肿瘤发生是环境因素、环境物质与遗传因素综合作用的结果,宿主本身的遗传易感性以及长期的环境暴露导致体内多个基因逐渐发生变化并产生累积效应,引起维持细胞正常生命活动的诸多机制紊乱,癌基因激活,抑癌基因失活,细胞周期调节失控、分化障碍、凋亡受阻并最终发生癌变。

二、恶性肿瘤发病机制

(一)亲电子代谢产物学说

　　化学致癌物经生物转化可形成高度反应性的化合物,可直接与蛋白质、核酸的亲核部位发生反应,诱发 DNA 突变而致癌。

（二）自由基代谢产物学说

另一类具有高度反应活性的中间产物是化学致癌物衍生的缺乏单电子的自由基。过氧化途经在化学致癌物激活过程中具有重要意义。

（三）DNA 甲基化学说

正常的 DNA 甲基化是维持基因正常表达或不表达以及基因组稳定性的重要机制。基因的过甲基化、低甲基化均在肿瘤发生中起着重要作用。机制通过：①形成致癌物 -DNA 加合物或导致 DNA 单链断裂。②直接灭活或抑制 DNA 甲基转移酶的活性。而 DNA 甲基转移酶（DNMT）则是 DNA 甲基化的主要调节酶，在肿瘤的发生和发展过程中，异常的 CpG 岛甲基化却是常见的，整个基因组的低甲基化与部分区域的高甲基化并存是肿瘤的一个特点。③肿瘤抑制基因的甲基化导致肿瘤基因沉默失活，使对肿瘤的抑制丧失与基因损伤增加，而甲基化总体水平降低使癌基因活化，染色体趋向不稳定。以上三种主要为化学性致癌物的导致肿瘤发生机制。

（四）肿瘤病毒学说

RNA 肿瘤病毒的致癌能力来源于 RNA 肿瘤病毒能够捕获并改变细胞内生长调控基因，而 DNA 肿瘤病毒癌基因不同，病毒将基因组整合至宿主细胞的基因组中，整合基因高度重排，存在多种缺失、插入、重复或其他突变而发生癌基因激活，抑癌基因失活等而导致肿瘤，如乙肝病毒、丙肝病毒、人乳头瘤病毒等。

（五）miRNA

miRNAs 是一类短序列、非编码、具调控功能的单链小分子 RNA，长约 20~24nt，由一段具有发夹样环状结构、长度约 70~80nt 的单链 RNA 前体（pre-miRNA）剪切后生成。它通过与其靶 mRNA 分子的 3′ 端非编码区（3′-UTR）互补结合，导致靶 mRNA 分子的翻译受抑制。许多的实验和临床研究认为 miRNAs 可能是一组新的致癌基因或抑癌基因。miRNAs 既可作为抑癌基因，下调原癌基因的活性；也可作为癌基因，下调抑癌基因的活性。

（六）细胞自噬

自噬是真核细胞的基本生命现象，不仅维持了机体内环境的稳态，而且与众多的生理病理过程密切相关，如机体免疫、衰老、肥胖、神经退行性疾病、糖尿病和癌症等。自噬在肿瘤发生发展的各个阶段均扮演着重要角色。细胞自噬具有双向作用,正常的自噬发生对肿瘤的发生具有抑制作用,但在肿瘤形成后,部分肿瘤细胞能利用自噬对抗应激环境,增强存活能力。特别在实体瘤中,需要更多的氧气和营养物质来保持快速增殖,造成细胞中营养缺乏和低氧胁迫,作为细胞应激状态下提供营养物质的重要途径,自噬可以保护肿瘤细胞,避免凋亡或坏死的发生。

三、肿瘤常见合并症

(一)肿瘤合并传染病

肿瘤合并传染病,包括艾滋病、结核、病毒性肝炎。

1. 肿瘤合并艾滋病　艾滋病即获得性免疫缺陷综合征是人感染人类免疫缺陷病毒导致免疫缺陷,可并发一系列机会性感染和肿瘤,严重者可致死亡的慢性传染病。HIV 合并肿瘤主要原因除了严重的免疫功能缺陷,发病还可能与感染、家族易感性、化学因素、物理因素以及生活方式等有关。常见艾滋病相关肿瘤包括卡波西肉瘤、特定淋巴瘤类型、侵袭性宫颈癌等。高效抗反转录病毒治疗(HAART)的开展使得抗人类免疫缺陷病毒的治疗取得了突破性进展,是艾滋病治疗史上的里程碑。但一些患者经过 HAART 后,在免疫功能重建在治疗前几个月内,病情反复、恶化,甚至危及生命,特别是对于病毒载量下降明显而 CD_4^+ T 淋巴细胞迅速上升的患者,人们将发生于免疫重建过程中的疾病称为免疫重建炎性反应综合征(IRIS)或免疫重建疾病。

对艾滋病合并肿瘤治疗需两者兼顾,且还应注意免疫重建炎性反应综合征。2010 年第 18 届国际艾滋病大会报道大会期间公布的 IAS-USA 最新指南将 CD4 500/µl 定为治疗指征,首选的一线方案仍为 TDF/FTC 和依非韦仑或达芦那韦或阿扎那位或拉替拉韦的组合,阿巴卡韦/拉米夫定以及克力芝、福沙那韦、CCR5 抑制剂列为备选方案。

2. 肿瘤合并结核　结核是由结核杆菌引起的慢性传染病,可累及全身多个器官,但以肺结核最为常见,是结核杆菌侵入体内引起的感染,是青年人容易发生的一种慢性和缓发的传染病。2004~2012 年我国 31 个省、直辖市和自治区共报告肺结核发病病例 9 663 728 例,死亡 26 932 例,年均发病率为 81.25/10 万,病死率为 0.28%。老年人(60 岁以后)年均发病率最高。2004~2012 年我国肺结核发病整体呈下降趋势,但肺结核在近几年已经超过病毒性肝炎,成为我国发病率最高的传染病。结核中以肺结核最为常见,肺结核合并肺癌,在行抗结核治疗后发现肺肿块不缩小反而增大,或进行结核诊断时发现合并肺癌。肺结核与肺癌合并易导致漏诊。谢春英回顾分析 72 例肺结核合并肺癌的患者,其中肺结核治疗过程中发现肺癌35例,同时诊断肺结核合并肺癌32例,肺癌治疗过程中确诊合并结核5例。随着临床对两者关系的重视,肿瘤合并结核确诊率近年有所提高。随着医学影像学技术进步,肿瘤合并结核的诊断准确率不断提高。

结核瘢痕与肺癌的关系,肺的结核性瘢痕发生肺癌的几率明显高于其他的癌症患者($19.5\%\sim12\%$)($P<0.01$),而瘢痕在肺癌发生之前即存在。

肿瘤合并结核治疗,目前尚无统一标准。需两者兼顾,权衡利弊,但应注意结核化疗药物治疗所带来的不良反应对肿瘤治疗的影响,或肿瘤手术治疗造成患者有效呼吸面积缩小,加重呼吸困难,或肿瘤放化疗导致免疫功能下降,患者结核全身播散,结核病情加重。结核治疗肺结核患者治疗方案和药物均按照国家规划要求进行。初治:前2个月为强化阶段,联合应用异烟肼(H)、利福平(R)、乙胺丁醇(E)及吡嗪酰胺(Z),采用2HRZE/4HR、$2H_3R_3E_3Z_3/4H_3R_3$。每天疗法或间歇用药方案。间歇用药方案为每周3次给药,后4个月为巩固阶段,联合应用异烟肼、利福平,每周给药3次。复治:采用链霉素(S)、异烟肼(H)、利福平(R)、乙胺丁醇(E)及吡嗪酰胺(Z)联合用药,2HRZSE/6-10HRE、$2H_3R_3Z_3S_3E_3/6-10H_3R_3E_3$。耐药肺结核可参考《耐药结核病化学治疗指南(2009)》。

3. **肿瘤合并病毒性肝炎**　据统计,全球每年超过100万人死于病毒性肝炎,其感染人数是艾滋患者数的10倍以上。我国是病毒性肝炎高度流行区域,近20年来,其死亡率一直位居我国法定传染病报告的前列。病毒性肝炎是我国法定乙类传染病。将病毒性肝炎分为5类:甲型肝炎、乙型肝炎、丙型肝炎、戊型肝炎和未分型肝炎。目前,我国约有1.2亿以上人口呈乙肝病毒感染或发病状态,我国乙肝死亡数仍占病毒性肝炎的70%以上,远高于其他型病毒性肝炎。原发性肝癌是我国最常见的恶性肿瘤之一,大约有90%的患者受到乙型肝炎病毒感染。已有研究证实,在HBV相关肝细胞癌的复发中,HBV-DNA复制及肝炎的持续状态可能起着重要作用。乙型肝炎相关的原发性肝癌患者TACE治疗后,接受恩替卡韦抗病毒治疗能有效提高近期疗效,降低术后复发,延长患者生存期,减轻TACE后肝损害,改善患者预后。TACE治疗已成为不能切除肝癌的首选治疗方法。然而,在我国原发性肝癌患者多合并乙型病毒性肝炎,在行TACE治疗时,不仅能激活HBV复制能力,动脉内灌注的化疗药物可加重正常肝组织损害,与此同时,化疗药物可抑制机体免疫功能,进一步导致病毒的激活,可导致肝损害加重,甚至出现肝衰竭。研究表明,HBV-DNA含量与HCC患者病死率呈正相关,HBV相关性HCC患者死亡的主要原因为肝功能衰竭、消化道出血、肝性脑病和肝肾综合征等,这些都与HBV的活跃复制相关。国内外大量研究表明,HBV的感染状态及病毒复制水平不仅与HCC

的发生密切相关,也明显影响 HCC 切除术的预后,已有研究表明,HCC 患者术后 HBV DNA 载量越高,肝功能损伤越重,肝癌复发风险越大,因此 HBV 在HCC 的术后复发起到重要作用。因此,抗病毒治疗在 HBV-DNA 相关原发性肝癌患者行 TACE 治疗时十分必要。

近期有研究发现结直肠癌患者伴发慢性乙肝病毒感染可能增加肝转移的发生率。

(二)肿瘤合并常见慢性病

高血压和糖尿病、恶性肿瘤均是全球性的在三大高发病。高血压的全球发病率高达 10%~20%,其通常会导致患者出现头痛、胸闷等症状,严重时可导致心、脑、肾、血管等部位的器质性病变,甚至会对患者的生命构成威胁。糖尿病是危害人类健康和生命的主要慢性病之一,2010 年中国国家疾病控制中心(CDC)和中华医学会内分泌学分会调查了中国 18 岁以上人群糖尿病的患病情况,应用 WHO 1999 年的糖尿病诊断标准,显示糖尿病患病率为 9.7%,其患病率和死亡率均呈持续增长趋势。糖尿病、高血压与恶性肿瘤的关系不断被发现,高血压与糖尿、恶性肿瘤均存在相同高危因素包括:①年龄;②性别;③超重和肥胖;④饮食及运动;⑤吸烟。三者常相伴出现,同时也为某些恶性肿瘤的发病病因。导致发病机制存在相同或部分相同之处,某些肿瘤本身可导致继发性高血压及糖尿病。在肿瘤治疗过程中可能出现药源性高血压、药源性糖尿病。

1. **高血压**　高血压包括原发性高血压、继发性高血压。围术期高血压为继发性高血压,手术期高血压与原发性高血压具有一定的区别,前者属于一过性状况,但是约 90% 的围术期高血压与原发性高血压有关;另外,其还与患者心理精神因素、麻醉程度以及输液量、消化道反应等有关,患者精神紧张、麻醉程度前、输液量过多、恶心呕吐等均会导致围术期高血压。围术期高血压的治疗应遵循以下原则:①治疗的个体化;②单药开始治疗时应用适当的最低剂量,尽量应用每天 1 次 24 小时有效的长效制剂达到全天候治疗,以口服药为主;③合理选择联用药物以达到最大的降压效应,而使不良反应最少;④降压药的应用应贯穿整个围术期,但术后 1~2 天,血压波动较为频繁,首选起效快、作用时间短的降压药微量静脉泵滴定治疗以便于血压的管理,常用的有硝普钠、压宁定、硝酸甘油等。管理好肿瘤围术期高血压可降低术后心血管并发症。

药源性高血压为继发性高血压,也为常见药物不良反应之一,其发病机制包括交感神经活动亢进,肾性水钠潴留,肾素 - 血管紧张素 - 醛固酮系统激活,以及动脉弹性功能和结构改变。药源性高血压的危险因素包括患者和环境两个方面。患者因素包括高龄、性别、遗传因素、既往高血压史、超重、钠敏感和基础疾病状态（如阻塞性睡眠呼吸暂停综合征、肾小球滤过率 <60ml/min、代谢综合征等）；环境因素包括高盐饮食、中度以上饮酒和精神应激。药源性高血压在临床上分两种类型。Ⅰ型药源性高血压常突然起病，发作时除出现血压增高外，还伴有头痛、震颤和心绞痛等表现，症状一般持续数分钟至数小时。Ⅱ型药源性高血压表现为逐渐起病，发作时除血压升高外，还伴有脑、心和肾脏等器官严重损害，严重时可并发脑卒中、心肌梗死和急性左心力衰竭等，症状一般持续数小时至数天。

导致继发性高血压药物种类多，除了抗肿瘤药物外，还有非甾体类药物、肾上腺皮质激素、性激素、免疫抑制剂、抗抑郁药物、麻醉药物、镇痛药等。肿瘤某些化疗药物及肿瘤靶向治疗药物如贝伐珠单抗、索拉非尼等可导致血压升高，此类归为肿瘤并发症。发生机制：血管生成抑制剂通过以下作用引起血管收缩，升高血压：①阻断血管内皮生长因子（VEGF）信号通路，VEGF 介导的内皮细胞合成一氧化氮减少；②导致微血管稀薄化，即组成微循环的毛细血管数目减少；③增加内皮素 1 的活性。

贝伐单抗是一种抗 VEGF 单克隆抗体，用于治疗转移性结肠癌、直肠癌和肾癌等。在贝伐单抗疗效调查研究中，贝伐单抗治疗前血压正常患者，用药后血压升高者约占 22%，与治疗前已患高血压患者且用药后血压进一步升高者所占比例相近。

索拉非尼是 VEGF 信号通路中酪氨酸激酶抑制剂，抑制血管内皮细胞增殖，用于治疗进展期肾癌和肝细胞癌等。一项荟萃分析显示，接受索拉非尼治疗的患者高血压总发生率为 23.4%，严重高血压发生率为 5.7%。也有文献报道血压升高是索拉非尼治疗过程中最常见的不良反应之一，发生率为 12%~75%，一般在治疗开始后 3~4 周时出现，与药物相关的高血压多为轻到中度。研究显示：20 例转移性肾癌患者经索拉非尼治疗 3 周后，75% 患者收缩压升高大于 10mmHg，60% 患者血压升高 20mmHg，平均升高 20.6mmHg。索拉非尼治疗后可能最终激活肾素 - 血管紧张素 - 醛固酮系统，因此，降压治疗最好选用血管紧张素转换酶抑制剂（如卡托普利、依那普利、贝那普利及西拉普利等）治疗；部分对血管紧张素转换酶抑制剂过敏或不能耐受的患者可应用血管紧张素Ⅱ受体阻滞剂治疗（如氯沙坦钾、缬沙坦、伊贝沙坦及替米沙坦等）。对应用降压药物后仍严重或持续的高血压或出现高血压危象的患者需请心内科医生指导治疗，并考虑永久停用索拉非尼治疗。

药源性高血压的治疗原则，包括：①立即停用致高血压药物；②由于病情需要不能停用致高血压药物或停药后血压不能恢复者，需监测血压，行降压治疗；③根据具体药物引起血压升高和影响降压药作用的机制，选择合理降压方案；④积极治疗并发症。

2. **糖尿病**　糖尿病分类包括 1 型糖尿病（β 细胞受损导致，常引起胰岛素绝对缺乏），2 型糖尿病（胰岛素抵抗情况下胰岛素分泌功能进行性受损所致），其他原因导致的糖尿病，如 β 细胞功能遗传缺陷，胰岛素作用遗传缺陷，胰腺外分泌疾病（如囊性纤维化）以及药物或化学物质诱发糖尿病（如艾滋病治疗过程中或器官移植后）类型糖尿病、妊娠糖尿病。2011 年全世界糖尿病患者有 3.6 亿，2030 年将达到 5.52 亿，其中 95% 是 2 型糖尿病患者。

随着糖尿病、恶性肿瘤两者发病率不断升高，肿瘤合并糖尿病病例也不断增多，恶性肿瘤与糖尿病之间的关系引起了关注。2010 年美国癌症学会（ACS）和美国糖尿病学会（ADA）由两个领域联合提出共识：2 型糖尿病患者群具有更高风险罹患胰腺癌、结直肠癌、子宫内膜癌、乳腺癌、膀胱癌等，而罹患非致命性前列腺癌的风险则要低于正常人群。2010 年美国糖尿病学会和美国癌症学会联合发表《糖尿病与癌症共识报告》，该报告指出糖尿病患者罹患肿瘤的风险增加，且糖尿病患者合并肿瘤的预后及死亡风险增加，糖尿病患者肿瘤风险增加的原因可能与胰岛素抵抗、高胰岛素血症、生长因子、肥胖、高血糖、慢性炎症和氧化应激有关。糖尿病与某些恶性肿瘤的病因及发病机制上存在一定关联，如高血糖与高胰岛素血症、细胞因子及受体、氧化应激、性激素水平。某些降血糖药物可能增加肿瘤发生等。肿瘤治疗过程中手术治疗化疗药物及放射治疗对胰岛中 β 细胞破坏，造成继发性糖尿病。药源性糖尿病属继发性糖尿病，常见药物有类固醇激素、利尿类降血压药物、环磷酰胺等。糖尿病的心血管并发症为常见致死原因，合并肿瘤者治疗应重视糖尿病综合治疗及并发症预防，如血压控制、血糖控制、血脂控制、体重控制等。控制好血糖将提高肿瘤术后生活质量及减少患者术后并发症发生。

在预防恶性肿瘤方面，对糖尿病的预防和控制可能非常重要，减少和控制糖尿病的发生将有益于降低恶性肿瘤的发病风险。糖尿病导致肿瘤发病率增加的机制，除了高血糖和高胰岛素血症 2 个因素之外，恶性肿瘤与糖尿病诱发因素还有诸多相关性，尽管其中一些机制目前尚不完全清楚。这些因素包括血管内皮生因子升高、激素水平异常、遗传因素、免疫功能紊乱、微量元素的缺失、肥胖、自主神经病变等。

3. **肿瘤合并肝、肾功能不全**

肝功能不全是各种致病因素使肝实质细胞和 Kupffer 细胞发生严重损害，引起明显代谢、分泌、合成、生物转化和免疫功能障碍，机体发生水肿、黄疸、出血、感染、肾功能障碍及肝性脑病等的临床综合征。肝功能不全采用 CTP 评分评价肝功能：CTP 评分 5~6 分为 CTP A 级或轻度肝功能不全，CTP 评分 7~9 分为 CTP B 级或中度肝功能不全，CTP 评分 10~15 分为 CTP C 级或重度肝功能不全。

表 2-1　Child-Turcotte-Pugh（CTP）评分方法

项目	1分	2分	3分
肝性脑病（期）	无	1 或 2	3 或 4
腹水	无	易消退	难消退
胆红素（mg/dl）	<2	2~3	>3
白蛋白（g/dl）	>3.5	2.8~3.5	<2.8
凝血酶原时间（s）	<4	4~6	<4

　　肝脏储备功能评估方法主要包括：吲哚菁绿排泄试验（ICG）、口服葡萄糖耐量试验（OGTT）、磷酸化耐受指数（RTI）、胰高血糖素负荷试验等。吲哚菁绿排泄试验（ICGR15），一般认为 ICGR15<10% 为正常，ICGR15<20% 时可行 2 个肝段以上的切除，ICGR15<30% 时可行肝段或局部切除术，ICGR15>40% 禁忌做任何类型的肝切除术。

　　肝脏是许多药物代谢的主要场所，大多数药物的体内过程都与肝脏有关。肝脏器质性病变会造成患者机体内环境和各系统脏器功能失调，一方面会使机体对药物的吸收、分布、代谢、排泄等发生变化，导致药动学改变；另一方面会使某些组织器官的受体数目和功能发生变化，改变机体对相应药物的反应性，导致药效学改变。在慢性肝脏疾病时，常伴有部分肝细胞的坏死和不同程度的肝细胞纤维化，使肝脏的血流量降低，微粒体内代谢酶减少、活性降低，从而使药物的代谢减慢、药物半衰期延长。如果不适当减少给药剂量或延长给药时间，会导致体内药物浓度过高而中毒。长期的肝脏疾病可使肝脏的蛋白合成能力减弱，使血中的血浆蛋白的数量降低或结合部位的性质发生改变，对药物的蛋白结合减少，使游离型药物的浓度增加，容易引起不良反应，甚至发生蓄积中毒。同时当肝功能不全时，药物生物转化减慢，药物排泄减慢，血中游离型药物增多，从而影响药物的效应并增加毒性。恶性肿瘤化疗前评估，除了注意肝功能酶学指标外，还应评估肝功能、化疗药物是否需调整剂量或更换方案。

　　肾功能不全是由多种原因引起的，肾小球和（或）肾小管间质损伤，使身体在排泄代谢废物和调节水电解质、酸碱平衡等方面出现紊乱的临床综合征群，分为急性肾功能不全和慢性肾功能不全。保护肾脏功能应以维持肾血流量和肾小球滤过率为基础，保持血容量稳定，及时补充体液的丢失，保证肾脏足够的灌注量。根据肾功能指标决定是否透析治疗，如长期透析的尿毒症患者在术后 24~36 小时应恢复透析治疗，如凝血功能明显异常，可行无肝素血液透析或常规透析后给予鱼精蛋白中和肝素。肾脏功能直接影响药物的疗效和毒性。

如肾衰竭,排钾减少,出现高钾血症等各种类型的电解质紊乱,使洋地黄、奎尼丁、普鲁卡因胺等对心脏的传导系统发生不同于正常的作用;另一方面,肾脏功能不全患者常有低蛋白血症,与蛋白结合的药物减少,而游离的、有活性的药物就会相应的增加。肾功能不全与肿瘤的关系主要体现在病因及治疗上,如泌尿系原发肿瘤及转移性肿瘤对输尿管压迫、阻塞、侵犯造成急性肾功能不全或慢性肾功能不全急性加重。肿瘤并发症如感染、出血、发热等导致肾脏有效灌注不足加重肾功能不全。肿瘤治疗上需结合患者肾功能指标,肌酐、尿素氮、内生肌酐清除率等指标评估。做出肿瘤化疗方案选择,调整化疗用药剂量。对于癌症合并有肝肾功能不全的患者,阿片类药物的选择应慎重。吗啡的缓释剂型应注意调整剂量和给药的间隔时间,即释剂型可临时应用,应禁用可待因。轻、中度的肝肾功能不全患者,羟考酮的应用是安全的,但用量需根据内生肌酐清除率做出调整;但重度肾功能不全者禁用羟考酮。芬太尼透皮贴剂是重度肝肾功能不全患者和透析患者的首选,丁丙诺啡在某些情况下可代替芬太尼应用于透析患者。

4. **肿瘤合并风湿病** 恶性肿瘤与风湿病的关系较复杂,一些恶性肿瘤以风湿症状为首发临床表现,而一些风湿病患者具有恶性肿瘤易感性,发生恶性肿瘤的危险性比普通人群高。恶性肿瘤可引起骨、关节、肌肉疼痛、皮损等风湿病样临床表现,有些表现为恶性肿瘤的首发症状,或者为恶性肿瘤复发或转移的标志。恶性肿瘤尤其是淋巴样恶性肿瘤,在各种风湿病中发病率较高,尤见于干燥综合征与淋巴瘤,皮肌炎和(或)多发性肌炎与上皮恶性肿瘤,炎性肠病与结直肠癌,系统性红斑狼疮与淋巴瘤等。

风湿病易并发恶性肿瘤的机制尚未完全阐明,目前认为主要相关机制如下:①风湿病与恶性肿瘤具有共同的致病因素,如病毒、化学物质、药物等,形成可能的致癌物质和炎性靶物。②与机体的免疫功能紊乱有关,如T细胞功能下降,不能及时清除体内发生突变或癌变的细胞。③少数恶性肿瘤可能与治疗风湿病的免疫抑制剂的不良反应有关,风湿病患者膀胱癌的发生可能与环磷酰胺的累积量有关。④风湿病导致癌基因激活或抑癌基因失活。

副肿瘤性皮肤病包括一组出现内脏恶性肿瘤的非遗传性皮肤病,如黑棘皮、获得性鱼鳞病、皮肌炎、副肿瘤性天疱疮、坏死松解游走性红斑、Sweet综合征、坏疽性脓皮病、渐进性坏死性黄色肉芽肿、硬化黏液性水肿等。认为肿瘤产生的免疫因子、内分泌、代谢性疾病和表皮生长因子在症状的发生中起了作用。认识这些疾病可为内脏恶性肿瘤的早期诊断和治疗及监视肿瘤的发生提供机会,副肿瘤性皮肤病与良性类型的区别在于晚年的突然出现、迅速的病程、不典型的临床表现和更严重的皮损出现。这些发现将促使研究者去寻找可能伴发的恶性肿瘤。副肿瘤性皮肌炎皮损的组织学特征为空泡性界面性皮炎伴有散在的淋巴细胞浸润和不同程度的黏液蛋白沉着。近 25%~30% 皮肌炎病例与恶性肿瘤有联系。皮疹常伴随在肿瘤发生或复发之前出现。大多数肿瘤在皮肌炎发生的 1 年内诊断,如肿瘤治疗能引起皮损的消退,皮疹的复发能预告肿瘤的复发。副肿瘤性皮肌炎的皮肤表现比特发性皮肌炎更突出。皮肌炎在儿童中出现一般提示存在自体免疫倾向,但在成人中出现则提示恶性肿瘤。

皮肌炎是以累及皮肤、横纹肌为特征的自身免疫性结缔组织病。发病率为 0.5~1.0/10 万(平均 0.77/10 万)。病因至今未明,可能与遗传、肿瘤、药物、化学物品、感染以及免疫机制有关。成人皮肌炎患者恶性肿瘤的发生率为 4.4%~60%,最常见的恶性肿瘤包括乳腺癌、肺癌、胃癌和女性生殖系统肿瘤(如卵巢癌)及淋巴瘤、多发性骨髓瘤、鼻咽癌和胸腺瘤等,肿瘤可发生于皮肌炎发病之前、之后或与其同时发生。

(罗春香　刘佳宁　杨润祥)

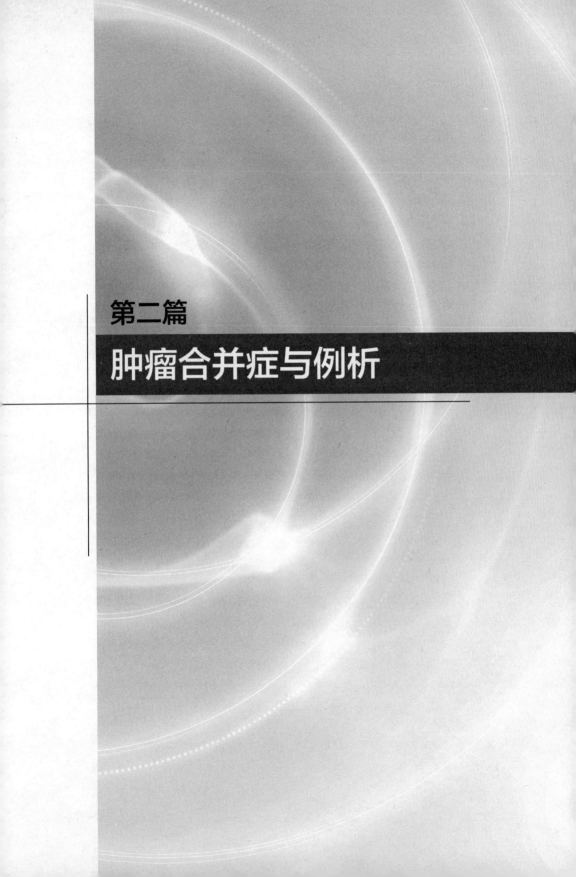

第二篇

肿瘤合并症与例析

第三章
肿瘤合并艾滋病

　　艾滋病即获得性免疫缺陷综合征（acquired immunodeficiency syndrome，AIDS）是由人类免疫缺陷病毒（human immunodeficiency virus，HIV）所致的严重危害人类健康的传染病。该病通过血液、性接触及母婴传播，导致细胞免疫功能严重缺陷和免疫紊乱，由此而产生一系列机会性感染和恶性肿瘤。随着高效抗逆转病毒（HAART）的有效治疗，艾滋病相关的机会性感染得到了有效的控制，但随着病程的延长，恶性肿瘤越来越成为此类患者的重要死亡原因。

　　艾滋病合并肿瘤包括：艾滋病定义的恶性肿瘤和非艾滋病定义的恶性肿瘤。艾滋病定义的恶性肿瘤（AIDS-defining cancer，ADC）是美国疾病控制和预防中心（CDC）用于描述艾滋病直接相关的癌症术语，HIV/AIDS 患者患有以下三种类型的肿瘤：卡波西肉瘤、特定淋巴瘤类型（如 Burkitt 淋巴瘤、中枢神经系统淋巴瘤、弥漫大 B 细胞淋巴瘤等）以及侵袭性宫颈癌。其他则纳入非艾滋病定义的恶性肿瘤（Non AIDS-defining cancer，NADC）包括多种类型，如肺癌、肛门癌、霍奇金淋巴瘤、肝癌、前列腺癌等。

一、流 行 病 学

　　从 20 世纪 80 年代初发现艾滋病开始，艾滋病疫情在全世界都不断蔓延，截至 2013 年，共有 7800 万人受到感染，并且有 390 万人死于艾滋病。艾滋病大部分都集中在撒哈拉以南非洲地区，中国、印度等国的新增感染者数量呈现上升趋势。截至 2013 年底，中国报告现存活的艾滋病病毒感染者和患者 43.68 万人，报告死亡 13.63 万人，艾滋病已成为我国死亡人数最多的传染病。目前的艾滋病相关肿瘤谱主要来源于美国和西欧国家，发展中国家由于没有全人口肿瘤和艾滋病登记系统，而不能计算出艾滋病相关肿瘤谱，艾滋病相关肿瘤的发病率将不断上升，将成为最重要的死亡原因。

欧美国家卡波西肉瘤、恶性淋巴瘤、子宫颈癌约占艾滋病合并肿瘤的50%，发病年龄多为30~49岁。大约有2.5%的儿童艾滋病患者合并肿瘤，发病率显著低于成年艾滋病患者，非霍奇金淋巴瘤是最常见肿瘤。

卡波西肉瘤是最常见与艾滋病相关的恶性肿瘤，占HIV/AIDS相关恶性肿瘤的34%，并有较高的死亡率。经典的卡波西肉瘤呈现明显的地域和种族特点，主要见于地中海沿岸国家、犹太人后裔等，在亚洲少见。在中国主要见于新疆的维吾尔和哈萨克族患者，汉族患者罕见。研究表明95%艾滋病相关淋巴瘤为B细胞来源，其中大多数为高度恶性淋巴瘤，主要为Burkitt淋巴瘤，约占60%；其余1/3为中度恶性淋巴瘤，主要为弥漫性大B细胞淋巴瘤；而低度恶性淋巴瘤则较少见。

在新确诊的艾滋病患者中，约有3.3%同时伴有非霍奇金淋巴瘤（NHL），而且大多数为中晚期。HIV/AIDS相关B细胞淋巴瘤发病率在白人是黑人的2倍，且男性高于女性，亚裔人群也较多见。我国的HIV/AIDS相关恶性肿瘤的发病资料显示B细胞淋巴瘤发病率最高。1993年美国CDC将侵袭性宫颈癌作为定义艾滋病的疾病之一。HIV合并宫颈癌的发病年龄较轻，HIV和人乳头瘤病毒（human papillomavirus，HPV）均可通过性行为传播，感染HIV的同时，感染HPV的风险增加，因此HIV阳性妇女中HPV的感染率高达54%~63%。有研究发现，如丈夫为HIV感染者更易使对方感染HPV。可能因为感染HIV丈夫的细胞免疫功能下降，清除生殖道HPV的能力下降，通过性行为将HPV传播给妻子。

其他非艾滋病相关恶性肿瘤的发生率也呈上升趋势，如肛门癌、霍奇金淋巴瘤、肝癌、前列腺癌和肺癌，其中霍奇金淋巴瘤、肺癌和前列腺癌的病死率较高。对河南省肿瘤医院2000年12月至2006年8月48 101例肿瘤患者的病历资料进行回顾性统计，肿瘤患者中检出HIV抗体阳性比例为0.11%。柳州市肿瘤医院2008年1月至2010年12月收治的2987例恶性肿瘤患者，HIV抗体阳性率2.91%。其中恶性淋巴瘤占13.06%，宫颈癌5.42%，鼻咽癌4.43%，前列腺癌2.94%。云南省45 036例肿瘤患者艾滋病感染阳性率0.50%。发病年龄以40~49岁最多，以艾滋病合并淋巴瘤例数最多，占17.6%。

二、发 病 机 制

人体感染HIV后，CD_4 T淋巴细胞数量不断减少，细胞免疫功能下降是HIV合并恶性肿瘤的重要原因，也是导致机体发生机会性感染和恶性肿瘤的主要原因。CD_4^+ T细胞是HIV感染最主要的靶细胞，HIV病毒进入人体后，往往经历很长潜伏期才发病,产生大量病毒侵袭和破坏 T 细胞,出现 CD_4^+ T 细胞进行性减少,CD_4^+/CD_8^+ T 细胞比例倒置,细胞免疫功能受损。目前已确认 T 淋巴细胞介导的细胞免疫在肿瘤免疫中起主要作用,HIV 病毒破坏人体的免疫能力,T 淋巴细胞总体减少,免疫系统失去抵抗力,表现出严重的细胞免疫缺陷,为肿瘤迅速生长、转移,继发感染创造条件,发生机会感染和恶性肿瘤的几率明显增加。HIV 感染细胞分泌的细胞因子是形成 AIDS 相关肿瘤的另一个重要原因。HIV 感染引起免疫系统受损,刺激机体分泌肿瘤坏死因子、干扰素、白介素等细胞因子,这些因子作用于靶细胞(内皮细胞、上皮细胞、B 淋巴细胞等),促进增殖、自主生长和恶性转化。还可活化 HIV,将遗传信息整合到宿主细胞的 DNA,促进细胞的恶性转化。

HIV 合并肿瘤主要原因除了严重的免疫功能缺陷,病毒感染亦发挥着重要的作用,HIV 病毒导致的免疫缺陷使人体对人疱疹病毒、巨细胞病毒及人乳头瘤病毒等易感性增加,促进恶性肿瘤的发生,肿瘤则进一步加剧机体免疫功能失调,形成恶性循环,导致艾滋病和肿瘤的双重失控,严重影响预后。HHV-8 是卡波西肉瘤相关的疱疹病毒,由于 HIV 病毒常与人类疱疹病毒 8(HHV-8)存在重叠和相辅相成的共同感染。虽然 HIV 感染并不能直接导致卡波西肉瘤,但在免疫抑制下,HHV-8、HIV、炎症因子和血管生成因子相互作用,增加发病率并加速病程进展,促进卡波西肉瘤的形成。HIV 病毒中 TAT 蛋白可通过诱导某些细胞因子加速 HIV 复制,从而促进卡波西肉瘤的生长、浸润及血管生成。有研究显示,通过抑制反式转录激活因子(TAT)蛋白表达的方法可间接有效治疗卡波西肉瘤。艾滋病相关淋巴瘤(AIDS-Related lymphoma ARL)主要发生于较晚期的 AIDS 患者,约有一半的 ARL 与 EB 病毒和 HHV-8 感染密切相关,HIV 感染患者的免疫功能缺陷程度越重和持续时间越长,ARL 的发病率就越高。B 细胞的单克隆扩增和 EB 病毒的感染在免疫功能缺陷下加剧 ARL 的发生,而且 EB 病毒与 ARL 的分期和免疫功能的缺陷严重程度密切相关,EB 病毒的滴度可作为评价疗效的指标。绝大多数侵入性宫颈癌是由人乳头瘤病毒(HPV)引起,HVP 是引起宫颈癌和癌前病变的主要原因。HPV 病毒的 DNA 与宫颈细胞里的 DNA 相结合,导致细胞变异、无限分裂,形成肿瘤。与非 HIV 感染妇女相比,HIV 感染妇女生殖道合并人乳头瘤病毒感染率也明显升高,这种二重感染使细胞免疫和体液免疫功能进一步下降,导致 HPV 清除能力降低,HPV 持续感染导致宫颈上皮癌前病变的发病显著升高,最终导致侵袭性宫颈癌的发生和迅速进展。HIV 合并肿瘤发病还可能与感染、家族易感性、化学因素、物理因素以及生活方式等有关。

三、艾滋病相关恶性肿瘤

依据艾滋病临床试验组（ACTG）所制定的分期系统，包括肿瘤情况、免疫系统、系统性疾病。抗肿瘤、抗病毒和免疫重建及成为艾滋病相关性肿瘤治疗的关键因素。现从艾滋病定义的恶性肿瘤（AIDS-defining cancer）和非艾滋病定义的恶性肿瘤（AIDS-defining cancer）两方面加以介绍。

（一）艾滋病定义的恶性肿瘤

艾滋病定义的恶性肿瘤包括卡波西肉瘤、特定淋巴瘤类型和侵袭性宫颈癌。

1. **卡波西肉瘤**　卡波西肉瘤（Kaposis's sarcoma, KS）是第一个被发现与艾滋病相关的恶性肿瘤，卡波西肉瘤又称多发性特发性出血性肉瘤，是一种多中心起源的由血管和梭形细胞混合组成的恶性肿瘤。KS可分为四种形式，古典型、非洲型、移植后型（医源性）、艾滋病相关型（流行性）。目前认为由于免疫系统缺陷，正常内皮细胞在某种血管生成因子的刺激下持续增生，从而导致KS的发生。艾滋病相关型卡波西肉瘤与机体免疫能力密切相关，CD_4计数越低，其发病率越高。艾滋病相关KS临床表现多样化，最常见且具有特征性的临床表现为皮损，以皮损为首发者占30%，常见于头、颈、躯干上半部和四肢。皮损为紫红色斑疹、斑块、结节及肿物。10%患者累及呼吸道、肺脏和胸膜。可出现下肢肿瘤性水肿。以下3种情况提示预后较好：肿瘤局限于皮肤、淋巴结或口腔的微小病变；患者生活质量评分>70分；CD_4^+ T淋巴细胞计数>150×10^6/L（150/μl）。

艾滋病相关KS需进行个体化治疗，治疗期间还应考虑多种因素，例如肿瘤部位和病变范围，相关症状（疼痛、水肿、消化道出血），患者的耐受性，感染症状和全身免疫状态等。目前治疗手段包括抗HIV治疗（HAART）、化疗、局部治疗等方法。对早期和进展缓慢者，应先进行HAART治疗，并注意观察肿瘤变化，如肿瘤不再扩大，可观察暂缓抗肿瘤治疗。病灶局限时可采取局部治疗。当病情进展迅速或有广泛播散影响重要器官功能时，采取全身化疗常能使肿瘤很快消退，延缓生命。HAART治疗是KS的一线治疗方案，反应率大于50%，同时能减少KS的发生率，减弱其侵袭性。对于HAART治疗无效的患者，应进一步行全身化疗与局部治疗。晚期进展期KS，即伴有水肿、溃疡、疼痛或者有症状的内脏KS，全身化疗很有必要。KS化疗主要以阿霉素、博来霉素、长春碱类及依托泊苷等组成的单药或联合化疗方案，但近年来逐渐被脂质体蒽环类抗生素、紫杉醇等药物替代。脂质体蒽环类抗生素能延长药物半衰期，增加药物在 KS 组织中的积累,其不良反应比 ABV 及 BV 疗法减轻,已成为治疗艾滋病相关 KS 的一线药物。研究显示,脂质体阿霉素、脂质体柔红霉素和紫杉醇都是有效的化疗药物,无论选择哪种化疗药物,疗效的差别不大。除了全身化疗外,局部放疗也是控制 KS 的重要手段,放疗对艾滋病相关 KS 皮损是有效的治疗手段。放射治疗不但对范围较大的病灶有较好的效果,还适用于一些孤立、疼痛的皮肤损伤,以及身体虚弱不能耐受化疗肝功能差的患者。放疗对局限的 KS 可以取得满意的疗效。针对临床上少数局限性单病灶的 KS 患者,可以考虑外科手术切除。干扰素、胸腺素、白细胞介素等免疫调节剂可通过抑制白介素 -6 的生成发挥一定疗效。KS 治疗效果观察包括治疗肿瘤治疗效果和患者 CD_4^+ T 淋巴细胞计数,CD_4 T 淋巴细胞计数是影响患者预后的重要因素和化疗疗效的重要监测指标。近年来研究方向则更倾向于对发病机制的因子的治疗,包括抗血管生成药、抗 HHV-8 及靶向药物的治疗。越来越多的靶向药物进入了 KS 治疗的临床研究,伊马替尼用于治疗卡波西肉瘤的 Ⅱ 期临床试验显示,伊马替尼不仅没有影响抗反转录病毒的药代动力学,而且也未增加不良反应。患者的耐受性好,取得较好的临床疗效。索拉非尼、泊马度胺还在临床试验阶段,其推广应用仍需要进行大规模的临床研究。

2. **艾滋病相关性淋巴瘤**　HIV/AIDS 相关淋巴瘤(HIV/AIDS related lymphoma,ARL)是一组与 HIV 感染有关的淋巴组织异质性肿瘤。随着高效抗反转录病毒治疗(HAART)的应用,HIV 的感染率和病死率明显下降,与 HIV 感染相关的肿瘤疾病谱系也发生了变化,有研究表明 ARL 的发病有增高趋势,已超过 KS。由于免疫系统受抑制程度不尽相同,大约 60% 的患者在诊断淋巴瘤时并未确诊 AIDS,淋巴瘤可以是艾滋病的第一表现。中国 HIV 感染者陆续进入发病期,因此应提高对 ARL 的认识和关注,对临床的 NHL 均应检测 HIV。

ARL 在临床上具有更强的侵袭性,90% 为 B 细胞来源,病理类型多为高度恶性淋巴瘤,表现为Ⅳ期的 Burkitt 淋巴瘤、中枢神经系统淋巴瘤。HIV 的各个阶段均可发病,大多数 ARL 发生在 HIV 感染的后期,RL 患者其外周血中 CD_4^+ T 细胞数常低于 100/ul,这与患者细胞免疫功能缺陷的严重程度和持续时间密切相关。ARL 的临床表现多样化,均伴有 B 症状,90% 病例有淋巴结外损伤,常发生于中枢神经系统(占 20%)、骨髓或消化道(25%),一般多为脏器受侵,胃肠道、肝脏、肺部是较常见的结外病灶,而肾上腺、乳腺、颅内则较少见。HAART 的临床应用使得患者免疫功能得到重建,艾滋病相关淋巴瘤患者能够耐受标准剂量的化疗,化疗联合 HAART 治疗未增加副反应。两者的联合应用使得 ARL 患者的预后有了明显的改善,HAART 能提高患者 CD_4^+ T 淋巴细胞计数和化疗的耐受性,保证了足量和规范的化疗,使得 ARL 患者的生存期与 HIV 阴性淋巴瘤患者接近,1 年生存率达 66%,2 年的生存率达 55%。

常用的化疗方案有 CHOP、EPOCH 等,利妥西单抗能提高 B 细胞来源的 ARL 的缓解率和生存率,患者耐受性好。对治疗有效的患者还可考虑大剂量化疗 + 自体干细胞移植,为患者带来长期临床获益。利妥西单抗通常用于抗原 CD_{20} 表达阳性的弥漫大 B 细胞 NHL 患者。但对 ARL 治疗目前仍有争议,接受含利妥西单抗治疗的艾滋病 DLBCL 患者似乎有更高的缓解率、更低的疾病进展率,但同时也存在更高的治疗相关感染率。临床应用时仍应注意可能的感染以及危及生命的并发症。放射治疗对局部巨大包块的 NHL,或为控制肿瘤引起的疼痛、出血等症状有一定疗效。支持治疗对于 ARL 患者也很重要,粒细胞集落因子和促红细胞生成素可以改善化疗引起的中性粒细胞降低和贫血。化疗期间的副反应常见细菌感染、真菌感染、结核、骨髓抑制、消化道出血、肝肾功损害等。化疗药物可损害艾滋病患者的免疫功能,其引起的骨髓抑制,均加重多种机会性感染的发生。另外,化疗药物的肝肾毒性导致重要脏器受损,预后不良。因此,及时的抗感染及对症支持治疗是保证化疗顺利进行的关键。

对艾滋病合并某些脏器 NHL 的患者也可进行手术,如胃肠 NHL、肝 NHL 等,手术可切除病灶,这些患者往往大多为晚期,行腹部手术有较高的术后脓毒症发生率。早期手术切除病灶,合适的抗病毒治疗,加用全身化疗可取得较好的疗效。因此加强围术期管理,应用抗生素预防感染和营养支持,以期争取较好的预后。

ARL 的预后与 NHL 种类、分期和患者处于 HIV 疾病的阶段有关。如 CD_4^+ T 细胞数 $<200 \times 10^6$/L,伴有骨髓受累者提示预后不良。如患者处于 NHLⅣ期且 CD_4^+ T 细胞数很低,预期寿命不会超过 6 个月,其中 50% 的患者可能死于机会性感染而非 NHL。如患者对化疗反应良好,可能存活 6~20 个月或更长。但艾滋病相关淋巴瘤患者的总体预后差。

3. **侵袭性宫颈癌** HIV 感染导致侵袭性和侵袭性前期的宫颈赘生物危险度增加逐渐被证实,1993 年美国 CDC 将侵袭性宫颈癌定义为艾滋病肿瘤,但其增加程度与 KS 和 NHL 相比却低得多。HPV 是恶性肿瘤发病中惟一可以完全确认的致癌病毒,大多通过性活动传播,生育年龄妇女感染的几率最大,宫颈的鳞状上皮与柱状上皮的交界处是 HPV 的易感部位。HIV 阳性者免疫缺陷,感染 HPV 发生宫颈 CIN 者较普遍,侵袭性强,发展迅速,患者预后较差。常为进展性癌,对治疗反应较差,患者常规治疗后复发率较高,治疗期间可发生远处转移,常转移至肺、肝、骨、皮肤及脑。云南是 HIV 的高发区,HIV 阳性妇女性是 HPV 感染的高危人群。针对 HPV 和 HIV 双重感染的高风险人群,有效持续的抗反转录病毒治疗可以保护高风险人群发展成侵入性宫颈癌。

高效抗反转录病毒治疗的应用降低了 HIV 感染患者的发病率和死亡率,但有临床显示,HAARI 并没有降低 HIV 阳性妇女感染 HPV 相关的宫颈疾病。放射治疗对 HIV 阳性的侵入性宫颈癌是有效、安全的,患者耐受性较好。采用普通外照射放疗加三维适行放疗的方法,既能确保治疗的疗效,又避免了交叉感染给其他患者,降低了工作人员的职业危险性。HHR-HPV 检测应该列为 HIV/AIDS 的普查项目,结合宫颈涂片进行宫颈癌早期筛查,有利于 HIV/AIDS 合并宫颈癌的早期诊断、早期治疗,能明显降低死亡率。美国妇产科学会(ACOG)提出,对 HIV 感染妇女,在被诊断为艾滋病的第 1 年内,应接受 2 次宫颈癌筛查,随后每年 1 次。

(二)非艾滋病定义的癌

非艾滋病定义的癌症(NADC)包括多种类型,如肺癌、肛门癌、霍奇金淋巴瘤、肝癌、结直肠癌、前列腺癌等。

1. **肺癌**　联合用药的高效抗反转录病毒治疗使得很多 HIV 阳性患者基本可以维持在临床稳定状态,长期不会发病。因此,包括肺癌在内的非 AIDS 相关的恶性肿瘤呈现上升的趋势。随着 HIV 感染者接受抗 HIV 治疗生存时间的延长,肺癌可能成为 HIV 感染者死亡的一个重要原因。研究发现,吸烟是导致 HIV 感染者罹患肺癌的重要独立因素,男性多于女性,药物滥用、免疫系统和 CD_4 细胞的计数、肺部炎症、年龄都与 HIV 感染的肺癌密切相关。有 50% 的 HIV 患者在肺癌被诊断时是完全有症状的,而 CD_4^+ T 淋巴细胞数目更低。吸烟和免疫抑制在 HIV 感染者肺癌的发生、发展过程中起着协同作用。HIV 感染的肺癌组织病理学类型与一般肺癌相似,50%~75% 为腺癌,其次为鳞癌和小细胞肺癌。半数以上发现时都是Ⅲ/Ⅳ期中晚期肺癌,只有少于 15% 的患者病灶局限,有手术切除治愈的机会。HIV 感染的患者中位生存期仅为 3.5~6.4 个月,明显少于 HIV 未感染的肺癌。由于 HIV 感染合并肺癌临床表现缺乏特异性,HIV 阳性合并肺癌患者半数以上都是Ⅲ/Ⅳ期中晚期患者,伴有骨骼、肝脏和脑转移,其中以胸膜转移多见。临床表现:HIV 阳性肺癌患者的临床表现在症状、体征及影像学方面无特异性。症状包括咳嗽、咳痰、盗汗、乏力、发热、消瘦、咯血、呼吸困难、胸痛等;体格检查有恶病质、淋巴结肿大、异常呼吸音、杵状指、鹅口疮、肝脾肿大和发绀等。影像学特征表现为浸润性病变、肺实质块状影、肺门增大、纵隔淋巴结肿大、胸腔积液等。所以 HIV 感染者一旦肺部有异常 X 线片改变时,应及时行胸部 CT、支气管肺泡灌洗、肺活检等排除或诊断肺癌。研究显示,Ⅰ~Ⅱ早期肺癌患者,PS 评分≤1 分和接受高效抗反转录病毒治疗是相对独立预后较好的因素。目前针对 HIV 感染的肺癌患者尚无标准治疗方案,需全面评估毒副反应、患者的耐受性、化疗药物和抗反转录病毒之间的相互作用。

由于缺乏科学证据的支持,对 HIV 感染的肺癌治疗遵循非 HIV 感染的肺癌治疗原则。对 HIV 感染的非小细胞肺癌局限期接受手术治疗,放疗主要针对局部进展期肺癌,放射期间 HIV 感染患者放射相关的毒副反应更显著,表现为食管炎、吞咽痛等。因 HIV 感染的肺癌大多数为晚期转移,全身化疗与抗反转录病毒相关作用可影响肝 P450 酶,以血液学毒性较为常见。培美曲塞和卡铂联合紫杉醇治疗 HIV 阳性肺癌还在临床试验中,期待试验结果为临床提供更多有益治疗选择。

2. **肛门肿瘤**　肛门癌是一种常见感染人免疫缺陷病毒 HIV 男性同性恋患者的"非获得性免疫缺陷综合征 AIDS 定义的癌症"。83.5% 的 HIV 感染 +肛门癌发生于男同性恋者,HIV 感染对男性肛门癌发病率有显著影响,但对女性肛门癌发病率影响不大。在 HIV 阳性患者,肛门癌的增多与男子同性性行为有关,因此 HIV 感染人群应重点接受肛门癌的筛查。我国学者对北京市男 -男性接触者(指男性同性恋)人群进行调查,发现 HPV 感染率、生殖器癌 / 肛门癌病变发生率较高,HIV 与 HPV 基因型的危险度以及高危型 HPV 基因种类数相关。AIDS 肛门癌的临床表现为非特异性全身表现,持续不明原因腹泻、低热、消瘦、恶心、呕吐、腹痛、吞咽困难、呼吸困难、易疲劳、皮肤瘙痒等。局部症状表现为局部出血、疼痛、肿块、排便困难和习惯改变等。肛门镜和结肠镜检查有助于诊断。美国纽约州立 AIDS 研究所推荐的肛门癌筛查对象:①与其他男性有性交史的 HIV 感染男性;②宫颈或外阴异常的 HIV 感染女性;③任何有肛门生殖系统尖锐湿疣者。HIV 感染的肛门癌患者常有肛门发育不良,同时鳞状细胞癌进展十分迅速。可行手术切除,放疗和联合化疗,常用的化疗药物有丝裂霉素或顺铂合并 5- 氟尿嘧啶,尽管抗反转录病毒疗法能够有效的治疗艾滋病,但 HIV 感染的肛门癌存在放化疗治疗耐受差,生存率低和局部复发率高,总体预后较差。

3. **霍奇金淋巴瘤**　艾滋病患者中霍奇金淋巴瘤(Hodgkin's lymphoma,HL)的发病率较普通人群增加 2.5~11.5 倍。HIV 感染的霍奇金淋巴瘤发病几乎都与 EB 病毒感染有关,EBV 感染可促使 LMPl 在 RS 细胞的表达、转化和抗凋亡。HIV 相关 HL 多为晚期患者,常伴有系统 B 症状,混合细胞型或淋巴细胞减少型占绝大部分。超过 70% 的 HIV 相关霍奇金淋巴瘤有结外疾病,骨髓是最常见的结外侵犯部位,其他包括皮肤、肝和中枢神经系统,纵隔累及率较低。在HIV/AIDS 人群中,CD_4 细胞计数与霍奇金淋巴瘤的发生率之间关系复杂,CD_4细胞减少可能是 HL 发生的先兆,有研究显示,与 CD_4 细胞计数 <50 个 /μl 者相比,计数为 150~199 个 /μl 的 HIV 感染者 HL 发生率升高 14 倍。尽管多数HIV 相关霍奇金淋巴瘤已处于进展期,但患者免疫功能保存较好,因此多采用

与一般 HL 类似的联合化疗。治疗主要是 HAART 治疗、放疗和联合化疗。艾滋病患者的 HL 比普通患者常更有侵袭性,且治疗效果相对较差。HAART 治疗可改善患者的生存,常用化疗方案为 ABVD、MOPP、CVB 等,化疗同时需加强营养支持。并需注意艾滋病患者化疗易发生机会性感染。HIV 阳性 HL 患者,应用 ART 和 ABVD 联合治疗是安全而有效的,通过积极治疗并控制感染,可以取得和 HIV 阴性相似的预后。如何优化 HIV 相关 HL 的化疗方案还在临床试验研究中。

4. 肝癌与结直肠癌

艾滋病患者肝癌的发病率相对增加,患者常合并乙型肝炎和丙型肝炎病毒感染,临床症状重,病程发展快。在 HIV/HBV 双重感染患者,HIV 感染直接促进了肝细胞的恶性转变,肝脏病变是重要死因,约有 15% 死于 HBV 相关的肝癌。CD_4 细胞既是 HIV 感染的主要靶细胞,又是免疫细胞,CD_4 细胞计数直接反应机体的免疫功能。低水平的 CD_4 细胞计数可增加 HIV 感染患者罹患肝癌的风险。治疗方式有肝移植、局部化疗药物灌注和生物治疗。国内学者严格掌握 TACE 手术的适应证,用低于常规剂量的化疗栓塞剂,是安全而有效的,术后积极行抗感染治疗。艾滋病与结直肠癌相关资料不多,有研究发现艾滋病患者结肠癌患者的发病年龄更轻、恶性度更高,预后更差。可能与人种、年龄、免疫状态(CD_4 细胞计数)等有关。其治疗主要是 AR 治疗、手术及化疗,术后脓毒症发生率高。

5. 前列腺癌　随着 HIV 感染者生存时间的延长,长期生存的 HIV 患者暴露于继发恶性肿瘤的危险也随之增加。从发现并开始处理 HIV 感染时起,每一个体的预期剩余寿命为 24.2 年,尽管确切数字仍待确认,但多数研究评估的剩余寿命均超过 10 年。HIV 阳性前列腺癌的发病率也呈上升趋势。治疗手段有根治性前列腺切除、放射治疗、激素替代治疗、HAART 治疗等。结果显示,对于 CD_4 计数 >500 个 /μl 且有症状的 HIV 感染者,前列腺切除术是一种合理的治疗选择,且患者耐受性良好。HIV 阳性前列腺癌患者对外线束放疗耐受性良好,近距离放疗是一种安全的短期干预措施,在这类患者中并非禁忌。性腺功能减退在 HIV 阳性群体中较为常见,可致骨矿物质密度减低、贫血和勃起功能障碍等。雄激素替代治疗虽可改善这些不良事件,但同时也增加了前列腺癌的罹患风险。如果 HIV 感染的确可升高前列腺癌危险,那么则有必要对 HIV 阳性者进行更严密的筛查,尤其是那些使用雄激素替代治疗者。高活性抗反转录病毒治疗可能对前列腺癌的发生具有保护作用,有待进一步证实。HIV 阳性者所患前列腺癌往往更具侵袭性,HIV 阳性者在前列腺癌发生进展后情况更不乐观,因为患者对激素治疗缺乏反应。但目前尚缺乏 HIV 阳性前列腺癌患者的长期转归数据。

抗反转录病毒药物改变了 HIV/AIDS 的治疗,HIV 感染者可以长期存活,生活质量提高。HIV/AIDS 已经成为一种慢性可控性疾病,但生存期延长的艾滋病患者面临易患各种肿瘤的危险却增加了。由于抗病毒药物、化疗及支持治疗的进展,显著改善了患者的预后,合并 HIV 的癌症患者的治疗挑战在于药物的相互作用和放化疗的免疫抑制作用,抗癌治疗、抗 HIV 治疗和(或)抗感染治疗同等重要,三者相互协同又相互制约。感染 HIV 的肿瘤患者接受治疗的机会低于非 HIV 感染者,这也明显影响了他们的预后和生存。提倡安全的性行为和推广抗病毒药物的使用都能有效预防艾滋病相关肿瘤的发生,在众多治疗手段中,抗反转录病毒治疗应该是控制肿瘤和改善长期预后最为重要的治疗手段。此外,对艾滋病这类特殊人群,早期筛查肿瘤至关重要。肿瘤专科医护人员对临床中发现的艾滋病合并肿瘤患者,应遵循艾滋病合并肿瘤患者的疫情上报、会诊、转诊规范进行及时诊治,并注意保护患者的隐私权,在艾滋病合并肿瘤患者的抗肿瘤治疗中应严格遵守医院传染病感染控制原则,对确诊艾滋病的肿瘤患者应及时请艾滋病诊治专家会诊,并由会诊专家对艾滋病合并肿瘤患者进行临床评估,提出收治或转诊的建议。

(董超 李玉叶)

附:淋巴瘤合并艾滋病病例分析

患者,男性,40 岁,于 2013 年 1 月无诱因出现上腹部胀痛,按"胰腺炎"治疗好转。同年 5 月出现"腹胀腹泻、呕血、黑便伴头昏乏力发热"在昆明医科大学第一附属医院诊断为:①上消化道出血;②门静脉高压。

给予内科保守治疗好转后,患者于 6 月 20 日转诊至第四军医大学西京医院,胃镜示:胃底静脉静脉曲张,慢性浅表性胃炎,十二指肠球部溃疡。

予介入治疗(脾静脉支架植入术 + 胆汁引流术)。术后复查胃镜并取材活检示:十二指肠低分化恶性肿瘤,考虑低分化癌或淋巴瘤。免疫组化示:bcl-6 $(+)$,$CD_{10}(+)$,$CD_3(-)$,$CD_{56}(-)$,$CD_{79a}(+)$,cgA$(-)$,CK$(-)$,Ki-67(86%),LCA$(+)$,MUM-1$(-)$,PAX-5$(-)$,Syn$(-)$,$CD_{20}(+)$,支持生发中心起源弥漫大 B 细胞淋巴瘤。

2013 年 7 月,患者首次来本院诊治。入院体检:全身浅表淋巴结未触及肿大,双肺呼吸音清,心肺腹$(-)$,腹部手术瘢痕愈合可。实验室检查:白细胞 4.68×10^9/L,红细胞 4.02×10^{12}/L,淋巴细胞 2.0×10^9/L。骨髓穿刺:红、巨、粒三系增生像,正常骨髓像。免疫细胞检查:CD_4 细胞计数 450×10^6/mm^3。感染免疫学:人免疫缺陷病毒抗体(ELISA 法)阳性,OD 值 3.316。全身 PET-CT 检查:

十二指肠肠壁增厚伴代谢增高,胰腺多个结节状、块状低密度影伴代谢增高,双侧腋窝多个淋巴结显示,部分代谢增高,符合淋巴瘤征象。

临床诊断:HIV/AIDS 相关弥漫大 B 细胞淋巴瘤(ⅢBE 期)。

综合多学科会诊意见(传染科、腹部外科、病理科、影像科、肿瘤内科),给予高效抗反转录病毒治疗联合化疗的治疗方案。具体如下:化疗采用 NHL 的一线标准治疗方案 R-CHOP(CTX+VCR+EPI+PDN 联合美罗华),抗病毒治疗采用洛匹那韦 / 利托那韦 + 拉米夫定。患者于 2013 年 7 月至 2014 年 1 月共行 8 周期化疗联合靶向治疗,持续高效抗反转录病毒治疗(克力芝 + 拉米夫定)。患者两周期 R-CHOP 化疗后复查 PET-CT 示十二指肠壁未见增厚,代谢轻度增高,考虑炎性改变,病灶明显缩小,疗效达 PR。

八周期化疗后结束后复查 PET-CT 示十二指肠未见代谢增高灶,考虑治疗后病变活性受抑,疗效达 CR。治疗期间曾出现低热,体温 37.5~38.5℃,胸片提升肺部感染,磺胺类药物口服 5 天体温恢复正常。治疗期间患者 CD$_4$ 计数在 400/μl 以上,肝、肾功能正常。继续高效抗反转录病毒治疗,随访至今未复发。

（董超）

专家点评:

ARL 在临床上具有更强的侵袭性,90% 为 B 细胞来源,病理类型多为高度恶性淋巴瘤,表现为Ⅳ期的 Burkitt 淋巴瘤、中枢神经系统淋巴瘤。HIV 各个阶段均可发病,大多数 ARL 发生在 HIV 感染的后期,患者外周血中 CD$_4^+$ T 细胞数常低于 100/μl,这与患者细胞免疫功能缺陷的严重程度和持续时间密切相关。

ARL 的临床表现多样化,均伴有 B 症状,90% 病例有淋巴结外损伤,常发生于中枢神经系统(占 20%)、骨髓或消化道(25%),一般多为脏器受侵,胃肠道、肝脏、肺部是较常见的结外病灶。该患者在诊断淋巴瘤时并未确诊 AIDS,淋巴瘤是艾滋病的第一表现,患者心、肺等器官未受累及,外周血及骨髓检查正常,PET-CT 提示病灶在十二指肠肠壁增厚伴代谢增高、胰腺多个结节状、块状低密度影伴代谢增高、双侧腋窝多个淋巴结显示,部分代谢增高,符合淋巴瘤征象,以结外受侵为主。

高效抗反转录病毒治疗的广泛应用使得患者免疫功能得到重建,艾滋病相关淋巴瘤患者能够耐受标准剂量的化疗,两者的联合应用明显改善了 ARL 患者的预后。患者 CD$_4^+$ T 细胞计数经过 HAART 治疗维持在 400/μl 以上,为全身化疗做好准备。利妥西单抗能提高 B 细胞来源的 ARL 的缓解率和生存率,患者耐受性好。该患者青壮年,免疫功能尚可,通过 HAART 联合 R-CHOP 治疗,取得很好的疗效,治疗期间副反应不重,耐受性尚可,保证足量和规范化疗的顺利完成,ARL 患者的生存期与 HIV 阴性淋巴瘤患者接近。

患者的首发病变位于消化道,以结外受侵为主,治疗中诱发肠穿孔、梗阻及出血等并发症的几率较高,免疫缺陷引起手术感染的风险更大。在多学科专家的协作治疗下,患者顺利完成 8 周期化疗联合靶向治疗,持续抗病毒治疗至今,病情稳定,未见复发。

艾滋病合并胃肠淋巴瘤的患者就诊时大多为晚期,腹部手术治疗有较高的脓毒症发生率。早期患者手术切除病灶,抗病毒治疗加用全身化疗可取得较好的疗效。针对艾滋病合并胃肠淋巴瘤的患者加强围术期管理有着重要的临床意义,通过抗感染和营养支持,争取较好的预后。

(刘俊)

第四章
肿瘤合并结核

肺癌和肺结核并存是指先后在同侧肺或不同侧肺内出现病变，经病理学和结核杆菌检查确诊为肺癌和肺结核，两种疾病同时存在。肺癌是最常见的合并肺结核的恶性肿瘤。近年来，由于艾滋病的高发和结核耐药菌和耐多药菌的增加，结核病的发病率有增高趋势，而肺结核化疗方案及直接督导短程化疗（DOTS）的推广，肺结核病死率降低，高龄结核患者增多，再加上吸烟、职业致癌因子、空气污染等因素致肺癌患者剧增，因而两病并存的几率逐渐增加。结核病患者患肺癌的危险性是一般人群的1.5~2.5倍。男性肺结核患者肺癌死亡率比健康人高5倍，女性高10~29倍。在不吸烟的妇女中，肺结核患者比一般人群发生肺癌的危险性高8倍。在1809例恶性肿瘤患者和1809例非恶性肿瘤患者的3年随访对照研究中发现，在恶性肿瘤组发生活动性肺结核的发病率为每年3.07‰，而对照组仅为0.77‰。大约30%的肺癌患者同时诊断为活动性肺结核。

一、肺癌合并结核的机制

①肺结核和肺癌患者均为消耗性疾病，均可导致机体抵抗力及免疫功能低下，尤其是细胞免疫功能异常；同时肺癌或肺结核的化疗使机体免疫功能受损，均可导致两种疾病的发生，给另一种疾病的发生创造条件。②钙化的淋巴结、结核性瘢痕、陈旧性病灶、局部支气管扩张、空洞等均可成为肺癌的先驱病变。另外，陈旧性肺结核的瘢痕或坏死组织中含有致癌物质；在肺结核基础上发生肺癌者，可能为肺结核瘢痕直接刺激残留的肺组织和邻近部位的上皮组织引起不典型增生和癌变；在肺癌的基础上发生的肺结核者，则可能与放疗或长期应用激素而导致机会感染，肺癌可能破坏纤维组织使陈旧性静止结核病灶重新活动复发，痰结核菌可由阴性转为阳性，活动期排菌者也可因并存肺癌阻塞

支气管使痰结核菌由阳性转为阴性。③化疗药物的影响:异烟肼对动物有一种潜在致癌作用,在人体的主要代谢产物可使小鼠的肺肿瘤发生明显升高,利福平是一种作用甚强的免疫抑制剂,能使人体淋巴细胞、巨噬细胞增殖和抗体形成受阻。在机体免疫功能低下时,长时间使用抗结核药物,会更加抑制人体淋巴细胞、巨噬细胞的增殖,加速并促进癌变过程。④吸烟及肺结核的慢性损伤和炎性改变,可导致支气管和肺泡上皮细胞坏死、脱落、增生活跃,基因突变的几率增高,同时为吸烟或其他致癌物诱发癌变提供了病理基础。⑤结核性瘢痕组织阻碍了淋巴系统引流,导致致癌物质的聚集,诱发马乔林溃疡,结核性支气管扩张有利于致癌物质滞留等。

二、肺癌合并结核容易误诊、漏诊或延迟诊断的原因

因肺癌和肺结核在临床表现及影像学特点上均有相似之处,所以容易误诊、漏诊或延迟诊断,影响较大。①由于两病同时存在时症状与患其中某一种疾病时无明显差异,特别是老年人多系统器官功能衰退且常存在慢性疾病,出现症状时未引起足够重视,肺外表现为首发症状者更易忽视肺癌或肺结核的可能。②临床思维局限,由于专业的局限性,临床医生容易满足于单一疾病的诊断而忘记另一个;对两病同时存在认识不足,对肺结核合并肺癌重视不够,仅注重肺结核或肺癌,当患者出现咳嗽、咳痰、胸痛、咯血时,武断认为是肺结核或肺癌复发而未作进一步检查。肺癌与肺结核尽管发病机制不同,但均对肺部组织产生危害,均为慢性发病,且二者间可能相互影响,如联合发病,危害性更大,且易加快两种疾病的病情进展。出现以下情况应警惕肺癌与肺结核并存可能:①对于年龄在50岁以上,尤其是长期吸烟的男性,原有肺结核已治愈,突然出现刺激性干咳、痰中带血、胸痛、消瘦等症状,经抗结核治疗效果欠佳,即使痰中抗到抗酸杆菌,也应考虑合并肺癌可能;②在原有肺结核病灶的基础上,其他部位出现新的病灶,或原来的局部病灶增多或增大,边缘变毛糙或有小毛刺者,应警惕合并肺癌的可能;③影像学征象提示发展较快的局限性肺气肿、阻塞性肺炎与肺不张,伴同侧肺门影密度逐渐增深;④在正规抗结核治疗下,初期有效而后症状加重,出现剧烈胸痛及进行性呼吸困难、胸腔积液等征象;⑤有效抗结核治疗后仍有不规则发热、骨关节疼痛或骨破坏等;⑥非结核好发部位,如上叶前段、下叶基底段等出现肺不张及结节影;⑦肺结核患者出现阻塞性呼吸困难,声音嘶哑;⑧除外糖尿病等情况下,出现体重锐减,贫血显著者;⑨有空洞形成而痰结核菌阴性,非结核好发部位出现病灶,抗结核治疗无效,40岁以上出现血性胸腔积液,抽液后增长快且纵隔移向患侧;⑩肺

结核患者治疗期间出现骨关节肥大和杵状指等肺外体征。

三、肺癌合并肺结核的鉴别诊断

（一）肺结核与肺癌并存的特点

结核合并肺癌年龄呈老年化趋势，>60 岁者占 51%，男性占绝大多数，吸烟者占 75% 左右。咳嗽、咳痰、血痰、胸痛为常见临床表现但并无特征性，初、复治肺结核病例数差异无显著性，结核病程长短不一。多数肺部影像表现有纤维条索、钙化等陈旧结核病变的存在。肺结核合并肺癌，其癌变的病理基础与单纯肺癌或有不同，多为结核累及的肺或肺叶是肺癌的高发区，故认为肺结核所导致的肺组织病理变化是肺癌发生的一个重要危险因素。病理类型以非小细胞肺癌为主（97.65%），肺腺癌还是肺鳞癌占多数各家报道不一。

（二）CT 在肺结核空洞与肺癌空洞的鉴别

CT 技术在空洞检查中的优越性主要体现能够清晰地显示空洞，可清楚地观察空洞壁的微小结构，有利于空洞性质的鉴别。应用 CT 对肺部空洞进行检查能较好地区分肺结核空洞和肺癌空洞。若空洞壁的厚度均匀，有卫星灶且病灶规则，病灶直径较短，则属于肺结核空洞的可能性较大；若空洞壁的厚度参差不齐，有壁结节，胸膜区域存在明显的胸膜凹陷征象，并且病灶内显示有毛刺和分叶，病灶直径较长，则属于肺癌空洞的可能性较大。

（三）X 线在肺癌和肺结核中的鉴别

肺癌最常见的 X 线表现为肺野内孤立性圆形或椭圆阴影，直径从 1~2cm 至 5~6cm 或更大，边缘粗糙不规则，具有小的分叶或切迹，"毛刺症"阳性；但无典型影像征象的癌性占位亦不少见，尤其是早期病变多缺乏特征性表现；若同时患有肺结核时，由于结核性纤维增生，在一定程度上限制和阻碍肿瘤的快速浸润性生长，病灶在一定时间内生长相对缓慢，瘤体可表现为体积小而边缘光滑，短期变化不明显，形成毛刺和分叶等癌肿特征较晚。肺癌钙化较少见，钙化往往作为支持结核诊断的依据，但在肺癌合并肺结核时，X 线平片上由于结核病灶钙化与肿瘤重叠，可以造成肿瘤假钙化。

（四）纤维支气管镜下肺癌和肺结核的鉴别

纤维支气管镜检查是肺科疾病诊治中的一个主要手段，肺结核出现肺癌在纤维支气管镜镜下表现有许多相似之处：①癌性浸润常呈局限性而肺结核常呈弥漫性;②肺癌组织表面较粗糙,组织脆性大,触之易出血,钳取容易,而结核性病变较光滑,质地坚韧钳取困难;③增殖型结核病变虽然 19.4% 可表现为菜花增殖,但其组织相对较坚韧,表面可见到干酪样坏死物质。因此仔细进行观察,结合刷片、活检可提高二者并存的诊断率。

(五) 蛋白质指纹图谱技术在肺结核、肺癌鉴别诊断中的应用

有 4 个蛋白峰值($5335m/z$、$8048m/z$、$11\,700m/z$、$11\,683m/z$)倾向于肺结核,以此鉴别肺癌,差异有显著性。

(六) 支气管内膜结核与气管内肿瘤病变鉴别

气管内肿瘤、早期中央型肺癌所致气管支气管管壁增厚,局部管壁不规则,整体强化,CT 增加值约为 20Hu,大部分病例由于病灶向腔内外生长,支气管外径增大,管腔狭窄,部分病例管腔狭窄闭塞,呈鼠尾状、截断状。肿瘤样支气管结核病灶一般只局限于内膜,很少向腔外生长,管壁外径未见增大,增强检查结节、团块多呈环形强化,部分内膜结核结节、团块如处于早期肉芽肿阶段,则可呈整体强化,此时与气管内肿瘤鉴别有一定难度,但此阶段结节、团块内膜结核的 CT 增加值一般为 50Hu,较肿瘤 CT 增加值高。病变管壁增厚而病变累及长度越短,肿瘤可能性越大,反之,肿瘤样内膜结核的可能性较大。肿瘤样内膜结核病变区与正常支气管界限不清,而肺癌则界限较清。支气管结核一般肺部有结核病灶。

(七) 肿瘤样结核

表现肺门区团块型,特别是合并肺不张并且不张肺以外肺野无结核播散灶时,此时与肺门区肺癌鉴别有一定难度。肺门区团块状内膜结核在平扫时肉眼无法鉴别密度差别,但在增强时有特征性表现:周边环形强化,中央为低密度,肺癌多为不均匀强化。合并不张时,支气管结核所致不张的肺叶边缘是内收,向不张的肺叶凹陷,内常见钙化及支扩;而肿瘤所致不张叶裂边缘大部分是向外隆凸,呈典型的反"S"征,当然也有少部分因为肿瘤不够大也可无隆凸征象,增强时可看到包埋于不张肺叶内的小结节。

四、肺癌合并肺结核患者的治疗

临床治疗肺癌合并肺结核时,多片面注重先控制结核病,这样常延误了对肺癌的治疗。肺结核、肺癌并存时应给予抗结核、抗癌双重治疗,双重治疗的效果明显好于只对肺结核或肺癌作单一治疗。肺癌的治疗提倡手术、放疗、

化疗和靶向治疗等综合性治疗。对肺结核合并肺癌的患者行手术治疗应持积极、谨慎的态度。对于一般情况尚佳,确诊的早期肺癌或高度怀疑肺癌患者,无严重的心功能、肾功能不全且无明显手术禁忌证、无活动性肺结核者,首选手术治疗。对于活动性肺结核合并有手术适应证的肺癌患者的治疗,需进行正规抗结核治疗 3 个月以上再行手术治疗。肺结核合并肺癌患者的外科治疗预后与肿瘤的部位、病理分期和手术方式有关,而与有无合并肺结核无关。有资料表明,对于大部分一线抗结核药物,除了异烟肼可能增加长春新碱的神经毒性外,其余药物与肺癌化疗药物联用没有药物的毒性增强效应和配伍禁忌。对于肺结核合并肺癌患者的化疗与单纯肺癌患者无任何区别,但是要密切监测血常规及生化,根据病变范围、肝功能耐受情况选择抗结核方案,如2HERZ/7HER、2HELZ/7HEL、9HER 或 9HEL,药物剂量为常规剂量。若结核病灶范围小、机体状况良好,同时进行抗结核及抗癌治疗,否则先抗结核治疗1~2 个月,待结核病灶好转后再进行抗癌治疗。

五、其他常见的肿瘤合并结核诊治

恶性淋巴瘤早期缺乏特异性,临床表现多为无痛性淋巴结肿大,可伴有发热、盗汗、消瘦等全身症状,与结核病症状及体征相似,常常掩盖了结核病的症状,易导致临床的误诊及漏诊。首诊医生以常见病、多发病先入为主。患者主要症状如为发热、盗汗、乏力,加之血沉快,首诊医生以常见病、多发病诊断原则,认为结核病可能性大,注意力已经转移到如何明确为淋巴结结核诊断方面。病理诊断是大多数疾病诊断的金指标,但当病理所见与临床表现不一致,不能完全解释患者病情时,应重复行病理检查。对于以淋巴结肿大起病的患者,淋巴结穿刺往往难以鉴别结核和淋巴瘤,需淋巴结活检经病理及免疫组化检查以明确诊断。在放化疗后病灶缩小而仍有发热、盗汗症状的患者注意合并结核的可能,注意寻找发病部位。肺为最常见的结核感染部位,当患者出现发热、咳嗽、咳痰等症状时除考虑一般细菌、真菌感染,还应警惕结核可能,尤其肺部影像学检查怀疑结核时,需反复查痰抗酸杆菌,必要时行气管镜活检、病理检查协助诊断。血清结核抗体检查可作为一种快速辅助检查手段,但特异性差、敏感性低。在恶性淋巴瘤治疗过程中,原已稳定的结核病可重新活动,甚至发生血行播散,应与恶性淋巴瘤恶化相鉴别。结核复发或播散,患者一般状态相对较好,而肿瘤浸润者一般状态较差。淋巴瘤放化疗后病灶缩小或消失,而短期内再次出现浸润病灶,应高度警惕结核可能。

其他一些相对少见的合并结核的肿瘤,如妇科肿瘤、乳腺肿瘤、消化道肿瘤、头颈部肿瘤、泌尿系统肿瘤和骨肿瘤等,其误诊、漏诊或延迟诊断的原因和肺癌、淋巴瘤合并结核类似,多因合并的肿瘤与肺外结核的临床表现、影像学无特异性,而临床由于专业的局限性,仅满足于单一疾病的诊断而忽视两病并存,对进一步检查重视程度不够,对结核合并肿瘤的一些有价值的实验室检查未予重视。如盆腔结核合并卵巢癌,由于两病并存的临床表现与单一盆腔结核或卵巢癌表现相似,常相互掩盖造成漏诊。对既往有肺结核病史患者,当有腹胀、腹痛、腹水、盆腔包块、PPD 试验(+)时,往往首先诊断盆腔结核,对可能合并卵巢癌认识不足,有时仅一次腹水细胞学检查阴性,就排除了卵巢癌的诊断。卵巢上皮癌患者腹水中找到癌细胞的阳性率为 50%,连续 3 次细胞学检查未发现癌细胞,才能排除癌性腹水,腹水患者 CA125 升高,必须进行腹腔镜检查以明确诊断。对于明确诊断的盆腔结核患者,强有力抗结核治疗 1~3 个月后,如果腹痛、腹胀症状持续存在,腹水增多较快,腹腔肿物迅速增大,绝经后阴道流血,血清 CA125 无下降,甚至升高,应警惕并发卵巢癌的可能,重复行腹水细胞学检查,肿瘤标志物 CA125 的动态检测及多种肿瘤标志物联合检测,避免卵巢癌的误诊、漏诊。

(段林灿)

附:肺癌合并结核病例分析

患者,男性,51 岁,农民。患者于 2015 年 2 月因"咳嗽、咳痰,晨起加重 2 周"就诊当地呼吸科。3 月 10 日至外院门诊行胸片检查示:双肺炎,右胸腔积液。3 月 19 日病检报告示:(灌洗液)查见可疑恶性肿瘤细胞,建议取材活检。3 月 20 日电子胸腔镜检查报告:可见壁层胸膜及膈肌表面黏膜充血,可见散在粟粒状小结节,少许干酪样结节及纤维素样物,脏层胸膜表面光滑,于壁层胸膜活检 4 次。3 月 24 日病理诊断:右侧壁层胸膜活检组织,慢性肉芽肿性炎伴坏死及化脓性炎,考虑结核伴化脓性炎,建议行相关病原学检查,胸水未见癌细胞。3 月 23 日 CT 示:①右肺下叶后基底段团块状病变,双肺多发节段性肺炎,请结合临床,抗炎治疗后复查;②左心室稍大,心包少量积液;③双侧胸腔少量积液,右侧胸壁广泛积气。2015 年 3 月 24 日病理诊断:右侧壁层胸膜活检组织,慢性肉芽肿性炎伴坏死及化脓性炎,考虑结核伴化脓性炎,建议行相关病原学检查,胸水未见癌细胞。2015 年 4 月 1 日门诊以右肺占位病变收本院治疗。自发病以来,患者精神状态一般,体力情况一般,食欲、睡眠较差,体重明显减轻,2 个月减轻 10kg,大、小便正常。

入院体检:一般情况可,神清,全身浅表淋巴结未触及肿大,甲状腺无明显肿大,右下肺呼吸音明显减低,右肺呼吸音粗,未闻及干湿啰音;心律齐,各瓣膜听诊区未闻及心脏杂音。腹软,无压痛、反跳痛,肝脾肋下未及,双下肢无水肿。

实验室检查:肿瘤标志物肿瘤标志物检验:神经元特异性烯醇化酶40.90μg/L↑;铁蛋白1093.0μg/L↑;细胞角蛋白19片段4.9ng/ml↑;癌胚抗原12.15μg/L↑;糖类抗原-242 58.56kU/L↑;糖类抗原-199 108.80kU/L↑;糖类抗原-153 59.12kU/L↑;糖类抗原-125 481.60kU/L↑。感染免疫学:结核菌素试验:右手BCG-PDD 14mm×11mm;结核斑点试验抗原A 40,结核斑点试验抗原B 68,结核斑点试验阳性。

2015年4月10日本院全身PET-CT检查:①右肺下叶外基底段结节并代谢增高,多考虑为肺癌。②双肺多发小结节,未见代谢增高,多考虑为转移。③纵隔、右肺门代谢增高淋巴结,多考虑为转移。④双肾上腺结节并代谢增高,多考虑为转移。⑤右侧胸膜增厚并代谢增高,多考虑为转移。左侧胸膜增厚。心包膜增厚。⑥全身多处骨质内高代谢病变,多考虑为转移。纤支镜检查:①右肺中下叶支气管肺癌待排并狭窄及感染;②右肺上舌叶支气管癌待排并感染。病理:刷片、灌洗液未查见癌细胞。痰细胞学检查:未查见癌细胞。骨髓穿刺术:红、巨、粒三系增生像,正常骨髓像。

临床诊断:①右肺占位性病变;②肺结核。

多学科会诊(传染科、胸外科、PET-CT室、纤支镜室、病理科、影像科、微创介入科、肿瘤内科)意见:

影像科:影像学是肺癌和肺结核临床诊断的重要手段,检出效果较满意,但当两病合并发作时,可能引起像学特征的特异性,造成判断上的模糊,影响病例确诊。一般情况下,肺结核病灶多发于肺上叶尖后段和肺下叶背段,同时可见渗出、纤维化、增殖等病变,部分可见空洞,较常见条索状炎性阴影,经抗结核治疗后,各种病变特征可逐渐吸收消失;而肺癌则以肿块最为多见,且肿块常表现为圆形或椭圆形,边缘清晰,有毛刺或切迹,但肺癌的肿块经治疗后变化较小。

PET-CT:右肺下叶外基底段结节并代谢增高,多考虑为肺癌。多发骨转移,右肾上腺转移,支持肿瘤诊断。但病理和实验室检查结果结核诊断明确。如患者经抗结核治疗后肿块仍无明显变化,应高度警惕是否存在癌变。

病理科:细胞学检查未见癌细胞,外院医院胸膜组织病理细胞片见可疑恶性细胞,建议再次纤支镜取材。

传染科:由于结核病和肺癌在临床症状、医学影像学和内镜检查上均有相似之处,易造成漏诊、误诊。患者胸膜增厚,胸腔内可见钙化,患者内科胸腔镜取材示:慢性肉芽肿性炎伴坏死及化脓性炎,不能确诊结核,也不能排除结核。患者结核斑点试验(+),仅代表感染过结核。结合胸腔镜描述,考虑患者为结核。按照"早期、规律、全程、联合、适量"的抗结核治疗原则,如患者体质允许,行三联抗结核,追问病史,患者抗结核治疗 4 天,出现药疹,故序贯给予抗结核药,"异烟肼","乙胺丁醇","吡嗪酰胺","利福平",每隔 2 天加一种药,以便找出引起药疹的药物,如患者最后肿瘤确诊,可以加上抗肿瘤药物,抗结核和抗肿瘤药物联合使用,可能导致肝损伤,建议加用保肝药物。结核合并肺癌,先治疗结核,行抗肿瘤治疗 1~2 个月可见效,再行抗肿瘤治疗,加用抗肿瘤药后,改用"利福喷汀"以保护肝功能。

肿瘤内科:临床医生对以肺外表现为首发症状的肺癌认识不够充分,从而忽略了对原发病灶的检查。肺癌早期症状多与肺结核、肺炎相似,如咳嗽、咯血、发热等均缺乏特异性。但是肺癌患者更易发生咯血、胸痛,肺结核患者更易发生发热等症状。在积极治疗结核的同时,应充分利用现代化的检查手段,合理确定治疗方案,提高两病并存患者的生活质量,使得生存率进一步提高。再复查患者胸水情况,了解可否再行胸水细胞学检查,可安排 CT 引导下肺穿刺取材活检,也可行抗结核治疗 2 周后复查影像学变化情况。同一肺叶的肺癌合并结核的患者因为存在有相似的临床表现,有时可能会存在漏诊或者诊断困难,确诊时间可能较长,如有肿瘤合并结核的患者应在结核病医生的指导下同时行抗结核和抗肿瘤治疗,这样才能使患者获临床益更多。肺癌的联合化疗强调早期,小细胞肺癌采用依托泊苷 + 顺铂方案,非小细胞肺癌可采用吉西他滨 / 长春瑞滨 + 顺铂方案。肺结核合并肺癌预后远较单一疾病,当患者体内有肺癌和结核共存时,往往已处晚期,此时在可以在行三联抗结核的同时给予含铂类的化疗方案以延长生存期,改善症状控制,提高生活质量,在 ECOG 评分较好的患者中,联合铂类的两药方案化疗的疗效到达较稳定的水平。

综合多学科会诊意见,复查胸水超声,建议 CT 引导下胸腔穿刺活检。抗结核具体用药如下:在等待肿瘤确诊之前,可先行抗结核治疗,患者既往行抗结核治疗时出现药疹,故序贯给予抗结核药,"异烟肼","乙胺丁醇","吡嗪酰胺","利福平",每隔 2 天加一种抗结核药,以分离出引起药疹的药物,同时加用保肝药物。

治疗经过:患者在 CT 引导下穿刺活检,术后病理报告:腺癌。诊断为:①右肺腺癌骨转移 cT1NxM1 IV 期;②右肺结核;③甲状腺功能亢进症。考虑患者已行三联抗结核治疗,给予培美曲塞单药化疗,化疗过程顺利。两周期培美曲塞化疗后化疗评价为稳定,病灶较前缩小,患者随后自行放弃抗肿瘤治疗,继续抗结核及对症支持治疗。2 个月后电话随访,患者出现右侧胸腔积液,且病情进展较快。

(李刚　鲍明亮)

专家点评：

肺癌是我国高发病及高致死的恶性肿瘤,肺癌发病率呈上升趋势,我国肺癌发病率 48.9/10 万,占全部肿瘤新发病例数的 18.39%,是我国最常见的恶性肿瘤,肺癌的死亡率 43.48/10 万,占恶性肿瘤死亡率的 25.30%,是我国首要的癌症死因。肺结核是我国目前流行范围最广泛的慢性呼吸道传染病,目前我国结核病年发患者数为 130 万例,位于全球第二位,其中肺癌与结核并存发生率为 0.18%~2.6%,且呈现上升趋势。

近年来,肺结核与肺癌两病并存逐渐增多,特别是老年人比较常见。肺癌与肺结核同为呼吸系统疾病,但病因不同,具有不同的发病机制,治疗及预后差异较大,但两者有类似的临床表现(咳嗽、咳痰、干咳、痰中带血、发热、胸痛等症状)及影像学特点。两病并存的临床表现,与单一肺癌或肺结核的临床表现较为相似,容易出现延误治疗。特别是当肺癌与肺结核病灶位于同一肺叶,或肿瘤病灶位于慢性纤维空洞性肺结核的病变区域内,或癌性空洞与结核性空洞并存时,发生漏诊的可能性就更大。因此,临床上遇到考虑肺癌同时合并肺结核,尽可能完善 PPD、TB-SPOT、肿瘤标志物、痰查结核菌、痰查肿瘤细胞等检查,必要时取材活检以明确诊断。肺癌合并肺结核临床诊断应与单纯肺结核区分,对经抗结核治疗后肿块无明显变化、有新发结节性病灶、淋巴结肿大、空洞壁结节或厚薄不均患者应格外重视肺癌的发生可能性,以提高早期诊断率。

肺癌与肺结核的发病机制不同,治疗手段也不同,临床必须准确诊断才能选择正确的治疗方案,避免误治、漏治。肿瘤 TNM 分期早且无转移者预后较好;结核是否活动与患者预后有关,正规、有效、系统的抗结核药物治疗可以改善患者预后。肺结核合并肺癌为双重疾病,应同时给予抗结核治疗与抗肿瘤的综合治疗,包括化疗、放射治疗、分子靶向治疗及对症支持等,并尽可能多疗程巩固治疗,以延长患者寿命。

大部分一线抗结核药物与肺癌化疗药物联用不存在药物的毒性增强效应和配伍禁忌,但部分抗结核药物及抗肿瘤药物均能引起肝功能损害,所以化疗期间宜选用对肝脏毒性较小的抗结核药物,联合治疗中应密切观察肝肾功能和血常规。对于肿瘤合并结核在同一肺段时可采用常规放疗和姑息性大剂量分割照射,对野内合并活动性肺结核的患者,设野仅包括可见的肿瘤灶,也可以使部分患者临床获益。多疗程治疗的效果明显好于只对肺结核或肺癌做单一治疗,确定合理治疗的方案,以提高肺癌合并结核病患者的疾病控制率和生活质量,使患者最大程度的临床获益。

该患者从初发病到最后明确诊断用时较长,说明了肺癌合并结核时给诊断带来了困难,患者经历了影像学普通螺旋 CT 和 PET-CT 检查,胸水细胞学检查,内科胸腔镜检查,纤维支气管镜检查,痰细胞学检查,结核菌素试验,结核斑点试验,CT 引导下穿刺活检,最后才明确诊断为右肺腺癌合并结核Ⅳ期。

　　在未明确肺癌诊断前患者行抗结核,在明确肺腺癌合并结核后给予抗结核同时给予单药培美曲塞抗肿瘤治疗,期间给予保护肝功能的利福喷汀治疗。两周期治疗后疗效评价为稳定,但由于是肺癌晚期合并结核患者依从性较差,未行后续抗肿瘤治疗,导致病情迅速进展。说明对于肿瘤合并结核的应该要提高警惕性,要认真分析肺癌、结核两种疾病各自的特征,提高早期鉴别诊断,减少漏诊和误诊的发生,争取早期规范治疗,提高患者的生存率,改善预后。

(李薇)

第五章

肿瘤合并肝炎

据全国肿瘤登记中心统计:截至 2014 年,中国每年恶性肿瘤新发病例约 309 万,死亡病例约 196 万。肿瘤患者合并肝炎时,临床治疗难度增大。肿瘤患者可能合并自身免疫性肝病、病毒性肝炎、巨细胞病毒肝炎,EB 病毒肝炎、酒精性肝炎、脂肪性肝炎等。

一、肿瘤合并甲型病毒性肝炎

甲型病毒性肝炎在全球范围内均可发生,其流行范围和程度与当地卫生条件密切相关,主要传播途径为粪口传播,为自限性疾病。HIV 感染易导致各种机会感染和肿瘤,HIV 阳性患者甲肝检出率高达 40%~70%,欧洲多次报道男 - 男同性恋患者出现甲肝暴发,但尚未见 HIV 相关肿瘤患者甲型肝炎病毒感染的相关报道。目前研制的甲肝疫苗免疫活性高、安全有效,研究认为只要 HIV 阳性者均应注射甲肝疫苗,尤其是高风险人群,如男 - 男同性恋者。

二、肿瘤合并乙型病毒性肝炎

HBV 感染十分普遍,严重威胁公众健康,且与肿瘤患者的发病率及死亡率关系密切。发展中国家约有 4 亿多乙型肝炎病毒感染者。我国是 HBV 感染的高发流行区,全国 59 岁之前人群 HBsAg 携带率为 7.18%,慢性 HBV 携带者发展成为慢性肝病的风险高达 15%~40%。

HBV 除了有亲肝细胞性外,还有亲淋巴细胞性,能够感染外周血单个核细胞,HBV 感染可能在造血系统和淋巴细胞恶性肿瘤的发展过程中有一定作用。

近年来,HBV 再激活问题在肿瘤患者的治疗中受到重视。HBV 再激活指曾伴发慢性乙型肝炎的恶性肿瘤患者、HBV 携带的恶性肿瘤患者或者既往 HBV 感染的恶性肿瘤患者在接受化疗或者免疫抑制治疗后出现 HBV 复制及 HBV 感染加重的现象,诱发肝损伤,甚至出现肝衰竭。HBV 再激活的关键因素是免疫功能低下,与肿瘤发展、病情恶化或者化疗相关。

　　HBV 再激活的临床表现多样,从无症状到急性重型肝炎,肝衰竭甚至死亡,伴随于各型肿瘤相应的临床症状表现。血液系统疾病如淋巴瘤、消化系统疾病如肝细胞癌等各系统肿瘤患者中经常会有一些无症状的乙肝病毒携带者或者病毒处于低水平状态者,这类患者肝功能正常,由于疾病的需要进行免疫抑制剂治疗,而免疫抑制剂的使用造成了 HBV 再激活,HBV 复制活跃,导致严重的肝损伤,甚至肝衰竭。化疗前肝功能正常的患者在化疗之后出现肝功能异常,每个患者临床表现不一,轻者无症状或有典型的肝炎症状:疲乏、黄疸、腹水和肝性脑病,重者可能出现暴发性肝衰竭,甚至死亡,虽然有部分患者可自行恢复,但死亡率仍然很高,据文献报道发生率为 5%~40%。

　　当大量使用免疫抑制剂时,机体免疫抑制、肝炎病毒极度复制则可出现纤维淤胆型肝炎。纤维淤胆型肝炎发生于严重免疫状态下,特别是器官移植后大量使用免疫抑制剂的肝炎病毒感染者,临床经过凶险,病情急剧进展,患者多于发病后数月甚至数周内因为暴发性肝衰竭而迅速死亡。肝组织病理学可见自门管区向肝窦周围延伸的纤维化条带,并包绕胆管上皮的基板;显著肝内淤胆;肝细胞气球样变性伴细胞消失;大量毛玻璃样肝细胞,胞浆内大量病毒抗原(包括 HBsAg)堆积;仅有轻度混合性炎症反应。Jaime Ceballos-Viro 等发现 1 例小细胞肺癌患者在经过常规化疗后出现纤维淤胆型肝炎,提出在实施化疗方案前要对实体瘤患者进行病毒检测,同时要对乙肝病毒慢性感染患者[HBsAg 阳性和(或)HBcAb]IgG 阳性预防性应用拉米夫定抗病毒治疗。

　　原发性肝细胞癌患者 HBV 再激活的比率为 4.3%~67%,HBsAg 阳性的原发性肝细胞癌患者 HBV 再激活风险高于其他类型的肿瘤患者,并进一步增加原发性肝细胞癌患者死亡率。HBV 感染是原发性肝细胞癌的危险因素,HBV 通过诱导肝纤维化、基因和表观遗传改变,并且活化病毒编码蛋白的表达致使原发性肝细胞癌发展,因此有效的抗病毒治疗可以抑制 HBV 再激活。

　　有报道多发性骨髓瘤患者自体造血干细胞移植且接受长春新碱、阿霉素和地塞米松联合化疗前 HBsAg 阴性,但治疗后 HBsAb 水平急剧下降,7 个月后 HBsAb 阴性,认为抗肿瘤化学制剂引起 HBsAb 水平减低,这一观点得到其他学者的支持。

　　潘儒艳等回顾性分析 229 例非霍奇金淋巴瘤患者的临床资料后发现非霍奇金淋巴瘤患者 HBsAg 阳性率很高,且肿瘤患者化疗后可能出现 HBV 再激活。Yun Fan 等对比 189 例非霍奇金淋巴瘤患者进行化疗前后 HBV 相关标志物发现:HBsAg 阳性的非霍奇金淋巴瘤患者在接受利妥昔单抗联合化疗后 HBV 再激活；而 HBsAg 阴性或 HBcAb 阳性的非霍奇金淋巴瘤患者治疗后 HBV 再激活几率低，但也不应忽视。因此，对于高危人群要重视血清 HBV DNA 和 HBsAg 水平，接受化疗前应先予抗病毒治疗。

携带 HBV 的恶性肿瘤患者，如果对其进行化疗治疗，则 HBV 有可能被激活，而且其肝功能的损伤程度也明显高于未感染 HBV 的恶性肿瘤患者。

谭竞等分析了 46 例免疫抑制剂治疗的肿瘤患者肝脏损害的程度及抗病毒治疗疗效，发现 HBV 再激活占 37%，13% 发生重症肝炎；接受拉米夫定预防性抗病毒治疗的患者 80% HBV DNA 下降，HBV 再激活后接受抗病毒治疗的 7 例患者中有 3 例死于肝衰竭。认为对所有需进行免疫抑制治疗的患者行常规 HBV 筛查，HBV 感染的患者应重视 HBV 再激活，且应预防性抗病毒治疗，降低 HBV 再激活风险。

《慢性乙型肝炎防治指南（2005 年版）》指出各型肿瘤患者用免疫抑制剂化疗前要行全套 HBV 血清学标志检测，对血清学阳性患者还需检测 HBV DNA。不但要重视 HBsAg 阳性患者，还应考虑 HBsAg 阴性、HBcAb 和 HBsAb 阳性患者发生治疗相关性 HBV 再激活的威胁。

伴有乙型肝炎病毒感染的肿瘤患者，中国《慢性乙型肝炎防治指南（2010 版）》和《欧洲肝脏病学会慢性 HBV 感染临床管理指南》中都指出需行抗病毒治疗，各指南的抗病毒治疗指征不同：欧洲指南定义抗病毒治疗的标准是 ALT>1 倍 ULN，须有肝组织活检或无创伤性肝组织学评价为中重度炎症或中重度纤维化，如患者无肝脏组织学的评价结果，则无论 HBeAg 阳性或者阴性，均需 ALT>2 倍 ULN，且 HBV DNA 载量 >20 000IU/ml。相对欧洲指南，中国指南在欧洲指南的基础上对抗病毒治疗的标准进行了更为详细的阐述：接受化疗和免疫抑制的患者只要 HBsAg 阳性就需要抗病毒治疗；新增了 HBV 和 HCV 合并感染者、HBV 和 HIV 合并感染者、乙型肝炎导致的肝衰竭和肝细胞癌等相关的抗病毒治疗的处理意见。

肿瘤患者 HBV 感染或 HBsAg 阴性 / 阳性、抗 -HBc 阳性等都有可能在化疗之后引发 HBV 再激活，而预防性使用抗病毒治疗则可有效防止 HBV 再激活。我国常用的抗病毒药物有干扰素 α 和核苷酸类药物，抗病毒治疗的总体目标是最大限度的长期抑制 HBV，减轻肝损伤，用药标准则根据患者不同病程给予不同抗病毒疗程。

但是对于肿瘤患者而言，预防比治疗更重要。肿瘤患者出现 HBV 再激活现象是在使用免疫抑制剂或者化疗之后，故一旦有 HBV 再激活表现，即延迟或者停止用药，可减少 HBV 复制，但这往往不能即刻显效，因此肿瘤患者免疫抑制治疗或者化疗之前应常规筛查 HBV，避免出现不必要的 HBV 再激活，提高治疗效率。

三、肿瘤合并丙型病毒性肝炎

丙型病毒性肝炎是由丙型肝炎病毒感染引起的肝炎，全球约有 1.78 亿人感染 HCV。HCV 感染者中 60%~80% 随疾病进展而发展为肝硬化、肝癌。

HCV 属于 RNA 病毒科，HCV 核心蛋白在体外有致癌作用，可调节基因转录及宿主细胞的增殖和凋亡。在转基因鼠模型，丙肝病毒核心蛋白可诱发肝腺瘤，而肝腺瘤在形态学和生化学上可发展为原发性肝癌。HCV 感染后机体的免疫失调、持续肝功能损害、癌基因激活以及抑癌基因突变是导致原发性肝癌的重要原因，而 HCV 非结构蛋白 3（NS3）可上调 MMP9，与肿瘤侵袭、转移有关，故伴有 HCV 感染的肿瘤侵袭转移能力可能增强。

HCV 除能引起肝癌之外，在淋巴细胞增殖性疾病中也有较高的感染率。恶性淋巴瘤是免疫系统的恶性肿瘤，发病年龄以 20~40 岁多见，死亡率为恶性肿瘤死亡的第 11~13 位，病因和发病机制不完全清楚。早在 1994 年 Izumi 就发现非霍奇金淋巴瘤患者血清 HCV 阳性率（34%）明显高于正常人群（1%），日本和北欧的研究亦支持此发现。Yutaka 等人研究了 138 例淋巴瘤患者，其中有 72 例丙肝抗体阳性，且 HCV-RNA 水平的高低与淋巴瘤治疗后复发具有相关性，认为 HCV 通过直接或者间接与 B 细胞的相互作用影响了淋巴瘤的预后。Masahiko 等检测 26 例非霍奇金淋巴瘤合并 HCV 感染患者外周血 B 细胞，发现活化诱导胞嘧啶腺苷脱氨酶水平上调，同时外周血 B 细胞中预测预后的标记物增高。MASAhio 等认为 HCV 可利用 B 细胞作为持久感染的保护，导致活化诱导胞嘧啶腺苷脱氨酶高表达，而活化诱导胞嘧啶腺苷脱氨酶又是启动和加速非霍奇金淋巴瘤的重要因素，提示丙肝感染和 B 细胞淋巴瘤可能具有相关性，故防治 HCV 感染可能减少恶性淋巴瘤发病。

恶性肿瘤患者因血液制品使用而成为丙型病毒性肝炎感染高发人群，感染后因肝功能异常而影响放、化疗，致病情加速恶化或转移，最终降低生存率。首选干扰素治疗丙肝已成共识，近年国内外用干扰素治疗丙肝均取得较好疗效。干扰素亦有明确的抗肿瘤作用，一方面通过影响癌基因表达及细胞分化，抑制肿瘤的分裂和增殖而发挥直接抗肿瘤作用；另一方面可通过调节特异性免疫或非特异性免疫的功能而发挥间接抗肿瘤作用。此外，干扰素还具有抗肿瘤转移及提高放射或化疗药物的抗肿瘤作用。单纯由丙肝感染引起肝硬化发展为肝癌的，行外科或者介入手术后检测 HCV-RNA，如有指征，应积极进行抗病毒治疗，以减少肝癌再发的可能；严重肝硬化，肝功能 Child-Pugh C 级者无手术机会，则不推荐干扰素抗病毒治疗。

四、肿瘤合并戊型病毒性肝炎

戊型病毒性肝炎经粪口传播，感染病死率为 0.5%~3%，孕妇感染早期容易导致流产、死胎，晚期容易发生肝功能衰竭，死亡率高达 20%~25%，是我国最常见的散发性急性肝炎。以往戊肝多被认为是一种急性自限性疾病，不进展为慢性，但目前认为在器官移植患者和艾滋病感染者中存在潜在戊肝慢性化的可能。

HEV 可与病毒性肝炎中的任何一型合并感染，其中与 HBV 合并感染最常见。杨世明检测了 242 例肝癌患者和 396 例其他肿瘤患者的血清 HEV 感染情况后发现，18 例肝癌患者感染 HEV，抗 -HEV 阳性率为 7.4%，且 HEV 抗体及 HBsAg 均阳性；其他肿瘤患者 11 例感染 HEV，阳性率为 2.8%。

免疫力低下的肿瘤患者输注血液制品也成为感染戊肝的一种途径。德国报道了 1 例慢性 B 淋巴细胞白血病的患者在输注淋巴细胞 6 周后查出感染 HEV，经过 39 天的积极治疗，最终死于肝衰竭，因此应强制检测血制品 HEV-RNA。Andreas 回顾性研究了 113 例丙肝相关肝癌患者，发现 HEV 感染是比性别更为重要的肝硬化独立危险因素，因此丙肝相关的肝癌患者均应检测 HEV。

五、肿瘤合并自身免疫性肝病

自身免疫性肝病是免疫介导的以肝组织损伤、肝功能异常为特征的一组自身免疫性疾病，包括自身免疫性肝炎、原发性胆汁性肝硬化和原发性硬化性胆管炎。部分自身免疫性肝病既具有自身免疫性肝炎的特征，同时又符合原发性胆汁性肝硬化或原发性硬化性胆管炎的临床和病理特征，称其为重叠综合征。重叠综合征的变异型还包括小胆管型原发性硬化性胆管炎、AMA 阴性原发性胆汁性肝硬化、自身免疫性硬化性胆管炎及 IgG4 相关硬化性胆管炎。

（一）肿瘤合并自身免疫性肝炎

胸腺瘤是最常见的起源于胸腺的肿瘤，占前纵隔肿瘤的 50%。30% 的胸腺瘤患者合并自身免疫性疾病，二者可同时出现，也可在切除胸腺瘤之后出现。最常见的是自身免疫性疾病包括重症肌无力，其次为单纯红细胞再生障碍性贫血、系统性红斑狼疮、恶性贫血、多发性关节炎、皮炎、多发性肌炎等，50% 的胸腺瘤患者同时合并两种以上自身免疫性疾病。

自身免疫性肝炎被定义为胸腺瘤的副肿瘤综合征。2013 年报道了 1 例 29 岁的男性胸腺瘤患者在手术切除肿瘤 4 年后，CT 扫描提示复发，肝脏活组织检查提示自身免疫性肝炎。经历了 6 个周期长达 10 个月的化疗后,胸腺瘤和自身免疫性肝炎的症状都得到了明显的缓解。类固醇和免疫抑制剂治疗是自身免疫性肝炎的标准治疗,化疗作为胸腺瘤副瘤综合征的一种特殊治疗需要被重新认识。

胸腺瘤患者除了合并自身免疫性肝炎外,还合并重症肌无力、慢性甲状腺炎和结缔组织病。自身免疫性肝炎表现为急性肝损伤,短期应用类固醇激素和硫唑嘌呤后病情得到控制。Asakawa 也提出如果早期怀疑自身免疫性肝炎的存在,应在肝功能恶化之前尽早应用类固醇激素。胸腺切除术可能阻止肝特异性抗体的产生,但并不能阻止自身免疫性肝炎的进展。

胸腺瘤合并自身免疫性肝炎、肌炎、肌无力也有个案报道,因为该例患者病情加重,在疾病初期应用了血浆置换,甚至进行了机械通气、呼吸机辅助治疗,大剂量地塞米松冲击治疗后,患者的 CK、LDH、AST 及 ALT 明显下降,开始联合应用化疗药物 1 个周期后,病情全面控制。

在没有进行外科手术的胸腺瘤患者中,合并急性自身免疫性肝炎等自身免疫功能紊乱时,血浆置换之后立刻进行化疗治疗可使病情获得长期控制。

(二)肿瘤合并原发性胆汁性肝硬化

黏膜相关淋巴组织淋巴瘤(MALT 淋巴瘤)是最常见的累及淋巴结外器官的 B 细胞性非霍奇金淋巴瘤(NHL),占非霍奇金淋巴瘤的 8%。MALT 淋巴瘤常发生于与黏膜和腺体有关的结外器官,以胃肠道最为常见,淋巴结受累者相对少见。WHO2001 年将该亚型淋巴瘤作为一种独立的非霍奇金淋巴瘤亚型归入成熟 B 细胞非霍奇金淋巴瘤。其起病隐匿,进展缓慢,生存及预后较好。但 MALT 淋巴瘤可向恶性程度高的淋巴瘤转化,且转化后预后较差。

国外曾报道了 1 例 80 岁女性患者肝 MALT 淋巴瘤并发原发性胆汁性肝硬化。在此之前,国外共有 2 篇关于肝 MALT 淋巴瘤并发原发性胆汁性肝硬化的报道,均经过肝脏组织切除后组织学活检结合临床特点确定诊断。而这位 80 岁的女性患者应用 PCR 技术检测克隆 IGH 重排结合实验室检查及影像学检查明确了诊断,推断 MALT 淋巴瘤的发生可能与原发性胆汁性肝硬化相关的慢性抗原刺激相关。目前国内尚未见类似报道,需要进一步证实。

2013 年,日本学者报道了 1 例胃淋巴瘤合并原发性胆汁性肝硬化的患者,应用利妥昔单抗联合 CHOP 联合放疗使胃淋巴瘤得到了完全缓解,生化指标和免疫指标、肝脏的炎症均得到较好的控制。但短期应用利妥昔单抗后,在没有任何生化或者免疫指标恶化预兆的情况下,患者出现黄疸和腹水,CT 扫描发现肝硬化、胆管癌,3 年后患者死于肝衰竭。尸检提示肝硬化、胆管癌,但肝脏未发现明显的炎细胞浸润,出现肝硬化的机制不明确。

熊去氧胆酸一直被认为是治疗原发性胆汁性肝硬化的首选药物,很多国外学者提出利妥昔单抗也可应用原发性胆汁性肝硬化的治疗,在实际临床工作应用中,应密切观察疾病的进展。

(三)肿瘤合并原发性硬化性胆管炎

肠病相关 T 细胞淋巴瘤(EATL)是外周 T 细胞淋巴瘤(PTCL)的一种特指型,西方国家年发病率为 0.1/10 万。2008 年 WHO 造血与淋巴组织肿瘤分类中将肠病相关 T 细胞淋巴瘤分为经典型(Ⅰ型)和单形型(Ⅱ型)两类,亚洲国家以Ⅱ型为主。由于肠病相关 T 细胞淋巴瘤临床罕见,目前国内尚无大宗报道。

2013 年国外学者曾报道了 1 例 54 岁男性肠病相关 T 细胞淋巴瘤患者并发乳糜泻、原发性硬化性胆管炎,该患者 15 年前诊断为乳糜泻并停止食用无麸质食物,行肠镜及肝活检明确诊断为肠病相关 T 细胞淋巴瘤合并原发性硬化性胆管炎。在行自体造血干细胞移植(ASCT)后进行常规化疗,病情基本控制。无麸质饮食能够降低肠病相关 T 细胞淋巴瘤的发病率,但有可能与自身免疫性疾病如原发性硬化性胆管炎相关。

直肠霍奇金淋巴瘤合并原发性硬化性胆管炎也有个案报道,患者还合并了溃疡性结肠炎。根据 2008 年欧洲内科肿瘤指南,该患者最初应用了 3 个周期的 CHOP 标准化疗方案,之后选用英夫利昔单抗联合放疗方案,病情基本稳定。

Cholongita 曾报道了 1 例非霍奇金淋巴瘤合并原发性硬化性胆管炎 / 自身免疫性肝炎重叠综合征的病例,但目前的资料仍不能肯定原发性硬化性胆管炎在 B 细胞淋巴瘤的发展过程中的具体作用。

胆囊淋巴瘤合并原发性硬化性胆管炎也有个案文献报道,胆囊的原发性滤泡淋巴瘤合并原发性硬化性胆管炎,手术切除肿瘤随访 18 个月仍存活。

六、肿瘤合并人巨细胞病毒肝炎

人巨细胞病毒属于 β 疱疹病毒,由病毒 DNA、衣壳和包膜构成。主要通过唾液、性接触和宫内或围生期传播。正常人群对 HCMV 普遍易感,全球感染率高达 70%~100%,感染后将终生携带,一般为隐性感染。其中,HCMV 感染是肝移植术后最常见的机会性感染之一,并且与多种肿瘤的发生和发展有关,如乳腺癌、胃癌、结直肠癌、前列腺癌、胶质瘤、髓母细胞瘤、神经母细胞瘤等。

对免疫功能正常的个体而言,HCMV 一般不具备致病能力,HCMV 原发性感染的临床症状常常不典型和(或)无症状,但是对于胎儿或者免疫功能不全的患者(如移植患者和 AIDS 患者)则可能会引起较严重的症状,如发热、肺炎、肠炎、肝炎、传染性单核细胞增多症、器官排斥等,原发性感染或潜伏性感染的再激活可导致较高的发病率及死亡率。肿瘤合并人巨细胞病毒肝炎的严重后果是肝炎后纤维化、门脉高压或胆道闭塞。

大多数髓母细胞的原发肿瘤和细胞系可以检测到 HCMV 的核酸和蛋白。在潜伏感染 HCMV 的肿瘤患者中,HCMV 的再激活常与炎症反应所产生的细胞因子和趋化因子有关。研究发现髓母细胞瘤表达的 US28(HCMV 编码的有致瘤作用的趋化因子受体同族体)可以诱导环氧合酶 -2(COX-2)的表达。很多肿瘤中会发现有 COX-2 的过量表达,从而导致花生四烯酸合成前列腺素(PGE_2)增多,并且这一现象与肿瘤患者的预后较差有关。不同种类的非甾体抗炎药(NSAIDs)可以抑制环氧酶的功能和前列腺素等其他炎症介质的产生,从而在各种肿瘤的防治上可能有较大前景。

有研究显示,常规口服阿司匹林可以减少发生肿瘤或因肿瘤而死亡的危险性。COX-2 和 PGE2 的抑制剂不仅可以显著抑制这些肿瘤的生长,并且能抑制 HCMV 的复制。阿司匹林和其他的 NSAIDs 有预防肿瘤的作用可能与其可以抑制癌前病变患者中 HCMV 的复制有关。据研究报道,对肿瘤合并 HCMV 肝炎的患者进行抗病毒治疗可以抑制肿瘤的生长。COX-2 抑制剂塞来昔布不仅可以抑制 HCMV 的感染,而且其与缬更昔洛韦联用时,可以显著增加治疗效果。

七、肿瘤合并 EB 病毒肝炎

EB 病毒属于 γ 疱疹病毒亚科的成员之一,由囊膜、衣壳和含双股线性 DNA 的核样物三部分组成,是人类一种特异性嗜淋巴细胞性疱疹病毒。它主要通过人类唾液传播,因此呼吸道是 EB 病毒潜伏的最大场所,传播范围广,90% 的成人会发生感染,且多为隐性感染。EB 病毒与多种肿瘤的发生发展有关,如胃癌、乳腺癌、非霍奇金淋巴瘤、鼻咽癌等。

虽然 EB 病毒感染很常见,但是症状性的 EB 病毒肝炎却十分少见,且主要集中于老年患者。急性 EB 病毒感染的患者常表现为以胆汁淤积为特点的轻型自限性肝炎,临床特点常不显著,诊断常依据淋巴细胞增多和(或)脾大,绝大多数患者无传染性单核细胞增多症。大部分患者会发生肝细胞损伤,而很少有黄疸的表现。Kim 等对 EBV 合并胃癌的患者做基因分析,结果表明胃癌患者合并 EB 病毒感染较单纯的胃癌患者预后较好,可能与 EB 病毒感染后激活了免疫细胞攻击肿瘤细胞有关。

但 Banerjee 等的研究发现,EB 病毒会使肿瘤细胞产生化学抵抗并发生转移,从而使肿瘤的治疗变得更加困难,相关结果仍需进一步的研究。此外,Akira 等研究散发型淋巴瘤(sBL)合并 EBV 感染患者的特点表明,EB 病毒会引起原癌基因的易位,使原癌基因与免疫球蛋白基因毗邻,从而易位表达,引起 B 细胞的增殖。且 EB 病毒阳性的 sBL 患者表现出显著的高龄分布,许多患者的年龄大于 50 岁,这类患者更容易侵犯扁桃体、肾上腺和颈部淋巴结,而不容易侵犯胃肠道。部分患者会有乳酸脱氢酶水平增高、贫血(血红蛋白<100g/L)、血清白蛋白水平降低、C 反应蛋白增高、可溶性白介素 -2 受体水平增高等表现。

八、肿瘤合并酒精性肝炎

酒精性肝炎属酒精性肝病中的一类,是以黄疸及肝损伤为特点的一种临床症候群,患者常有长期大量饮酒史。据国外资料报道,在合并严重疾病的患者中,其近期死亡率超过 30%。肿瘤患者合并酒精性肝炎,从无症状的肝损伤到急性肝衰竭、肝性脑病,甚至是多器官功能衰竭均可能发生,死亡率高,应予以戒酒并积极治疗。目前,酒精性肝炎患者推荐使用的药物主要是糖皮质激素和己酮可可碱,但其疗效有限。若病情进展到重症酒精性肝炎,治疗将会变得更加困难。Thursz 等对 1000 余例酒精性肝炎患者的调查显示:己酮可可碱不能提高重症酒精性肝炎患者的生存率。Moreau 的研究认为:虽然皮质醇激素可以提高患者存活率,但其死亡率仍较高,其中 35% 的患者在 6 个月内死亡,且若患者对皮质醇激素不应答,目前暂无有效的治疗方法。对于重症酒精性肝炎,中性粒细胞集落刺激因子(G-CSF)可以提高患者的肝功能及 3 个月生存率。此外,有学者认为美他多辛可以参与谷胱甘肽的合成并抑制肝脏脂肪沉积,因此加用美他多辛较单用泼尼松或己酮可可碱可增加患者 3~6 个月生存期。

九、肿瘤合并非酒精性脂肪性肝炎

非酒精性脂肪肝是一种与胰岛素抵抗和遗传易感密切相关的代谢应激性肝脏损伤,在工业化国家中,是最常见的慢性肝脏疾病之一,发展中国家超过30% 的成人患有非酒精性脂肪肝,并且发病率仍在逐渐上升中。尽管酒精滥用和丙型肝炎病毒感染与肝脂肪变密切,但是全球脂肪肝的流行主要是由于肥胖、糖尿病、高血脂等因素。绝大多数非酒精性脂肪肝患者仅仅只有肝脂肪变,少数患者可进一步发展为非酒精性脂肪性肝炎(NASH)、肝纤维化、肝炎。NASH 以肝脏炎症及肝损伤为特点,并且有发展为肝纤维化及肝癌的风险。

与慢性丙型肝炎和酒精性肝炎相比,NASH 患者肝纤维化进展相对缓慢,失代偿期肝硬化和肝细胞癌通常发生于老年人。

肝组织活检是目前确诊非酒精性脂肪性肝炎的最有效手段,表现为肝脂肪变合并炎症和肝细胞气球样变,伴或不伴有肝纤维化。美国指南明确提出代谢综合征和非酒精性脂肪肝纤维化评分可用来评估非酒精性脂肪肝患者是否存在脂肪性肝炎和进展期纤维化。此外,肿瘤合并脂肪性肝炎的患者,在肝功能检查中,患者的 ALT 与 AST 升高较单纯脂肪肝(偶有升高)更为明显;血清丙二醛(MDA)和硝基酪氨酸(NO)的水平可以用来评价机体的氧化应激状态;炎症性指标:各类细胞因子、趋化因子、脂肪因子、CRP 等均可为肿瘤合并 NASH 提供诊断依据。

Akhondi-Meybodi 等对 70 例乳腺癌患者的研究表明,服用他莫西芬治疗的乳腺癌患者有较高风险发展为非酒精性脂肪性肝炎,其甘油三酯、空腹血糖和较低水平的高密度脂蛋白水平较高,而和体质量指数、低密度脂蛋白、高血压、肥胖无明显相关性。生活习惯(如加强锻炼、减轻体重)的改变和对代谢性疾病的治疗对患者而言非常重要。二甲双胍是治疗糖尿病患者合并 NAFLD 患者的一线药物,不仅可以控制糖尿病,还可以使非酒精性脂肪肝患者减少发生肝癌的风险,对高血压、高血脂的患者应加用降压药及降脂药。

(唐映梅 付海艳 杨彩霞 雷柳洁 包维民)

附:肿瘤合并肝炎病例分析

患者,女性,47 岁,因"发现子宫、肝脏占位 3 天"于 2015 年 5 月 4 日首次入本院。患者因"发现腹股沟淋巴结肿大 6 个月余"就诊。PET-CT 示:①双侧颌下、右侧颈部上组、左侧颈部中组、后下纵隔、左侧腋窝、腹腔肝门区及胃网膜囊区、腹膜后、盆腔右侧、双侧腹股沟区多个大小不等淋巴结显示,伴代谢增高,考虑恶性病变(淋巴瘤可能),请结合临床详查。②肝实质内多发结节状、团片状密度减低影,伴代谢增高,考虑恶性病变(多为受侵)。患者病程中无发热、盗汗、体重减轻。行腹股沟淋巴结取材活检,病理示:右腹股沟淋巴结符合 B 细胞淋巴瘤,CD_{20}(+),遂诊为:B 细胞淋巴瘤ⅣA 期 IPI 2 分。

查体:双腹股沟触及多枚肿大、质韧淋巴结,最大约 $2cm \times 2cm$。余(-)。

入院辅助检查:HBsAg(-),HBsAb(-),HBeAg(-),HBeAb(+),HBcAb(+),HBV-DNA 定量(-)($<2 \times 10^3$IU/ml),AST、ALT 正常。

诊疗经过:2015 年 6 月 5 日、2015 年 6 月 28 日行 R-CHOP 方案 2 个周期化疗,疗效达 PR。复查:HBsAg(-),HBsAb(-),HBeAg(-),HBeAb(+),HBcAb

(+),HBV-DNA 定量(-)(<2×10³IU/ml),AST、ALT 正常。于 2015 年 7 月 20 日、2015 年 8 月 10 日继续行 2 周期 R-CHOP 方案化疗,疗效达 PR。复查:HBsAg(+),HBsAb(-),HBeAg(-),HBeAb(+),HBcAb(+),HBV-DNA 定量(+)(>2.1×10⁶IU/ml),AST 53U/L、ALT 95U/L。患者感乏力、食欲减退、偶有腹胀。给予对症处理后,请相关科室行多学科会诊。

各学科意见如下:

感染科:该患者出现 HBV 再激活。HBV 再激活指曾伴发慢性乙型肝炎的恶性肿瘤患者、HBV 携带的恶性肿瘤患者或者既往 HBV 感染的恶性肿瘤患者在接受化疗或者免疫抑制治疗后出现 HBV 复制及 HBV 感染加重的现象,诱发肝损伤,甚至出现肝衰竭。HBV 再激活的关键因素是免疫功能低下,与肿瘤发展、病情恶化或者化疗相关。HBV 再激活的临床表现多样,从无症状到急性重型肝炎、肝衰竭甚至死亡,伴随于各型肿瘤相应的临床症状表现。常见的病例类型主要是纤维淤胆型肝炎。对伴有乙型肝炎病毒感染的肿瘤患者,中国《慢性乙型肝炎防治指南(2010 版)》和《欧洲肝脏病学会慢性 HBV 感染临床管理指南》中都指出需行抗病毒治疗,各指南的抗病毒治疗指征不同:欧洲指南定义抗病毒治疗的标准是 ALT>1 倍 ULN,须有肝组织活检或无创伤性肝组织学评价为中重度炎症或中重度纤维化,如患者无肝脏组织学的评价结果,则无论 HBeAg 阳性或者阴性,均需 ALT>2 倍 ULN,且 HBV DNA 载量 >20 000IU/ml。相对欧洲指南,中国指南在欧洲指南的基础上对抗病毒治疗的标准进行了更为详细的阐述:接受化疗和免疫抑制的患者只要 HBsAg 阳性就需要抗病毒治疗。肿瘤患者 HBV 感染或 HBsAg 阴性 / 阳性、抗 -HBc 阳性等都有可能在化疗之后引发 HBV 再激活,而预防性使用抗病毒治疗则可有效防止 HBV 再激活。我国常用的抗病毒药物有干扰素和核苷酸类药物。抗病毒治疗的总体目标是最大限度的长期抑制 HBV,减轻肝损伤,用药标准则根据患者不同病程给予不同抗病毒疗程。预防用药应选择强效低毒的 ETV 或 TDF。

消化科:化疗导致的乙型肝炎病毒再激活是指在化疗和或免疫抑制治疗过程中,或紧随其后发生的 HBV DNA 升高 10 倍以上或其绝对值 >10⁹copy/ml,40 000IU/ml,并排除其他病毒感染。《慢性乙型肝炎特殊患者抗病毒治疗专家共识:2015 年更新》中指出,HBsAg 阳性患者应用免疫抑制剂或细胞毒性药物治疗,如糖皮质激素、抗 -CD₂₀、抗 -TNF 抗体等药物治疗期间或治疗后,约 20%~50% 可发生不同程度的 HBV DNA 载量升高。部分患者可发生转氨酶升高和黄疸等,重者可发生暴发性肝功能衰竭甚至死亡。现有研究结果表明核苷酸类药物预防性治疗可减少 HBV 再激活。无论 HBsAg 携带者 HBV DNA 载量如何,在应用免疫抑制剂或细胞毒性药物治疗前 2~4 周均应用核苷酸类药物预防治疗。如患者基线 HBV DNA≤10⁵copy/ml,可考虑于免疫抑剂或细胞毒性药物治疗结束后 6 个月停用预防治疗。如患者 HBV DNA>10^5copy/ml，则应继续治疗直至达到一般患者抗病毒治疗停药标准，方可考虑停药。预防用药应选择抑制 HBV DNA 作用迅速的药物，如 ETV 或 TDF。此类患者多不能耐受病毒耐药导致的病情反复，应结合患者基线 HBV DNA 载量、免疫抑制剂或细胞毒性药物疗程，如预防用药时间 >12 个月，建议选用耐药发生率较低的药物。因 IFN-α 具有骨髓抑制作用，不建议用于此类患者的预防治疗。

肿瘤内科：大量 HBsAg（+）患者化疗后 HBV 再激活的病例报道表明，再激活的发生与肿瘤类型及抗癌药物种类无关，其发生率为 20%~59%。近年来发现 HBsAg（-）、抗 HBc 抗体和（或）抗 HBs 抗体（+）的患者，也存在 HBV 再激活的风险，其发生率在 3.3%~6.25%。此类患者曾认为是既往暴露于乙肝病毒（注射免疫球蛋白或急性 HBV 感染），但已被治愈。但近期研究发现，此类患者只是"临床治愈"，病毒却持续存在于肝脏或外周的单核细胞中。当化疗抑制了人体正常免疫功能后，潜伏在体内的 HBV 开始激活、增殖，引起肝功能衰竭影响抗肿瘤治疗，严重时发展为重症肝炎，危及患者生命。因此，中国《慢性乙型肝炎防治指南（2015 版）》指出，对于所有因其他疾病而接受化疗或免疫抑制剂的患者，在起始治疗前要常规筛查 HBsAg、抗 HBc 和 HBV DNA，并评估接受免疫抑制剂的风险程度，在开始免疫抑制剂及化疗药物前 1 周开始应用抗病毒治疗，对 HBsAg 阴性、抗 HBc 阳性者，若使用 B 细胞单抗等，可考虑使用抗病药物。在化疗和免疫抑剂治疗停止后，应当继续核苷酸类药物 6 个月以上。核苷酸类药物停用后可出现复发，甚至病情恶化，应注意随访和监测。

综合多学科会诊意见，给予患者恩替卡韦治疗。抗病毒治疗 2 周，HBV DNA 下降，1.5×10^4IU/ml AST、ALT 逐渐恢复正常，<$1 \times$ULN。目前抗乙肝病毒和保肝治疗中，择期化疗。

（李科 曾佳佳）

专家点评：

HBV 感染十分普遍，严重威胁公众健康，且与肿瘤患者的发病率及死亡率关系密切。在临床实践中，不仅应关注无症状携带者及慢性乙肝患者的 HBV 再激活问题，还应该警惕既往一过性 HBV 感染人群的风险。对于肿瘤患者而言，预防比治疗更重要。肿瘤患者一旦有 HBV 再激活表现，即应延迟或者停止用药，可减少 HBV 复制。但这往往不能即刻显效，因此对于所有因其他疾病而接受化疗或免疫抑制剂的患者，在起始治疗前要常规筛查 HBsAg、抗 HBc 和 HBV DNA，并评估接受免疫抑制剂的风险程度。在开始免疫抑制剂及化疗药物前 1 周开始应用抗病毒治疗,对 HBsAg 阴性、抗 HBc 阳性者,若使用 B 细胞单抗等,可考虑使用抗病药物。在化疗和免疫抑剂治疗停止后,应当继续应用核苷酸类药物 6 个月以上。核苷酸类药物停用后可出现复发,甚至病情恶化,应注意随访和监测。

（任宏轩）

第六章

肿瘤合并糖尿病

一、糖尿病发病的流行病学研究

近些年来,随着科技发展、社会进步、人们生活方式的改变以及人口老龄化加剧,糖尿病发患者数显著增加,糖尿病是当前威胁人类健康的最重要的非传染性疾病之一。2010年中国国家疾病控制中心(CDC)和中华医学会内分泌学分会调查了中国18岁以上人群糖尿病的患病情况,应用WHO1999年的糖尿病诊断标准,显示糖尿病患病率为9.7%,糖尿病前期患病率为15.5%,推算现在全国糖尿病患者总人数是9240多万,而糖尿病前期更是达到1.5亿,其中90%以上为2型糖尿病,我国可能已成为世界上糖尿病患者数最多的国家,若同时以糖化血红蛋白(HbA1c)≥6.5%作为糖尿病诊断标准,则其患病率为11.6%。

根据国际糖尿病联盟(IDF)统计,2011年全球糖尿病患者人数已达3.7亿,其中80%在发展中国家,估计到2030年全球将有近5.5亿糖尿病患者。糖尿病、糖尿病并发症及其合并症不仅给病患本人带来肉体及精神上的损害,也给其个人和国家带来了沉重的经济负担。

二、糖尿病与肿瘤发病关系的
流行病学研究

目前,随着2型糖尿病和恶性肿瘤发病率的不断上升,2型糖尿病与恶性肿瘤之间的关系也受到越来越多的关注。国内外诸多研究显示,糖尿病患者罹患恶性肿瘤的风险明显高于正常人。2010年美国癌症学会(ACS)和美国糖尿病学会(ADA)由两个领域联合提出共识称:2型糖尿病患者群具有更高风险罹患胰腺癌、结直肠癌、子宫内膜癌、乳腺癌、膀胱癌等,而罹患非致命性前列腺癌的风险则要低于正常人群。回顾性研究发现,多种实体瘤及非实体瘤患者均有糖尿病病史,糖尿病可能成为恶性肿瘤的独立危险因素。多项荟萃研究分析结果显示,糖尿病患者中,发病风险升高的有消化道肿瘤如胰腺癌、肝癌、结直肠癌,妇科肿瘤如子宫内膜癌,以及乳腺癌和膀胱癌等,发病风险降低的有前列腺癌,而肾癌、肺癌和淋巴瘤与糖尿病的关系尚不明确。糖尿病患者合并肿瘤的死亡率是非糖尿病肿瘤患者的 1.41 倍。同时,与无糖尿病合并症的肿瘤患者相比,合并糖尿病的肿瘤患者预后也普遍较差。

有回顾性研究显示,相较于普通人群各年龄段最高 1.16% 的恶性肿瘤发病率,2 型糖尿病患者死亡时恶性肿瘤的总发生率可高达 28.35%,说明 2 型糖尿病与恶性肿瘤之间可能存在一定联系,糖尿病可能增加恶性肿瘤的发生率。以往呼吸系统肿瘤被认为是目前人类健康的最大杀手,死亡率高居所有恶性肿瘤之首,而糖尿病合并肿瘤的流行病学研究发现,近乎半数的恶性肿瘤患者为消化道肿瘤,说明糖尿病患者的癌症流行趋势明显不同于普通人群。由于糖尿病和肿瘤均为消耗性疾病,在营养、代谢及其他方面相互作用,可导致病情的加重和预后的恶化。

(一)糖尿病与胰腺癌

胰腺癌是一种恶性程度极高的消化系统肿瘤,发病率近年来明显上升,其恶性程度高、发展较快、预后较差,糖尿病与胰腺癌的发生、发展密切相关。胰腺癌在糖尿病患者肿瘤发生中居高位,糖尿病患者胰腺癌的发生率也较非糖尿病胰腺癌患者明显增加。美国 MD 安德森癌症中心的研究发现,糖尿病患者群发生胰腺癌的风险是正常人群的 2.37 倍(95%CI:1.87~3.06)。糖尿病与胰腺癌的具体关系尚难确定,可能互为因果。一种观点认为,非糖尿病导致胰腺癌的病因如慢性胰腺炎等可能破坏胰腺的内分泌功能,最终导致糖尿病的发生。另一种观点认为,考虑两者发病为同源器官,糖尿病可能是胰腺癌的病因和首发症状。

对糖尿病与胰腺癌的患病风险也有不同的认识。一般认为,糖尿病病程越长,罹患胰腺癌的风险越高;但研究显示,病程小于 2 年的糖尿病患者,患胰腺癌的风险更大,随着病程增加,危险性反而逐渐下降,但下降幅度不大;病程大于 5 年后下降明显,提示"新糖尿病"患者患胰腺癌的可能性更大。有研究对 2000~2009 年间 1448 例胰腺癌及 1528 例对照组进行病例对照研究发现,糖尿病病程≥2 年人群中胰腺癌的调整后风险比(AOR)为 2.11(95%CI:1.51~2.94),而糖尿病病程≤2 年人群中胰腺癌 AOR 为 4.43(95%CI:3.44~5.72)。研究发现:①糖尿病是胰腺癌发生的一个独立危险因素(OR=1.94,95%CI:1.66~2.27),考虑伴有高胰岛素血症的 2 型糖尿病胰腺癌患者,由于胰腺癌常发生于外分泌胰腺细胞,与内分泌胰岛素的胰岛有共同的血供,在高浓度的胰岛素的作用下,易诱发肿瘤;②经过荟萃分析显示,按糖尿病患者不同病程1年、1~4年、5~9年、10年以上分析,患胰腺癌的相对危险度分别为5.38、1.95、1.49、1.47。据此分析,新发糖尿病患者较病程长,特别是病程≥2年的糖尿病患者罹患胰腺癌的风险显著升高。基于此,有学者提出新发糖尿病可能作为胰腺癌早期诊断的线索。如能以新发糖尿病或长期糖尿病病情突然加重作为首要症状诊断胰腺癌,预后好于因其他首要症状就诊的胰腺癌患者,可能使患者生存获益。

(二)糖尿病与肝癌

我国是肝癌发病率最高的国家,其原因可能与我国乙型病毒性肝炎感染率高相关。原发性肝癌是我国常见的恶性肿瘤之一,其死亡率在消化系统恶性肿瘤中居第三位,仅次于胃癌和食管癌。原发性肝癌与糖尿病关系密切,很多研究表明,糖尿病患者的肝癌发生率明显高于一般人群。作为原发性肝癌的两个主要危险因素,脂肪变性和肝硬化常见于糖尿病患者,糖尿病是诱发肝癌的一个独立危险因素,与非糖尿病患者相比,糖尿病患者患肝癌的风险增加2.01倍(95%CI:1.61~2.51),并且这种关联独立于饮酒、肝硬化及乙型肝炎病毒感染史。此外,糖尿病与肝癌的死亡率也呈正相关(OR:1.56,95%CI:1.30~1.87)。

肝脏是机体脂质代谢的中心器官,也是糖尿病代谢紊乱所影响到的重要器官之一,糖尿病患者因自身胰岛素抵抗导致脂质代谢发生障碍,使葡萄糖和脂肪酸在体内不能被很好利用,脂蛋白合成受到影响,致使大量甘油三酯和游离脂肪酸在肝脏内良性沉积,形成非酒精性脂肪性肝病,由于体内胰岛素处于高水平,抑制游离脂肪酸在肝细胞线粒体的氧化磷酸化和β氧化,肝脏经慢性炎症反复刺激后易发生癌变。

(三)糖尿病与结直肠癌

结直肠癌是消化系统常见恶性肿瘤,其发病率在世界不同地区差异很大,以北美、大洋洲最高,欧洲居中,亚非地区较低。在我国,其发病率及肿瘤相关死亡率均居消化系统第四位。糖尿病与结直肠癌关系密切,存在许多共同危险因素,如肥胖、高热量饮食、缺乏运动等。对24项研究(包含3 659 341个对象)进行荟萃分析得出,糖尿病患者中结直肠癌相对风险(RR)为1.26(95%CI:1.20~1.31),分层分析表明,糖尿病在男性及女性均会增加结直肠癌的风险。研究发现,2型糖尿病和结直肠癌存在一定的相关性(RR:1.30;95% CI:1.20~1.4),同时在男性和女性之间无明显差异(女性 RR:1.33;95% CI:

1.23~1.44;男性 RR:1.29,95% CI:1.15~1.44)。

70%~80% 的糖尿病患者因糖尿病自主神经病变,导致胃肠道蠕动能力弱,蠕动时间少,排空延迟,粪便胆汁酸浓度升高,使结直肠黏膜上皮细胞更多地暴露在粪便胆汁酸等毒性致癌物质中,致癌物质胆汁酸主要影响结肠和直肠黏膜,因而较正常人更易发生结直肠癌。另有研究认为,结直肠癌合并糖尿病患者中,糖尿病病程以 4~8 年者相关性最密切,其次是 8~12 年,12 年后结直肠癌发病率并未显著增加。这可能与糖尿病病情进展、血液中胰岛素的减少等作用有关,糖尿病病程长短与结直肠癌患病的关系存在不同程度的差异,值得进一步研究。

(四) 糖尿病与子宫内膜癌

在世界范围内,子宫内膜癌是最常见的女性生殖系统肿瘤之一,其发病率明显升高,其发病与生活方式密切相关,在各地区发病率有所差异。在我国,随着社会进步和经济条件改善,子宫内膜癌的发病率亦逐年升高,每年有接近 20 万的新发病例,目前仅次于宫颈癌,居女性生殖系统恶性肿瘤的第二位,并且是导致死亡的第三位常见妇科恶性肿瘤(仅次于卵巢癌和宫颈癌)。

高血压、糖尿病及肥胖目前被认为是子宫内膜癌发病的三大危险因素。有研究显示,糖尿病妇女发生子宫内膜癌的风险显著增加(RR:2.10;95 CI:1.75~2.53),并且这种关系在病例对照研究中(RR:2.22;95 CI:1.80~2.74)强于其在队列研究中(RR:1.62;95 CI:1.21~2.16)。然而,该研究没有发现糖尿病妇女子宫内膜癌的死亡风险增加。Steiner 等对 313 份的病例临床病理研究分析,证实糖尿病是子宫内膜癌的独立预后因子,与子宫内膜癌患者的总体生存率密切相关。Chia 等的病例对照研究结果也证实,糖尿病和肥胖病史可增加子宫内膜癌患者死亡率,积极治疗这些疾病有助于提高子宫内膜癌患者的生存率。

(五) 糖尿病与乳腺癌

乳腺癌是女性排名第一的常见恶性肿瘤,因此被称为全球女性的健康杀手。美国 2011 年预计将有 230 480 例女性罹患乳腺癌,占女性新发恶性肿瘤的 30%。据国家癌症中心和原卫生部疾病预防控制局 2012 年公布的我国 2009 年乳腺癌发病数据显示:全国肿瘤登记地区乳腺癌的发病率位居女性恶性肿瘤的第一位,女性乳腺癌发病率(粗率)全国合计为 42.55/10 万。

大量流行病学资料表明,糖尿病增加了乳腺癌的发病风险。在两项关于糖尿病对乳腺癌发病率影响的 Meta 分析中,包含了 11 项病例对照研究和 23 项队列研究,其 RR 值分别为 1.25 和 1.20,均提示糖尿病增加乳腺癌的发病风险。糖尿病和乳腺癌死亡风险的 RR：1.24（95%CI：0.95~1.62）。

糖尿病增加乳腺癌的患病风险可能是由高胰岛素血症和性激素调节异常所致，糖尿病可通过高胰岛素血症使性激素结合球蛋白（SHGB）数量减少并增加游离睾酮的浓度，升高内源性雌激素（E_2）水平，从而与乳腺癌发生率发生高度关联，在校正了体质量指数（BMI）及腰臀比（WHR）的前提下，证实该相关性仍存在。糖尿病与乳腺癌之间存在相关性，伴有糖尿病或高血糖的乳腺癌患者，其肿瘤的复发、转移风险明显高于血糖正常的乳腺癌患者，较好地控制血糖水平可以减轻肿瘤的发生并改善预后。但目前对于糖尿病是否影响乳腺癌预后的研究较少，需进一步研究证实。

（六）糖尿病与膀胱癌

膀胱癌是泌尿系统最常见的恶性肿瘤，也是人体十大常见肿瘤之一。由于全球各地区流行病学差异，在我国占泌尿生殖系统发病率的第一位，而在西方其发病率仅次于前列腺癌，居第二位。膀胱癌可发生于任何年龄，甚至于儿童，总体而言，其发病率随年龄增长而增加。

国内外多项研究发现，糖尿病与膀胱癌发病具有相关性。研究显示，与非糖尿病膀胱癌患者相比，糖尿病患者的膀胱癌患病风险显著增加（RR：1.24；95%CI：1.08~1.42）。这些研究之间存在显著的差异性（$P<0.0001$）。MacKenzie 等研究发现，糖尿病患者膀胱癌发病风险比值比 OR 为 2.2（95% CI：1.3~3.8），同时分析，在口服降糖药物（OR：3.3；95%CI：1.5~7.1）和糖尿病较长病史（>16 年时，OR：3.6；95% CI：1.1~11.2）的患者中这种风险增强。各项研究结果均表明，糖尿病患者膀胱癌发病风险增加。2013 年纳入 15 项研究的荟萃研究分析指出：与非糖尿病患者群并发膀胱癌的相对风险比为 1.11（95%CI：1.00~1.23），其中吸烟人群的相对风险比为 1.32（95%CI：1.18~1.49）。

（七）糖尿病与前列腺癌

前列腺癌是男性生殖系统常见恶性肿瘤之一，位列常见肿瘤的第五位和男性肿瘤的第二位。但前列腺癌发病率存在地区差异，在发达国家占肿瘤新发病例的 19%，而在发展中国家仅占 5.3%。迄今为止，绝大多数流行病学研究结果均显示，糖尿病会增加癌症风险，但前列腺癌是惟一发病率与糖尿病呈负相关的常见恶性肿瘤。

Bonovas 等分析发现，糖尿病患者并发前列腺癌风险比非糖尿病患者降低了 9%（RR：0.91；95% CI：0.86~0.96）。Kasper 等纳入 19 篇文献进行荟萃研究分析发现糖尿病与前列腺癌之间存在负相关（RR：0.84；95% CI：0.76~0.93）。

（八）糖尿病与其他肿瘤

以上是与糖尿病发病关系密切的临床常见的肿瘤类型,还有许多研究发现,糖尿病可能增加非霍奇金淋巴瘤、肾癌、胆管癌、肺癌等肿瘤患病风险。Mitri 等在一项观察性研究的荟萃研究分析中指出,糖尿病患者有并发非霍奇金淋巴瘤的风险(OR:1.19;95%CI:1.04~1.35)。

2012 年 Habib 等首次从临床及病理角度指出糖尿病患者使肾癌发病率增加,该研究认为女性糖尿病患者比男性患者有更高的发生肾癌的风险。也有研究对糖尿病与肾癌发生关系进行了评估并分析,指出:糖尿病患者肾癌发生风险较非糖尿病肾癌患者增加了 1.42 倍(95 CI:1.06~1.91),各研究之间存在显著差异($P<0.01$)。就性别而言,相对于男性(RR:1.26;95 CI:1.06~1.49),女性患者发生肾癌风险更高(RR:1.70;95 CI:1.47~1.97)。由此可见,糖尿病与全身各种类型肿瘤的发生率均有一定的联系。

三、糖尿病与肿瘤的共同危险因素

2010 年,美国糖尿病学会与美国癌症学会共同发表的《糖尿病与癌症共识报告》,指出糖尿病和癌症之间具有某些共同的危险因素,例如年龄、性别、超重和肥胖、饮食及运动、吸烟等。

（一）年龄

年龄是糖尿病与恶性肿瘤的共同因素,大多数恶性肿瘤的发生率与患者年龄呈正相关。多项研究结果表明随着年龄的增长,两种疾病的发病率均出现了明显的上升,而在青少年中的发病率明显较低。在发达国家,年龄在 55 岁及其以上的恶性肿瘤患者占新发人群中的 78%;在我国,40~50 岁人群中的糖尿病发病率达 10% 左右,而 60 岁以上者的发病率达 20% 左右。

（二）性别

诸多研究发现,男性比女性更容易罹患癌症和糖尿病。恶性肿瘤种类繁多,消化道肿瘤如:胰腺癌、肝癌、结直肠癌等,生殖系统肿瘤如:子宫内膜癌、宫颈癌、前列腺癌等,还有乳腺癌、膀胱癌、肾癌、肺癌等。在随访研究中发现,男性糖尿病患者罹患结肠癌的危险性有增加,而女性则无明显增加;男性与女性患原发性肝癌的标准化发病比(SIR)分别为 4.7 和 3.4。除去性别因素显著的癌症(如子宫内膜癌、宫颈癌、前列腺恶性肿瘤等),其余恶性肿瘤较易发生于男性。

(三)超重和肥胖

超重是指 BMI 大于 $24kg/m^2$,肥胖是 BMI 大于 $28kg/m^2$。随着人们生活水平的不断提高,高能量饮食和饮食结构的不均衡使肥胖发患者数显著增加。肥胖可引起心、脑血管疾病发病风险增加,同时肥胖也是恶性肿瘤发病的高危因素。

2 型糖尿病的特点是胰岛素抵抗(insulin resistance,IR)和胰岛素相对分泌不足,同时伴有超重和肥胖,尤其是腹型肥胖。同时超重和肥胖又是胰岛素抵抗的最常见因素和临床特征,可增加癌症的发病率,也是引起死亡的首要可避免性原因,包括因癌症导致的死亡。

Bardou 等研究发现超重和肥胖患者罹患癌症的风险比正常人更高,伴随超重和肥胖的肿瘤患者预后更差,复发率及死亡率更高。超重和肥胖患者越来越多,极大地增加了恶性肿瘤的发生风险。由美国临床内分泌医师协会和美国内分泌学会联合进行的 57 项前瞻性队列研究,总共包含约 90 万名参与者的分析数据显示,BMI 在 $22.5~25.0kg/m^2$ 的最佳范围时,BMI 是一个有力的死亡预测因子。超出 BMI 最佳范围上限时,血管性疾病是导致死亡的主要原因,年龄 30~45 岁的中位生存期(平均死亡年龄)减少了 2~4 年,而年龄在 40~45 岁的中位生存期(平均死亡年龄)减少了 8~10 年。与超重和肥胖关系最密切的是子宫内膜癌、胆囊癌、食管癌(腺癌)、肾癌、甲状腺癌、卵巢癌、乳腺癌、大肠癌。

(四)饮食及运动

健康饮食及适当运动对糖尿病和肿瘤的发生有一定相关性。糖尿病患者常被要求改善生活方式,包括控制每天的热量总摄入,均衡营养,增加膳食纤维的摄入,同时增加运动量以控制体重指数等,以便改善胰岛素抵抗,平稳控制血糖。

高脂饮食会导致脂肪细胞的胰岛素抵抗,然而高纤维摄入量、植物性食物和鱼可增加机体对胰岛素的敏感性。Glade 等研究显示,饮食中减少谷物和膳食纤维的摄入量,增加脂肪的摄入量与结肠癌的患病风险相关。适当的运动可降低结肠癌的发病危险性 30%~50%。

女性乳腺癌患者增加自身运动、减少体重指数 BMI 对于减少复发及病死率关系密切。

(五)吸烟

大量研究表明,吸烟是肺癌死亡率进行性增加的首要原因,烟雾中的苯并芘、尼古丁、亚硝胺和少量放射性元素钋等均有致癌作用,尤其易致鳞状上皮细胞癌和未分化小细胞癌。与不吸烟者相比,吸烟者发生肺癌的危险性平均高 4~10 倍,重度吸烟者可达 10~25 倍。同时,吸烟也是 2 型糖尿病和糖尿病并发症的危险因素。有研究发现,吸烟与恶性肿瘤的发生率有相关性。

四、肿瘤合并糖尿病的相关性机制

(一) 胰岛素和高胰岛素血症

胰岛素是由胰岛 β 细胞分泌的一种多肽类激素,胰岛素受体是一种酪氨酸激酶受体。胰岛素通过与胰岛素受体的结合可以促进糖类、脂肪和蛋白质的合成与代谢,影响人和动物的细胞代谢及生长,同时胰岛素也是人体重要的促生长因子,可以促进细胞的有丝分裂和迁移,并抑制细胞凋亡。高胰岛素血症及胰岛素抵抗是导致 2 型糖尿病患者群高发恶性肿瘤的病理生理改变和重要原因。

胰岛素在正常生理状态下,主要通过两条信号通路:① PI3K-AKT-mTOR,即磷脂酰肌醇 3- 激酶(phosphoinositide-3-kinase,PI3K)- 蛋白激酶 B(protein kinase B,AKT)- 雷帕霉素靶蛋白(mammalian target of rapamycin,mTOR) 通路,② MAPK-ERK,即丝裂原活化的蛋白激酶(mitogen-activated protein kinase,MAPK)- 细胞外信号调节激酶(extracellular signal-regulated kinase,ERK)通路组成;前者的作用是促进葡萄糖向细胞内的转运和抑制细胞凋亡作用,在生理状态下处于抑制状态;后者的作用是调节某些基因的表达,两者在调控细胞的分化和增殖方面有相互协同作用。

有研究发现,胰岛素信号通路某些环节的改变都可能导致细胞增殖、凋亡异常,导致肿瘤发生。可能机制为:①胰岛素与胰岛素受体 A(IR-A)结合后,通过 PI3K-AKT 信号传导通路,激活 mTOR 通路,促进细胞的增殖和突变。研究表明,许多恶性肿瘤细胞都存在 IR-A 的过度表达,过度表达的 IR-A 促进了胰岛素介导的肿瘤细胞的分裂、增殖。②研究发现,胰岛素抵抗是一个慢性非特异性炎症持续的过程,在高胰岛素血症伴胰岛素抵抗的情况下 MAPK 通路被强化,从而促进肿瘤细胞的增殖和分化;③胰岛素还能激活磷脂酶 A_2,释放花生四烯酸后,参与花生四烯酸级联代谢途径,从而活化细胞,促进肿瘤生长;④在肿瘤细胞中,胰岛素的促有丝分裂作用会增强,在促进肿瘤发生和发展中起重要作用。

(二) 高血糖

肿瘤细胞只能以葡萄糖作为惟一原料来供给能量,高血糖的长期刺激导致毛细血管基底膜增厚和通透性下降,损伤细胞线粒体上的呼吸酶,细胞有氧代谢发生障碍,为适应这种状态,导致正常细胞发生选择性恶变,转化为糖酵解能力较强的肿瘤细胞。高血糖的营养环境为肿瘤细胞提供维持其生存代谢的能量,加速了肿瘤细胞的生长。

长期高血糖状态不仅可以影响机体正常的能量代谢,也可以从微观上造成 DNA 的损伤,促进正常细胞的癌变。同时,高血糖也有助于蛋白质结构的非酶性糖化,这种糖化结构可以促进某些细胞因子和生长因子的产生,从而促进肿瘤细胞的生长。

有研究发现,乳腺癌细胞在高糖环境下可以获得永久的侵袭性,即使在血糖恢复正常后,这种侵袭性仍然不消失。细胞实验表明,葡萄糖剥夺可诱导癌细胞的死亡,高糖可促进癌细胞的增生,血糖升高增加多种癌症发生风险。Stein 等研究发现高血糖状态升高了糖尿病患者的粪便胆汁酸浓度,从而增加了人体结直肠黏膜的癌症的发生。

(三)胰岛素样生长因子

胰岛素样生长因子家族在细胞增殖、分化、凋亡及转化方面起了重要作用,其包括多肽类配体:胰岛素样生长因子-Ⅰ(IGF-Ⅰ)和胰岛素样生长因子-Ⅱ(IGF-Ⅱ);两种细胞膜受体:胰岛素样生长因子-Ⅰ受体(IGF-ⅠR)和胰岛素样生长因子Ⅱ受体(IGF-ⅡR)以及 6 种胰岛素样生长因子结合蛋白(IGFBP1-6)。

胰岛素样生长因子-Ⅰ主要是由肝脏分泌,具有促进细胞增殖、分化和血管形成等多种生物活性的多肽生长因子。IGF-I 与胰岛素有 80% 的同源性,二者的空间结构相似,使其具有胰岛素样活性,对组织细胞的增殖、分化、凋亡以及肿瘤的发生发展起重要作用。

高水平胰岛素可使胰岛素样生长因子信号传导系统过度激活,从而抑制胰岛素样生长因子结合蛋白(insulin-like growth factor binding protein,IGFBP)的合成,使得 IGFBP 减少,从而提高 IGF 的生物活性。大量研究报道,多数恶性肿瘤血浆中的 IGF-l 水平较正常人高,而 IGFBP-3 水平较正常人低;因此,检测血浆 IGF-I 和 IGFBP-3 水平对评估癌症的患病率有重要意义;IGF-I 与胰岛素受体结合后,许多的标记通路被激活,导致细胞过度分裂与生长,促进细胞癌变;最近研究发现 IGF-I 可以抑制肿瘤细胞的凋亡,增强其促进有丝分裂作用,诱发肿瘤产生。

(四)血管内皮生长因子

血管内皮生长因子(vascular endothelial growth factor,VEGF),是目前已知

的作用最强的促血管生成因子,是正常和异常血管新生的重要的因子。VEGF可以增加血管的通透性,尤其是微小血管的通透性,引起血浆蛋白渗漏到细胞外基质并在此沉着,为成纤维细胞和血管内皮细胞的迁入提供条件基质,为肿瘤细胞的生长和新生毛细血管网的建立提供营养。研究发现,作为特异性的血管内皮细胞分裂素,VEGF引起内皮细胞分裂增殖,诱导血管形成,与多种肿瘤的生长、转移和预后密切相关;VEGF水平的增高对肿瘤的生成、分化及侵袭都有促进作用。研究也发现,高水平的胰岛素及IGF均可增加VEGF的分泌,从而诱导肿瘤生长。

(五)氧化应激和慢性炎症因子

高血糖会促使机体长生大量氧自由基,诱导活性氧簇(reactive oxygen species,ROS)及其代谢产物大量蓄积,进而导致氧化应激的发生,造成机体细胞内DNA氧化损伤。当DNA氧化损伤超过细胞的自我修复能力时,就会发生基因突变,细胞便会无限量增值,导致恶性肿瘤的发生。在这个过程中过多的ROS还可通过激活四种途径:多元醇通路、晚期糖化终产物、己糖胺、蛋白激酶C,造成DNA的突变,最终诱发细胞癌变。

机体内存在许多炎性因子,如肿瘤坏死因子-α(TNF-α)、前列腺素E2(PGE2)、白介素家族(IL-6、IL-8、IL-10)、巨噬细胞炎症蛋白-1(MIP-1)、单核细胞趋化蛋白-1(MCP-1)以及C反应蛋白(CRP)等,均可诱发自由基的增加,促进氧化应激,引起机体的炎症状态,促进肿瘤生长。目前对TNF-α、ILs和CRP研究比较广泛。

肿瘤坏死因子-α(TNF-α)是一种多效的细胞因子,具有广泛生物学活性,如参与炎症反应和免疫应答、抗肿瘤等,因此在肿瘤患者血清中高度表达TNF-α来对抗肿瘤。

白介素家族(ILs)是一种多功能细胞因子,在免疫、造血、炎症反应中起重要作用。目前已发现的白介素有IL-1~IL-35,其中IL-6作用突出,是诱发糖尿病的独立危险因素。在病理条件下,IL-6可导致胰岛素抵抗及间接诱导胰岛β细胞凋亡。随着病情发展,当胰岛β细胞不能代偿由胰岛素抵抗所造成的血糖升高时,高血糖状态持续加重,最终导致糖尿病的发生。有研究发现,肿瘤合并糖尿病患者的血清IL-6明显高于对照组,表明肿瘤患者因免疫调节作用体内会产生大量IL-6,从而与糖尿病发生高度关联。

C反应蛋白(CRP)是一种主要由肝脏产生的急性期反应蛋白,在机体出现感染、创伤、炎症等应激状态下,CRP水平迅速升高。大量研究已证实,CRP是动脉粥样硬化中对预后有重要意义的炎症标志物。CRP通过刺激血管内膜增生和平滑肌的增殖、移行,产生多种细胞因子,并诱导基质的降解,加速动脉粥样硬化的发生。

（六）脂肪组织来源的细胞因子

脂肪组织可分泌产生的多种细胞因子,如:游离脂肪酸、白介素 -6、单核细胞趋化蛋白、纤溶酶原激活物抑制剂 -1(PAI-1)、脂联素、瘦素、肿瘤坏死因子 -α等,有些与肥胖和胰岛素抵抗相关,特别是与 2 型糖尿病的发病机制有密切联系,越来越受到人们的广泛关注。

1. **脂联素**　脂联素是 Scherer 等于 1995 年新发现的一类由脂肪细胞分泌的多肽,基因定位于染色体 3q27,全长 17kb,包含 3 个外显子和 2 个内含子,由 244 个氨基酸残基组成,氨基末端包含有一个 22Gly-X-Y 重复序列的胶原蛋白区域,在胶原化区域有四个赖氨酸(Lys68,71,80,104),其羟基化和糖基化被研究证实与胰岛素增敏作用有密切关系。

脂联素具有促进胰岛素介导的抑制肝糖输出的效应,通过降低餐后脂肪酸、甘油三酯水平,增加组织脂肪氧化等途径来增加胰岛素敏感性,进而降低胰岛素抵抗。同时,脂联素也能通过抗炎作用增加组织对胰岛素的敏感性,具有抗动脉粥样和抗炎作用,并直接促进肿瘤细胞的凋亡,可能还有潜在的抗血管生成作用。

在糖尿病患者中发现,脂联素分泌量较正常人明显减少,低脂联素水平与高胰岛素血症、胰岛素抵抗及炎症因子正相关。研究发现在调整 BMI 等因素后,低水平的脂联素仍然是乳腺癌、子宫内膜癌及消化道恶性肿瘤发生的独立危险因素。Moon 等通过体内及体外实验研究发现,给脂联素缺乏的肥胖小鼠使用脂联素治疗,能减少血清胰岛素水平、增加白介素 -2 水平;体外实验发现,在小鼠 MCA38 细胞株及人 HT92、HT116 结肠癌细胞株中,脂联素能抑制肿瘤细胞增殖、黏附、侵袭及转移。

多项研究表明,脂质代谢异常的改善,血清脂联素水平升高,对防治糖尿病有重要的作用,脂联素有望成为一种新的治疗糖尿病药物。

2. **瘦素**　瘦素也是一类由脂肪细胞分泌的肽类激素,其主要作用是减少脂肪细胞合成,加快新陈代谢及控制体重。在肥胖患者中,瘦素常代偿性分泌增加,而多项研究证实瘦素能促进肿瘤发生。

高瘦素水平与多种恶性肿瘤的发生密切相关。其作用机制可能是:①通过与瘦素受体结合后,激活细胞增殖分化信号通路,促进细胞增殖;②瘦素可以通过增加 VEGF 的表达和 IL-1 的分泌,诱导肿瘤血管生成;③瘦素还可以增强肿瘤细胞分泌的蛋白水解酶的活性,促进周围组织基质的降解,从而促进肿瘤的转移;④瘦素还能活化芳香化酶,促进雌激素的合成,诱发激素依赖型肿瘤的发生。

Chen 等发现,瘦素能通过激活 PI3K/AKT 和 MEK/ERK1/2 信号通路,使细胞周期蛋白 D1 和 Mcl-1 表达增加,从而抑制了卵巢癌细胞凋亡,促进癌细胞增殖。

3. 性激素　高胰岛素血症可使肝脏合成蛋白的能力减弱,使血循环中的性激素结合蛋白水平下降,从而导致机体雌激素水平的升高,是乳腺癌的致病因素之一。此外,子宫内膜也是雌激素的靶器官之一,雌激素水平的升高可导致子宫内膜增生而发生癌变。

4. 降糖药物　目前,临床广泛应用二甲双胍、磺脲类、噻唑烷二酮类、胰岛素以及胰岛素类似物作为糖尿病患者的一线降糖药物,在控制糖尿病患者病情方面起到重大作用。国内外许多流行病学研究及荟萃分析显示,降糖药物与肿瘤发生率有一定关联。

(1) 二甲双胍:二甲双胍的主要作用机制为抑制肝葡萄糖的输出,改善外周组织对胰岛素的敏感性和增加对葡萄糖的摄取和利用。近年来认为二甲双胍可能通过激活一磷酸腺苷激活的蛋白激酶(AMPK)信号系统而发挥多方面的代谢调节作用。根据现有的流行病学数据,二甲双胍对癌症发病率和死亡率的影响似乎处于一个中立至减少的状态。具体机制可能与减轻体重,减少脂肪来源的细胞因子的异常表达;减少肝糖原异生,增加胰岛素敏感性,降低高胰岛素血症有关。

二甲双胍还可以直接作用于肿瘤细胞,通过抑制细胞周期蛋白的表达和肿瘤干细胞的增殖、激活 AMPK 途径并抑制下游的 mTOR 通路,从而抑制肿瘤生长;当细胞内 AMPK 的表达被小干扰 RNA(small interfering RNA,SiRNA)干扰后,二甲双胍对增殖的抑制作用显著减弱;另外,二甲双胍能抑制胰岛素及 IGF 诱导的 VEGF 表达,抑制肿瘤血管的再生。二甲双胍还能激活免疫系统,减少肿瘤发生风险。

由美国临床内分泌医师协会和美国内分泌学会采用的回顾性数据指出,糖尿病患者接受二甲双胍治疗后,癌症的发病率和死亡率降低。对癌症发生类型进行观察发现,使用二甲双胍者发生大肠癌、肝癌、肺癌的风险显著降低。同时也发现,发生前列腺癌、乳腺癌、胰腺癌、胃癌、膀胱癌等的风险无显著性降低。总体而言,多年来二甲双胍用于治疗高血糖一直是安全的。

(2) 噻唑烷二酮类:最近的一些观察分析和荟萃分析研究指出,使用吡格列酮可增加膀胱癌的风险,特别是使用时间的延长和累积剂量的增多时,风险明显增加。有荟萃分析显示使用噻唑烷二酮类(TZDs)治疗的糖尿病患者,膀胱癌的发病率是 0.531‰。仅通过队列研究的观察提示,统计学上膀胱癌的风险是显著增加的;然而随机对照试验(RCTs)的观察显示噻唑烷二酮类治疗对膀胱癌风险的影响表现为在数值上是增加的,但无统计学差异。Colmers 等的 Meta 分析发现,噻唑烷二酮类药物增加了膀胱癌的风险,但能降低肺癌、乳腺癌、结肠癌的发病风险。这些发现均有回顾性的数据支持,显示使用吡格列酮 >24 个月或者累积剂量 >28 000mg 能显著增加膀胱癌的风险。

总而言之,以噻唑烷二酮类药物作为一线降糖药物治疗糖尿病具有潜在的增加癌症的风险,主要是吡格列酮导致膀胱癌的发生,以及对某些癌症(如:肺癌、乳腺癌、大肠癌)有一定的保护作用。吡格列酮与膀胱癌的最新研究数据提示,两者间无统计学意义或仅有非常小的发生膀胱癌风险。但有膀胱癌病史或具有膀胱癌高风险者不应使用吡格列酮。

(3)胰岛素及其类似物:胰岛素及其类似物增加肿瘤发生的风险,其原因可能是通过与 IR-A、IGF-I 受体及生长因子受体结合后,激活 MAPK 途径及 PI3K/Akt 通路,从而激活下游 mTOR 通路,促进细胞的有丝分裂。Shukla 等研究发现甘精胰岛素与人胰岛素和其他胰岛素类似物(如:诺和锐、赖脯胰岛素、地特胰岛素)信号转导途径不同,其刺激乳腺癌细胞(MCF7)的生长作用,是通过 IGF-IR 介导的,而 IGF-IR 在肿瘤的发生、发展中起着主要的作用。甘精胰岛素对于 MCF-7 乳腺癌细胞的生长刺激正是由于 IGF-IR 的激活和有丝分裂原激活蛋白激酶(MAPK-ERK)途径的激活,而人胰岛素和其他胰岛素类似物主要是激活 IGF-IR 和磷酸酰肌醇 -3- 激酶 / 蛋白质丝氨酸苏氨酸激酶(PI3K-AKT)途径。

(4)肠促胰岛素:胰升糖素样多肽 1(GLP-1)由肠道 L 细胞分泌,其主要活性形式为 GLP-1(7-36)酰胺,可使 2 型糖尿病患者血糖降低,作用机制:①刺激胰岛 β 细胞葡萄糖介导的胰岛素分泌;②抑制胰升糖素分泌,减少肝葡萄糖输出;③延缓胃内容物排空;④改善外周组织对胰岛素的敏感性;⑤抑制食欲及摄食。此外,GLP-1 还可促进胰岛 β 细胞增殖、减少凋亡,增加胰岛 β 细胞数量。基于此,GLP-1 类似物可能增加胰腺癌风险。

GLP-1 在体内迅速被二肽基肽酶Ⅳ(DPP-Ⅳ)降解而失去生物活性,因此 DPP-Ⅳ抑制剂被用于糖尿病的治疗中。由于 DPP-Ⅳ抑制剂可抑制免疫系统功能,降低免疫监视的作用,因此 DPP-Ⅳ抑制剂的使用可能增加胰腺炎及胰腺癌的风险。

另外,GLP-1 类似物的处方信息中包含一个警示信息,临床前期致癌性研究提示大鼠中 GLP-1 受体激动剂可增加甲状腺 C 细胞癌的发生;胰升糖素样多肽 1 类似物和 DPP-Ⅳ抑制剂均可显著增加急性胰腺炎的发病风险。

(5)其他因素:胰岛素促泌剂磺脲类药物的促肿瘤风险也增加了 1.2~1.3 倍,与使用胰岛素的肿瘤发生风险相当。此类药物引起肿瘤风险增加的机制,可能与增加体内循环的胰岛素水平有关。

五、肿瘤治疗过程中对糖尿病的影响

当前多项研究表明,我国恶性肿瘤并发糖尿病患病率比普通人群并发糖尿病的患病率明显增高,并且在恶性肿瘤治疗中可继发糖尿病。

1. **可能原因分析** ①治疗恶性肿瘤所使用的化疗药物如顺铂、环磷酰胺、长春碱类和紫杉类等,本身可以直接毒害胰腺,这种损伤会导致胰腺 β 细胞分泌的胰岛素直接减少,导致血糖升高,而加重糖尿病的代谢紊乱。②糖酵解中有 3 个关键酶,即:己糖激酶、磷酸果糖激酶、丙酮酸激酶的活性易被化疗药物抑制,使葡萄糖的消耗减少。③肿瘤患者抗肿瘤所使用的部分化疗药物可直接引起肝细胞的损害,影响肝脏对葡萄糖的摄取及转化。④由于进行化学疗法的患者普遍进食减少,导致糖原、脂肪和蛋白的分解增多,从而进一步升高血糖。⑤恶性肿瘤与糖尿病的发病都存在相关遗传基础,如:基因缺失或基因突变等,发病年龄都以中老年人为多。⑥在糖尿病患者中存在某些人体必需元素,如锌、镁、锰、铁、钙等代谢异常,致多种元素缺失,而研究发现上述元素均与恶性肿瘤密切相关。⑦与血管内皮生长因子有关:糖尿病患者的血管内皮生长因子明显高于非糖尿病患者;同时研究发现,乳腺癌、胃肠道肿瘤等肿瘤组织中血管内皮生长因子水平也有不同程度的升高。⑧内皮素的作用:糖尿病血管并发症与内皮素有关;在肿瘤发生中,内皮素也参与并诱导细胞增生,对组织异常增生而导致肿瘤形成有一定作用。研究显示,内皮素在乳癌患者有较高比例的阳性表达。⑨恶性肿瘤与糖尿病在机体细胞及体液免疫的改变方面有一定的共同点,恶性肿瘤的发生、预后与细胞及体液免疫紊乱直接相关,而糖尿病患者长期高血糖刺激可致细胞免疫调节功能紊乱,致使 T 淋巴细胞比例失调。⑩与体内激素调节有关:人体血糖水平受多种激素调节,胰岛素是体内惟一的降糖激素,促进糖原合成、抑制分解,对血糖的调节起主导作用,升糖激素包括胰高血糖素、肾上腺素、糖皮质激素、生长激素和甲状腺素等,在生理状态下,各种激素作用,维持血糖动态平衡;在病理状态下,胰岛素分泌相对或绝对不足,拮抗激素分泌增高,破坏了动态平衡,出现了高糖血症、酮症酸中毒等代谢综合征。⑪在恶性肿瘤的化疗期间,为预防化疗药物严重的过敏反应及毒不良反应,常在短时间内应用大量糖皮质激素来预防和干预;糖皮质激素可抑制葡萄糖的氧化磷酸化,降低机体组织对葡萄糖的利用,并且可以促进糖异生致血糖的升高;抑制肾小管对糖的重吸收而出现尿糖,虽此作用大多为可逆性,但有助于隐性 2 型糖尿病转为显性 2 型糖尿病。⑫恶性肿瘤患者在化疗中出现的恶心呕吐、畏寒发热等急性反应会使机体处于应激状态,而导致糖耐量下降,加之很多患者因化疗而使用的粒细胞及巨核细胞集落刺激因子等均可诱发糖尿病产生。

2. **治疗过程注意事项**　建议在化疗治疗时,尽量避免损伤胰腺组织。化疗药物对血糖的影响因人而异,很大程度上取决于患者胰岛 β 细胞储备功能和修复能力。因此在治疗恶性肿瘤合并糖尿病时,可根据不同的肿瘤类型采取个体化的化疗方案进行治疗,并采取有效、严格的血糖控制方法,减少因糖尿病而引发的并发症及感染,同时定期到医院复查;对于病情反复或者恶化者,可采取免疫治疗的方法,密切注意水、电解质平衡及酮体变化,加强支持治疗,及时补充胰岛素,预防并避免糖尿病急性并发症的发生,以保障化疗的顺利进行,提高患者的生存质量。

综上所述,糖尿病和肿瘤之间关系甚为密切。糖尿病易于诊断,而恶性肿瘤常需侵入性诊断措施方能确诊。考虑糖尿病患者比普通人群发生恶性肿瘤风险高,因此,提示在诊断糖尿病的同时,需注意存在潜在恶性肿瘤的可能。

在预防恶性肿瘤方面,对糖尿病的干预和控制非常重要,减少和控制糖尿病的发生将有益于降低恶性肿瘤的发病风险。同时,在治疗肿瘤过程中,对胰腺组织的保护、微量元素的补充、激素的调整和治疗方案的个体化也异常重要,有助于减少继发糖尿病的发生和发展。

（柯亭羽）

附:肿瘤化疗合并糖尿病病例分析

患者,女性,56 岁,患者因"子宫内膜癌术放化疗后 11 年,末次化疗后 10 个月余"于 2014 年 10 月 9 日入院。患者 2003 年 3 月因"阴道大出血"在当地医院诊断为"子宫内膜癌",于 2003 年 7 月行后装放疗 3 个月（4 次 / 周）(具体不详),后于 11 月在本院妇瘤科行"子宫全切术",术后病检示肿瘤完全缓解,术后行 4 个疗程化疗（具体不详）。随后不规律复查无异常。2013 年 7 月无诱因出现腹胀并双下肢轻度水肿,至当地医院诊治,CT 示:肝脏多发转移性肝癌可能性大,肝硬化,大量腹水;腹腔内、盆腔内多发肿大结节影,考虑淋巴结转移;右下肺病变,多考虑转移。本院 PET-CT 示:①子宫内膜癌术后,手术残端未见确切占位,胃网膜、腹膜后多个大小淋巴结显示,伴代谢增高,考虑转移。②腹膜、网系膜多发结节状增厚伴代谢增高,考虑转移。③双肺多发大小不等结节影,考虑转移;肝多发转移瘤。于 2013 年 8 月 13 日至 12 月 25 日行 TP 方案化疗 6 周期,化疗期间患者出现轻度消化道反应,予止吐、抑酸对症处理后缓解出院。后于 2014 年 10 月复查 CT:双肺、肝脏、腹膜、大网膜、肠系膜多发转移,部分病灶较 2014 年 3 月 5 日片增多、增大;大量腹水。为进一步诊治首次入本科室。

入院查体:身高:155cm,体重:60kg,体表面积:1.607m^2,KPS 评分:90。神清,查体合作。全身浅表淋巴结无肿大。心、肺查体无特殊。腹平坦,下腹可见约 15cm 陈旧性手术瘢痕,腹软,无压痛、反跳痛及肌紧张,肝脾肋下未触及,移动性浊音阳性。双下肢不肿。辅助检查:2003 年 9 月 30 日本院会诊当地医院病理:(子宫)低分化癌,倾向腺癌,部分呈乳头状癌。既往史:糖尿病 3 年,用"诺和灵 30R 胰岛素早晚餐前 8U 皮下注射"控制血糖,空腹血糖控制在在 4.5~6.5mmol/L。临床诊断:①子宫内膜癌术后双肺、腹膜后淋巴结转移化疗后 rⅣ期;② 2 型糖尿病;③腹腔积液。

2014 年 10 月 16 日行"表柔比星 + 卡铂"方案化疗,化疗期间出现恶心、呕吐、进食减少、低血糖症状(心慌、出汗,随机血糖测定葡萄糖 2.87mmol/L),给予对症处理后,请相关科室行多学科会诊。

综合多学科会诊意见(内分泌科、营养科、重症医学科、妇瘤科、肿瘤内科),在口服营养支持,胰岛素调整和血糖动态监测下,给予化疗,具体如下:患者 2014 年 10 月至 2015 年 3 月共行 6 周期"表柔比星 + 卡铂"方案化疗,在化疗期间晚上 10 点给予长效地特胰岛素 12U,三餐前半小时分别给予超短效门冬胰岛素 4U、6U、6U 皮下注射,若患者不进食可不使用,并根据患者进食情况调整餐前胰岛素用量。2 周期化疗后复查 CT,疗效达 PR。6 周期化疗后结束后复查 CT 疗效达 PR。最近一次随诊是 2015 年 4 月,病情稳定。嘱患者常规随访的同时,内分泌专科继续诊治糖尿病。

(李刚　李科)

专家点评:

随着患者就诊意识提高,临床中我们遇到很多恶性肿瘤合并糖尿病患者,有观察性研究表明合并 2 型糖尿病的肿瘤患者死亡率增高,可能是糖尿病高血糖状态通过多种机制使得肿瘤恶性程度更高,更易于转移;也可能是糖尿病患者对于化学疗法反应较差。有些化疗药物应用随着化疗周期增加,会使一些糖尿病患者出现血糖异常波动情况,甚至诱发糖尿病急症。两者直接关联的生物学机制尚不是很明确。如何制定肿瘤合并糖尿病患者的化疗方案,如何控制血糖,是值得探索的问题。

该例患者合并 2 型糖尿病,制定 2 型糖尿病患者综合调控目标的首要原则是个体化,应根据患者的年龄、病程、预期寿命、并发症或合并症病情严重程度等进行综合考虑。应该避免因过度放宽控制标准而出现急性高血糖症状或与其相关的并发症。长效加短效的胰岛素治疗方案对肿瘤患者而言更加灵活易控。该例患者化疗期间出现Ⅱ度消化不良反应,故吸收较平时减少,而此时未调整胰岛素用量,故出现低血糖。因此,在整个化疗周期中,胰岛素用量要及时调整,可在治疗期间监测三餐前后血糖,根据血糖结果及患者的饮食营养状况及时调整降糖药;此外,还需密切监测并及时处理其他化疗不良反应,确保患者按时完成治疗计划。

胰岛素在与胰岛素受体结合的同时,还可能和胰岛素样生长因子受体结合,起到促进有丝分裂的作用,被认为是发生恶性肿瘤的危险因素。有研究表明,与人胰岛素相比,其长效类似物甘精胰岛素具有更高的促进有丝分裂能力,而地特胰岛素促进有丝分裂能力与人胰岛素相近,故本病例中,长效胰岛素选用地特胰岛素。对于糖尿病和肿瘤关系的诸多问题仍待进一步研究,肿瘤合并糖尿病患者治疗需要多专业学者的共同合作。

（周岚）

附:肠癌手术合并糖尿病病例分析

患者,女性,70岁,因"便血10余日,发现横结肠占位1周"于2014年9月24日入院。患者于2014年9月11日无明显诱因出现便血,鲜红血色,每次量约500ml,有血块,伴出汗,无明显发热、腹痛,无恶心、呕吐,无头晕、头痛,无胸闷、心悸等不适。于9月12日至当地医院治疗后便血缓解,行结肠镜检发现横结肠占位,取材病检示:(横结肠)中分化腺癌。

于2014年10月首次入本院,入院后患者未再便血,无明显发热、腹胀,无腹痛、腹泻等,精神状态良好,体力情况良好,食欲食量正常,睡眠情况良好,体重无明显变化,大便量少,1~2次/天,小便正常。入院体检:一般情况可,体温36.2℃,脉搏71次/分,呼吸18次/分,血压126/75mmHg,身高150cm,体重66.0kg,体表面积1.6226m^2,KPS评分80分。全身浅表淋巴结未触及明显肿大。口唇无发绀,双肺呼吸音清,未闻及干、湿啰音,心律齐,心率71次/分,心脏不大,各瓣膜听诊区未闻及杂音。腹软,下腹部可见长约2cm的手术瘢痕,愈合可,腹部无明显压痛及反跳痛,肝脾未及,未触及异常肿块,肠鸣音2次/分,双下肢无水肿。既往史:高血压20余年,血压最高达165/95mmHg,口服降压药物,血压控制在130/80mmHg;有冠心病20余年,未服特殊药物治疗;糖尿病5年,空腹血糖最高9.4mol/L,注射胰岛素治疗,血糖控制可。实验室检查:血红蛋白99g/L;红细胞3.8×10^{12}/L。粪便常规:潜血阳性(+)。生化检验:肌酐108μmol/L;尿酸527μmol/L。肿瘤标志物检验:糖类抗原-242 83.25kU/L;糖类抗原-199 161.20kU/L;癌胚抗原32.64μg/L。CT检查:①结肠癌,横结肠与升结肠交界区肠壁增厚,突破浆膜,伴周围淋巴结肿大。超声:弥漫性肝损伤,考虑轻度脂肪肝;横结肠区域实质性占位病变,性质待查,考虑肠癌可能;宫腔内少量积液。动态心电图:①背机时间 22:34,全天总心搏 105 343 次,以窦性心律为主,平均心率为 78 次 / 分,最快心率 116 次 / 分,为窦性心动过速,最慢心率 55 次 / 分,为窦性心动过缓。②室上性期前收缩 47 次,单个发生。③多源性室性早搏 116 次,单个发生。④间歇性 T 波改变(TV_1~V_6 倒置或低平)。心率变异分析:SDANN、SDNN、SDNN Index 指标降低,其余指标均正常。临床诊断:①横结肠中分化腺癌 $T_4N_0M_0$;②高血压 2 级,很高危组;③冠心病,无症状性心肌缺血型;④ 2 型糖尿病。

综合多学科会诊(心内科、内分泌科、麻醉科、肿瘤内科、腹部外科)意见如下:患者有手术指征,控制血压和血糖,可以耐受手术。予甘精胰岛素 20U,门冬胰岛素早 8U、午 8U、晚 8U;监测血糖,据血糖调整胰岛素用量;患者于 10 月 11 日在全麻下行开腹横结肠癌根治术(右半结肠癌根治术),麻醉满意,手术顺利,术后转入 SICU 治疗。术后病理报告诊断:横结肠中分化腺癌 $pT_4N_2M_0$,再评估为ⅢC 期,患者术后恢复良好。

（李刚　杨步荣）

专家点评：

恶性肿瘤合并糖尿病患者由于胰岛素的绝对或相对不足,导致糖、脂肪、蛋白质代谢紊乱,加重了营养不良和免疫功能障碍,也增加了手术的危险性和复杂性。此类患者在结肠癌围术期禁食时,肠外营养支持是必要的,正确、及时的调控血糖是肠外营养支持的关键步骤,有效调控血糖及营养支持才有利于患者顺利渡过围术期。

制定 2 型糖尿病患者综合调控目标的首要原则是个体化,应根据患者的年龄、病程、预期寿命、并发症或合并症病情严重程度等进行综合考虑。应该避免因过度放宽控制标准而出现急性高血糖症状或与其相关的并发症。HbA1c 能反映患者近 8~12 周的血糖调控水平,血糖控制不良者 HbA1c 升高,并与血糖升高的水平相关。过高的 HbA1c 会增加手术部位的感染率,而且不论是否患有糖尿病,过高的 HbA1c 都会导致更差的手术效果。因此,最好能够把 HbA1c 控制在 8% 以下。对于 HbA1c 超过 8% 的择期手术患者,建议推迟手术以获得更好的血糖控制,从而减少术后并发症的发生。

糖尿病患者围术期的正确处理是一种挑战,糖尿病大血管并发症和微血管并发症可显著增加手术风险。而且手术应激可使血糖急剧升高,造成糖尿病急性并发症发生率增加,这是术后病死率升高的主要原因;另外,高血糖可造成感染发生率增加及伤口愈合延迟。因此,需要外科、糖尿病专科及麻醉师之间良好的沟通与协作,应对患者血糖控制情况以及可能影响手术预后的糖尿病并发症进行全面评估,包括心血管疾病、自主神经病变及肾病。术前空腹血糖水平应控制在 7.8mmol/L 以下,餐后血糖控制在 10.0mmol/L 以下。对于口服降糖药后血糖控制不佳的患者,应及时调整为胰岛素治疗。口服降糖药治疗的患者在接受小手术的术前当晚及手术当天应停用口服降糖药,接受大、中手术则应在术前 3 天停用口服降糖药,均改为胰岛素治疗。在大、中型手术术中,需静脉应用胰岛素,并加强血糖监测,血糖控制的目标为 5.0~11.0mmol/L,随机血糖控制在 11.1mmol/L 以下。术中可输注 5% 葡萄糖溶液 100~125ml/h,以防止低血糖。葡萄糖 - 胰岛素 - 钾联合输入是代替分别输入胰岛素和葡萄糖的简单方法,需根据血糖变化及时调整葡萄糖与胰岛素的比例。对于术后需要重症监护或机械通气的患者,如血浆葡萄糖 >10.0mmol/L,通过持续静脉胰岛素输注将血糖控制在 7.8~10.0mmol/L 比较安全。在患者恢复正常饮食以前仍予胰岛素静脉输注,恢复正常饮食后可予胰岛素皮下注射。

外科医生应与内分泌科和麻醉科专家共同努力,在术前对肿瘤合并糖尿病患者的健康状况、血糖控制、并发症情况和可能的危险因素进行全面评估,并实施综合管理,在围术期保持良好的血糖控制,以改善糖尿病患者的手术预后。

(甘平)

第七章

肿瘤合并血栓

静脉血栓栓塞症（venous thromboembolism，VTE）包括肺栓塞和深静脉血栓形成（deep venous thrombosis，DVT），两者在发病机制上存在相互关联，是同一种疾病中两个不同阶段的不同临床表现，因此，肺栓塞和 DVT 统称为 VTE。VTE 在恶性肿瘤患者的发生率较一般人群显著增加，有时可能是恶性肿瘤的首发表现。肿瘤患者具有血栓易感性，患 VTE 的风险明显增加。VTE 具有不同的临床表现，主要包括深静脉血栓（DVT）、肺栓塞、动脉血栓、非感染性血栓性心内膜炎、肝静脉闭塞疾病。血栓栓塞是肿瘤患者生存重要的不良因素。较无 VTE 的肿瘤患者或者非肿瘤患者，合并 DVT 或肺栓塞的肿瘤患者生存期更短。VTE可以是肿瘤患者首发的临床表现，大约有 10% 的原发性血栓症患者在血栓事件发生后数年被确诊为恶性肿瘤，而这些患者中约有 40% 在确诊时已有转移癌存在。静脉血栓栓塞是恶性肿瘤患者常见的并发症和第二位死亡原因。

据估计，大约 20%~30% 初次诊断静脉血栓栓塞的病例是与肿瘤相关的。肿瘤患者发生 VTE 的风险较非肿瘤患者增加了 4~7 倍。Horsted进行了一项描述肿瘤患者肿瘤相关血栓栓塞发生率的 Meta 分析，以静脉血栓栓塞的危险因素为背景进行分析。结果发现，危险因素为中危的肿瘤患者，静脉血栓栓塞发生率为 13/1000/ 年（95% CI：7~23），危险因素为高危的肿瘤患者，静脉血栓栓塞发生率为 68/1000/ 年（95% CI：48~96）。约 4%~20% 的癌症患者每年静脉血栓栓塞的年发病率 0.5%，而普通人群的年发病率为 0.1%。癌症患者有 15%~20% 的患者被诊断为静脉血栓栓塞。研究表明，静脉血栓栓塞的发生率与疾病的持续时间有关。静脉血栓栓塞发生的高峰在疾病诊断的最初阶段，静脉血栓栓塞的死亡率在疾病诊断的 1 年内最高。目前肿瘤相关静脉血栓栓塞的发生率逐步上升。新的抗肿瘤药物，尤其是抗血管新生的药物，可能与肿瘤相关静脉血栓栓塞的发生率上升有关。肿瘤患者化疗后 VTE 的发生率明显增加。化疗增加 VTE 和再发 VTE 的发生风险分别是 6 倍和 2 倍，同时进行化疗的肿瘤患者，肿瘤相关静脉血栓栓塞发生率大约是 10.9%。

一、发 病 机 制

血栓形成的三要素，即血流异常、血管完整性受损和血液成分改变均与肿瘤患者的高血栓倾向有关。此外，一些诊疗手段也参与其中。

(一) 止血标志物

大量的研究显示，恶性肿瘤患者存在明显的实验室检查异常，主要包括缩短的部分活化凝血酶原时间（APTT），促凝蛋白水平升高，如纤维蛋白原、V因子、Ⅷ因子、Ⅸ因子和Ⅺ因子），血小板增多，纤维蛋白降解产物增多，纤维蛋白原产量明显增加。然而以上的实验室指标在肿瘤患者的静脉血栓栓塞形成中并未证明具有明显的帮助。但是新产生的促凝血的标志物，如血浆凝血酶-抗凝血酶复合物（TAT），血浆凝血酶原片段在存在深静脉血栓的肿瘤患者中较无血栓的肿瘤患者和非肿瘤患者明显升高。

(二) 血栓的分子基础

许多恶性细胞产生的物质被认为可以激活血液凝固瀑布。这些物质包括：细胞因子、半胱氨酸蛋白酶、组织因子和组织因子产生的微粒。

1. **炎症因子和急性期反应物** 炎症因子和急性期蛋白一般在恶性疾病状态下升高，随之激活单核细胞或内皮细胞，或直接作用于肿瘤细胞。肿瘤坏死因子和干扰素 γ（INF-γ）在体内可以诱导单核细胞和肿瘤细胞系的促凝活性。给予重组的 TNF 可以激活凝血途径。内皮细胞或单核细胞产生的组织因子（TF）增加或蛋白 C（Protien C）途径下调可以明显增加促凝活性。很多研究说明炎症因子如 C 反应蛋白（CRP）、白介素 -6、白介素 -8、肿瘤坏死因子 -α 与非肿瘤患者血栓栓塞性疾病相关。CRP 在多种肿瘤患者中表达升高，并且认为与肿瘤相关 VTE 有关。体内外的研究显示 CRP 可以诱导单核细胞和内皮细胞产生 TF，从而在血栓形成中发挥作用。

2. **肿瘤促凝物质**（CP） CP 是相对分子质量为 68 000 的丝氨酸蛋白酶，不依赖 FⅦ或其他，直接激活 FX 而启动凝血程序。CP 可能由恶性肿瘤或胚胎组织产生，是潜在的诊断和监测肿瘤的指标。Gordon 等研究发现，85% 的癌症患者血清中存在 CP 抗原的升高。CP 通过水解 X 因子第 21 位的酪氨酸和第 22 位之间的天冬氨酸肽键激活 X 因子，这与 TF-Ⅶa 水解因子 X 的位点不同。CP 由肿瘤细胞或胚胎的羊膜、绒毛膜细胞表达，正常分化的细胞不表达。

因此,CP 可作为肿瘤组织的一个分子标志物。

3. FⅧ因子 FⅧ因子通过内源性凝血途径激活 X 因子并最终形成凝血酶原复合物。Ⅷ因子水平在多种肿瘤中明显升高,包括乳腺癌、结肠癌和多发性骨髓瘤,甚至在患者没有临床血栓时。早期有一项前瞻性研究发现肿瘤患者Ⅷ因子水平升高与 VTE 明显相关,但是Ⅷ因子水平与 VTE 的发生率和存活之间没有明显相关性。Vormittag 等进行了一项前瞻性研究,研究对象为实体瘤和血液系统肿瘤患者,存在或不存在疾病进展均可入组,随访 2 年,其中有 7.4% 的患者发生了 VTE,其 FⅧ因子水平明显高于无血栓事件的患者。

4. **组织因子和组织因子相关微粒(MP-TF)** 组织因子是一种分子量约 47KD 的跨膜糖蛋白,常常表达于单核细胞、巨噬细胞、中性粒细胞和内皮细胞表面,是外源性凝血级联反应的始动因子。组织因子与血管新生和肿瘤的侵袭有关。一项回顾性研究显示乳腺癌、胰腺癌以及进展期结直肠癌患者体内的组织因子活性明显高于非肿瘤患者。同时前瞻性研究显示组织因子可以作为肿瘤患者 VTE 预测的一项指标,特别是 TF 与 11 个进展和转移的胰腺癌的 VTE 明显相关。微粒大小不等,主要由蛋白和脂类组成,微粒又名微泡或细胞粉尘,是炎症、高凝状态下激活和凋亡释放于血浆的质膜片段,来源于红细胞、白细胞、血管内皮细胞、单核细胞、血小板等。健康者血浆中 80% 以上微粒来源于血小板,在病理状态下,红细胞、白细胞等可相对于正常生理状态产生更多的微粒。Zwicker 等研究发现转移性乳腺癌和转移性胰腺癌患者体内 MP-TF 促凝活性明显升高。同时通过声阻流速检测发现胰腺癌、卵巢癌、乳腺癌、直肠癌患者血中 MP-TF 数目明显增多,而且手术后 MP-TF 数目有明显下降。最初没有静脉血栓的 60 例肿瘤患者,1 年内患者血栓发生率为 38%,均为 MP-TF 增高的患者;而 MP-TF 不高的患者,其 1 年内血栓的发生率为 0。Tesselaar 等研究发现并发静脉血栓栓塞的转移性乳腺癌和胰腺癌具有更多的循环微粒及其表面附着的组织因子活性。另有研究发现循环中肿瘤来源的 MP-TF 在肿瘤患者静脉血栓发生率增加中发挥作用。在动物模型中发现,肿瘤来源的 MP-TF 水平增加与凝血激活有关。同时 MP-TF 可以结合于血管损伤部位而促进血栓形成。肿瘤患者循环中的 MP-TF 水平明显升高。

5. **MET 融合基因和纤溶酶原激活物抑制剂(PAI-1)** MET 融合基因在多种肿瘤包括胰腺癌和卵巢癌中均有激活。将携带 MET 基因的慢病毒载体转染肝细胞,之后注射小鼠,小鼠产生肝细胞癌。同时发现注射转染 MET 融合基因的小鼠在出现肿瘤之前,尾部皮肤出现肉眼可见的血栓。正常情况下 PAI-1 由血小板和内皮细胞合成。许多肿瘤细胞高表达 PAI-1,使机体纤溶功能受抑,凝血活性增强。此外,纤溶产物如血管抑素等可以抑制肿瘤的血管生成,故高表达的 PAI-1 通过负调控血管抑素的生成而促进肿瘤血管生成及转移。转基因小鼠模型显示水平升高会引起静脉血栓形成。

6. **中性粒细胞胞外网络**（NETs） 中性粒细胞长期被认为是人体固有的免疫细胞，通过吞噬和杀伤病原体，增加免疫反应来保护宿主免受感染。2004年发现，中性粒细胞激活后，通过向细胞外释放出核内物质形成一种细胞外网络，目前研究发现NETs在血栓形成和肿瘤相关静脉血栓栓塞中发挥重要的作用。

（三）抗肿瘤治疗和血栓形成

多种标准的抗肿瘤治疗策略证明可以增加发生VTE的风险。这些治疗方法包括手术、住院治疗、中心静脉导管、抗肿瘤药物以及一些支持治疗。

1. **手术** 剖腹手术、腹腔镜检查或者开胸手术持续时间超过30分钟可增加VTE的风险。肿瘤患者进行手术较非肿瘤患者术后发生VTE的风险增加了2倍，这种风险可以持续大约7周。存在这种情况的原因有两种：一是肿瘤相关的手术更加广泛并且存在静脉损伤，二是肿瘤患者需要长时间卧床，并且肿瘤治疗需要使用中心静脉导管，同时恶性肿瘤的高凝状态也提高了肿瘤患者外科手术后的VTE风险。

2. **中心静脉导管**（CVC） 大部分肿瘤患者需要长期置入中心静脉导管来进行化疗、输血、胃肠外营养及采集血液样本。CVC表现出了很多的优势，然而CVC也有频繁发生的并发症，如CVC相关的上肢深静脉血栓或感染。无症状的CVC相关的DVT的发生率大约是20%，然而上肢明显的DVT发生率在2%~4%。CVC通过直接损伤血管壁或通过高浓度药物间接损伤血管壁而使血栓发生率增高。一系列的回顾性研究显示导管相关血栓影响大约12%~66%的肿瘤患者，其发生率和肿瘤的类型、治疗，导管的位置和持续时间有关。然而，近来的一些随机对照研究显示应用华法林（1mg/d），达肝素钠（5000IU）或依诺肝素的肿瘤患者具有较低的导管相关血栓，但是却不能降低导管相关DVT的发生率。

3. **化疗和激素治疗** 对于肿瘤患者的化疗，选择主要的化疗方案或进行辅助化疗，相对于一般人群，血栓发生的风险增加2~6倍。接受化疗的住院患者VTE发生率为5.7%。很多临床试验显示接受系统化疗的女性乳腺癌患者，化疗和VTE之间存在明确的关联。近来的一项前瞻性研究，纳入4500例接受院外化疗的肿瘤患者，与普通人群相比，显示动脉血栓的发生率增加了2.7倍，由VTE导致的死亡率增加了47倍。激素治疗，无论是单独治疗或联合化疗，均可增加乳腺癌患者的血栓风险。研究显示，与安慰剂或未治疗的患者相比，接受雌激素受体调节剂他莫昔芬的患者，有症状的VTE发生风险增加了1.5~7.1倍。许多研究显示化疗药物在体内对于不同的血细胞具有止血作用，包括内皮细胞、单核细胞、髓系白血病细胞、血小板等。研究发现多种化疗药物可以增加血栓的发生率。有研究发现肿瘤患者在应用顺铂或吉西他滨、环磷酰胺、阿霉素、表柔比星和柔红霉素治疗后促凝血的组织因子和(或)磷脂酰丝氨酸位点暴露以及释放微粒增加。目前并不清楚哪种化疗药物较其他药物导致更高的血栓发生率。在一系列化疗药物中，以顺铂为基础的化疗方案具有更为广泛的血栓并发症。前瞻性和回顾性研究显示顺铂具有直接促血栓栓塞的并发症。一项前瞻性研究显示接受顺铂为基础的化疗方案患者 VTE 发生率是 7.8%，而应用奥沙利铂为基础的化疗方案的患者 VTE 的发生率为0.9%。门冬酰胺酶在血栓形成中具有因果关系。大剂量激素经常应用于肿瘤患者化疗时呕吐的治疗，目前认为可以增加 3.5 倍的 VTE 发生率。

4. **抗血管新生药物**　1971 年 Folkman 实验室首次指出"肿瘤的生长和转移依赖于血管生长"，自此肿瘤血管生成、生长在肿瘤治疗中的作用得到广泛重视。随着对肿瘤本质认识的逐步深入，分子靶向治疗在治疗肿瘤方面发挥的作用愈加重要，其中以肿瘤血管为靶点的研究也成为基础和临床研究的热点领域。血管新生是指在原有血管基础上出现新的毛细血管，在实体瘤的生长、转移中发挥至关重要的作用，为肿瘤的生长提供营养和养分。目前抑制血管新生在多种肿瘤中应用，如非小细胞肺癌、乳腺癌、结肠癌及多发性骨髓瘤等。目前多种抗血管新生的药物，如沙利度胺、贝伐珠单抗、索拉非尼、舒尼替尼、帕唑帕尼、坦西莫司、依维莫司等已经应用于临床。贝伐珠单抗是血管内皮生长因子的单克隆抗体，可以提高进展期肿瘤患者的生存期，然而加入贝伐珠单抗的化疗方案与血栓事件的高发生率有关。含有沙利度胺或来那度胺的化疗方案也存在更高的血栓发生率。

5. **联合治疗**　抗肿瘤治疗方案包括联合化疗加免疫抑制剂或抗血管新生药物(如血管内皮生长因子抑制剂)与增加 VTE 的风险有关。进展期非小细胞肺癌患者应用化疗联合基质金属蛋白酶抑制剂，发生 VTE 的风险增加了2 倍。另外一个关于结肠癌的 Meta 分析显示：以氟尿嘧啶为基础的治疗方案，增加了贝伐珠单抗后，VTE 的发生率由 16.2% 增加到了 19.4%。同样在多发性骨髓瘤的治疗方案中，沙利度胺或来那度胺联合地塞米松或蒽环类药物，如柔红霉素联合沙利度胺，其发生 VTE 的几率增加了 7 倍。近来一项 Meta 分析显示接受地塞米松联合沙利度胺治疗的多发性骨髓瘤患者较未接受强化治疗的患者发生 VTE 的几率增加了 8 倍。

二、诊　　断

确诊 DVT 靠静脉彩色多普勒或静脉造影，目前许多单位以电子计算机体层扫描静脉成像(CTV)取代静脉造影。确诊 PTE 的常用方法：①肺通气 - 灌注扫描:为大多数医院的首选确诊方法。一般而言,若灌注扫描发现局部血流灌注缺损,而该处通气扫描正常或大致正常可确诊为肺栓塞。若肺通气、灌注扫描均正常可基本除外肺栓塞。②肺动脉造影:仍是目前诊断 PTE 最可靠的方法。③ CT 和磁共振成像(MRI):对肺动脉远端分支的栓塞效果较差。电子计算机体层动脉扫描动脉成像(CTA)已逐步用于 PTE 的诊断,有望取代肺动脉造影,成为诊断 PTE 的金标准。

VTE 时 D- 二聚体水平明显升高。D- 二聚体水平正常有助于除外 PTE,但水平升高需除外肿瘤本身、内脏等部位出血等因素所致。动态观察 D- 二聚体水平的升降有助于抗凝疗程的判断和预测血栓复发。

三、危险因素及危险评分

目前有一系列因素被认为是肿瘤相关血栓栓塞的危险因素,包括患者一般情况、合并症、肥胖、肿瘤相关因素、治疗相关因素。肿瘤相关血栓的生物学标志物包括白细胞计数、血小板计数、组织因子、D- 二聚体、C 反应蛋白、可溶性选择素 P 水平。

按照 CAT 的分类,肿瘤相关血栓的危险因素包括三类:患者、治疗、肿瘤相关因素,详细分类见表 7-1。

表 7-1　VTE 的危险因素

1. 肿瘤相关因素
    部位
        超高危:胰腺、脑、胃
        高危:肺、肾、结肠、子宫、膀胱、睾丸
        低危:前列腺、乳腺
    分期 / 转移
        转移性肿瘤比原发性肿瘤进展或原发性肿瘤的风险高
    组织类型
        腺癌明显高于鳞状细胞癌
    肿瘤分期
        3~4 级明显高于 1~2 期
        最初诊断的时间(3~6 个月)
        急性活动期
        由于肿瘤肿块或淋巴结引起的血管压迫
2. 治疗相关因素
    化疗
        顺铂

续表

手术
住院治疗
激素治疗
植入导管
糖皮质激素治疗
血液制品输注
　红细胞和血小板输注
抗血管新生药物
　沙利度胺和来那度胺
3. 患者相关因素
年龄
　大于 65 岁
肥胖
　BMI 大于 35
非洲 - 美洲
女性
既往 VTE 病史
慢性静脉功能不全
合并症(感染、肺或肾疾病、动脉血栓栓塞等)
孕妇
吸烟
体能状态差
活动或体能锻炼少
制动
遗传性血栓栓塞症
4. 肿瘤相关血栓生物标志物
白细胞增多
血小板增多
组织因子
可溶性 P- 选择素
D 二聚体
C 反应蛋白
Ⅷ因子

(一)患者因素

一系列的研究显示,老年与肿瘤相关的 VET 高发具有明显相关性。通过多因素分析显示,年龄大于 60 岁,经历手术,不论患何种实体瘤,发生 VTE 的几率明显高于年轻患者。年龄大于 65 岁的患者,VTE 的发病率明显增加。发生肿瘤相关 VTE 的风险与种族、肿瘤类型相关。在亚太地区的患者在多种类型肿瘤中 VTE 发生率较低,包括结肠癌、肺癌和乳腺癌。黑人相对于白人,在宫颈癌、卵巢癌和乳腺癌中具有更高的 VTE 发生率。有 VTE 家族史的恶性肿瘤患者 VTE 的发生率是其他患者的 6 倍。合并高血压、糖尿慢性肾病、心肌梗死等 2 个以上慢性合并症时,患者发生 VTE 的风险是其他患者的 2.9 倍。

(二) 肿瘤因素

肿瘤相关因素与患者 VTE 的发生有一定联系,主要包括以下几个方面:①临床分期:处于不同肿瘤分期的患者血栓发生率有较大差异,研究显示肿瘤临床分期为Ⅲ/Ⅳ的患者发生 VTE 的风险是临床分期处于Ⅰ/Ⅱ患者的 3.2 倍。因此,对于晚期肿瘤患者应高度警惕 VTE 的发生。②原发灶部位:原发灶部位不同,患者 VTE 的发生率也不同。研究显示 VTE 在胰腺癌、脑肿瘤、胃癌、卵巢癌中的发生风险是最高的,在前列腺癌、乳腺癌及黑色素瘤患者中的发生率较低,有研究证明胰腺癌患者 VTE 发生率至少是前列腺癌患者的 10 倍。③病理类型:恶性肿瘤中以腺癌伴发血栓栓塞的几率最高。④确诊到手术的时间:在肿瘤患者确诊后最初 3~6 个月内 VTE 的发生率最高。⑤肿瘤及淋巴结的压迫可导致恶性肿瘤患者血流淤滞,促使和加重血栓的形成。

(三) 治疗因素

手术过程、术后长时间卧床,术后各种增加腹压的因素如:腹带加压、尿潴留等,术后常规凝血药物的使用,术后发热、出汗等均可增加患者发生 VTE 的风险。同时肿瘤患者进行的化疗、激素治疗、抗血管生成药物等治疗也增加了肿瘤患者发生 VTE 的风险。

(四) 相关的血栓风险评分表

1. VTE 危险模型评分表　Khorana 等根据 2701 例癌症患者的前瞻性观察试验的数据制作了一个风险评分模型(表 7-2),通过结合一些容易检测到的临床和实验室变量,来评估接受化疗的门诊癌症患者的 VTE 发生风险。该风险预测模型将原发肿瘤部位、化疗前血小板计数、白细胞计数、血红蛋白水平、BMI 等作为 VTE 发生的风险预测因素,并对上述 5 个风险预测因素评分,对接受化疗的门诊患者进行 3 个层次的危险分层(低危、中危和高危),总分≥3为高危,1~2 分为中危,0 分为低危。该 VTE 的风险评分来自于一项 2701 例恶性肿瘤患者的研究,并在 1365 例恶性肿瘤患者中验证该模型,观察了 VTE 分别在推导组和论证组的发生率,低危组为 0.8% 和 0.3%,中危组为 1.8% 和

2.0%,而高危组为 7.1% 和 6.7%。随后 Khorana 等进行的效度研究以及其他人进行的研究都确认了该模型具有判断癌症患者静脉血栓栓塞风险高低的能力。

表 7-2　VTE 危险模型评分表

变量	评分
肿瘤类型	2
胃或胰腺	1
肺、淋巴瘤、妇科肿瘤、膀胱、睾丸	1
血小板 ≥ 350×10^9/L	1
血红蛋白 <110g/l	1
白细胞 >11 × 10^9/L	1
BMI≥35kg/m^2	1

总评分	风险分级	症状性 VTE 发生风险
0	低	0.3%~0.8%
1,2	中	1.8%~2.0%
3 或更高	高	6.7%~7.1%

　　2. Wells 血栓评估表　Wells 评分法包括 Wells DVT 评分法和 Wells PE 评分法两部分,它主要是根据患者的病史、体格检查等对患者发生 DVT 或 PE 的风险做出判断。Wells DVT 评分 ≥3 分时为高危,1~2 分时为中危,0 分时为低危。Wells PE 评分时 ≥7 为高危,2~6 分时为中危,0~1 分时为低危。血栓评估表是目前临床上运用最为广泛的临床血栓风险评估方法,美国内科医师学会和美国家庭医师学会已将 Wells 评分法作为 VTE 诊断指南中预测 VTE 可能性的评估方法。

　　3. Autar 血栓评估表　Autar 血栓评估表包括 7 个子模块,分别是年龄、体重指数、活动度、特殊危险因素、创伤高危因素、外科手术干预及评估记录。该量表 7~10 分时为低危,11~14 分时为中危,≥15 为高危。

　　Vienna CATS 研究在 Khorana 预测模型的基础上增加了两个生物标志包括 D- 二聚体和 P- 选择素,在 819 例恶性肿瘤患者中进一步验证了 Khorana 预测模型,在随访的 656 天中有 7.4% 的患者发生了 VTE。按照 Khorana 预测模型,大于 6 个月的 VTE 发生率分别为 17.7%(风险评分 ≥3,n=93),9.6%(风险评分为 2,n=221),3.8%(风险评分为 1,n=229)以及 1.5%(风险评分为 0,n=276)。在包括 D- 二聚体和 P- 选择素 2 个生物标志物的扩展模型中,大于 6

个月的 VTE 发生率分别为 35.0%（风险评分≥5，n=30），10.3%（风险评分 =3，n=130），1.0%（风险评分为 0，n=0）。这个扩展的风险评分模型需进一步确认。

四、肿瘤相关血栓的预防和治疗

治疗 VET 有四个主要目标，一是预防致死性的肺动脉血栓，二是降低与急性下肢血栓和肺栓塞有关的短期死亡，三是预防 VET 复发，四是预防长期后遗症，如血栓后综合征和血栓栓塞性肺动脉高压。另外还有第五个目标就是降低抗凝治疗的出血风险，这个对于癌症患者是需要特别关注的。在过去的几十年里，大量的临床试验改变了肿瘤合并 VET 的治疗，并且提高了治疗效果和生存质量。普通肝素和维生素 K 拮抗剂（华法林）是 20 世纪中期治疗VET 的主要手段，已经被广泛使用的低分子量肝素所替代。

（一）常用药物

1. **华法林**　长期应用华法林曾经是预防肿瘤患者 VET 的主要方法。华法林是香豆素衍生物，通过与维生素 K 竞争，干扰维生素 K 与蛋白羧基 2、3 表位的结合。华法林发挥抗凝作用主要是通过诱导肝脏合成去羧基的凝血因子Ⅱ、Ⅶ、Ⅸ、Ⅹ，同时降低促凝活性。华法林是一种有效的，廉价的常用药物，可以快速口服吸收，由于半衰期是 36~48 小时，每天只需给药一次。然而，华法林在肿瘤患者使用中需要更频繁的监测，在应用抗栓治疗剂量的同时，也增加了出血的风险。

对于肿瘤患者而言，存在多种药物的相互作用、营养不良、呕吐、肝功能异常等情况，要在保证安全性的同时发挥治疗作用，就需要保持 INR 在目标范围，使得华法林的剂量水平很难确定。对于使用华法林的肿瘤患者，需要通过更加谨慎和认真地调整华法林的药物剂量来调整 INR。肿瘤患者在华法林治疗过程中比非肿瘤患者有更高的出血发生率。华法林治疗期间的出血危险因素包括：持续治疗、手术或外伤史、年龄大于 65 岁、肝功能或肾功能不全、需要高强度治疗、胃肠道出血病史、女性患者。在存在血小板减少、脑转移或者活动性出血的患者，长期应用华法林需要谨慎。

2. **普通肝素**（UFH）　UFH 通过增强 AT 活性，间接影响凝血系统，从而抑制凝血酶、Xa 因子及其他凝血因子。UFH 用于预防 VTE 的给药途径是皮下注射，静脉注射用于 VTE 治疗。接受静脉注射 UFH 的患者最初必须住院接受凝血功能的检测。UFH 禁用于 HIT 患者，慎用于有 HIT 病史患者，在这种情况下，磺达肝癸钠或直接凝血酶抑制剂（DTI）是更好的替代选择。

3. **低分子量肝素**（LMWH）　LMWH 通过增强抗凝血酶对 Xa 因子活性的

抑制而起作用,而且对凝血酶有较轻的抑制作用。磺达肝素、依诺肝素和亭扎肝素适于门诊治疗,通常无需对 LMWHs 治疗的患者监测 APTT。依诺肝素被 FDA 批准用于 VTE 的预防和即时治疗;亭扎肝素只用于 VTE 即时治疗;磺达肝素钠用于 VTE 预防以及有症状 VTE 癌症患者的长期治疗。LMWH 在 VTE 初期治疗之后,在维持或长期抗凝治疗时可能需要减量,并慎用于严重肾功能不全、低体重和老年患者。禁忌证为肝素诱导血小板减少症,可采用直接凝血酶抑制剂或磺达肝癸钠作为替代方案。美国临床肿瘤协会(ASCO)和 NCCN 指南均建议将 LMWH 作为肿瘤相关血栓长期治疗的首选药物。

4. 新型口服抗凝药物 近来出现了直接口服的非维生素 K 依赖的抗凝药物(NOACs),主要是直接抑制 Xa 和凝血酶。NOACs 在肿瘤患者的使用中受到欢迎,主要是因为此类药物具有良好的药代动力学,同时不需要皮下注射或抗凝监测,并且具有极少的药物相互作用限制。在治疗 DVT 或 PE 的Ⅲ期临床试验中发现其中有四种 NOACs 作用优于华法林。其中三个是直接抑制 Xa:阿哌沙班(在 AMPLIFY 临床试验中作为 PE 或 DVT 的一线治疗选择)、依度沙班(Hokusai-VTE 临床试验)以及利伐沙班(EINSTEIN DVT 临床试验和 EINSTEIN PE 临床试验)。第四种是直接抑制凝血酶:达沙加群(RECOVER 临床试验)。以上临床试验证明 NOACs 在治疗急性 VTE 至少与华法林具有相同的安全性和有效性。

(二) VTE 的预防

基本的预防性抗凝治疗对于住院接受手术或药物治疗的所有肿瘤患者是值得推荐的。尽管有数据显示 UFH、LMWH、磺达肝癸钠和华法林都可以作为血栓的基本预防药物,但是目前的研究大部分在 LMWH 方面。到目前为止,一项小规模的Ⅱ期临床试验在评价新型口服抗凝药阿哌沙班在接受化疗的出院患者预防性抗凝的作用,取得了很好的结果,但是仍需要大规模的研究来确定其安全性和有效性。

1. 外科患者 对外科手术进行预防性抗凝治疗能够明显降低血栓发生风险。应用 UFH 或 LMWH 进行预防性抗凝,可以降低 15% 肿瘤患者主要的腹部或盆腔手术后血栓风险。磺达肝癸钠在预防手术后血栓方面具有很好的效果。在一项有 1408 例肿瘤患者参加的 PEGASUS 临床试验中,磺达肝癸钠与达肝素钠相比,能明显降低 VTE(4.7% VS 7.7%=0,P=0.02),并且血栓形成风险降低了 38.6%。其他研究也显示肿瘤患者可以从术后进行大约 1 个月的预防性抗凝治疗中获益。在 ENOXACAN Ⅱ期临床试验中,进行腹部或盆腔手术的患者接受依诺肝素治疗 30 天与常规进行 6~10 天标准化治疗,VTE 的风险下降了 60%。

2. 住院治疗癌症患者

ASCO 和 NCCN 指南均推荐癌症住院患者进行预防性抗凝治疗。CSCO 提出,鼓励对所有住院肿瘤患者进行 VTE 风险评估,对于无抗凝治疗禁忌的所有肿瘤住院患者或临床疑似肿瘤患者,若患者的活动量不足以减少 VTE 风险或属于 VTE 高危患者,则应进行预防性抗凝治疗,抗凝治疗应贯序整个住院期间。在急危重病患者中开展的 3 项大型的随机对照试验(MEDENOX,PREVENT,ARTEMIS)显示,预防性使用 LMWH 或者磺达肝癸钠可降低 VTE 发生率。多国调查研究显示,存在 VTE 发生风险的手术和内科患者,仅有 58% 手术患者和 39% 内科患者在住院期间接受预防性抗凝治疗。在美国该比例稍高,有接近 60% 具有 VTE 风险的内科患者接受预防性抗凝治疗。

3. 门诊化疗癌症患者

目前,大部分 VTE 发生在门诊患者中,相应的主要研究关注于接受全身化疗门诊实体瘤患者的预防性抗凝治疗。门诊癌症患者的预防性抗凝治疗,只被 CSCO、ASCO 以及 NCCN 指南推荐于接受以沙利度胺或来那度胺为基础的联合治疗方案,用于具有 VTE 高风险的多发性骨髓瘤患者。对 9 项随机对照研究($n=2857$)的 Meta 分析显示,12 个月时肝素治疗对患者死亡率的影响不显著,但 24 个月时肝素治疗组死亡率显著下降。研究表明,肝素治疗显著降低了 VTE 发生,且不显著增加严重出血、轻微出血的发生率或影响患者生活质量(QOL)。一项多中心随机研究纳入ⅢB 期非小细胞肺癌、激素抵抗型前列腺癌或局部晚期胰腺癌患者,除标准治疗外,随机分为 LMWH 和那屈肝素治疗组或对照组,两组中位生存期为 13.1 个月和 11.9 个月,严重出血发生率为 4.1% 和 3.5%,两组至疾病进展时间(TTP)无差异。

(三)目前相关指南对肿瘤相关 VTE 的预防

1. ASCO ①住院患者的预防治疗:对于没有出血或者抗凝治疗禁忌的患者,推荐给予低剂量 UFH、LWMH 或磺达肝素预防治疗。②门诊接受化疗的患者:不推荐进行常规预防抗凝治疗,除了多发性骨髓瘤患者接受沙利度胺或来那度胺或地塞米松化疗同时具有高血栓风险,给予 LMWH 或调整剂量的华法林(INR 1.5)。③进行外科手术的患者预防:初始预防:对于进行开腹手术或腹腔镜或开胸手术超过 30 分钟,除非有高危出血风险或活动性出血,在术前或术后尽可能早的开始预防,给予 UFH 或 LWMH 至少 7 天进行预防。长期预防:对于进行腹部或盆腔手术的患者同时具有危险因素,如肿瘤性疾病为缓解、肥胖、既往 VTE 病史,需延长抗凝治疗至术后大约 4 周。

2. NCCN ①住院患者的预防治疗:对于没有出血或者抗凝治疗禁忌的患者,推荐给予低剂量 UFH、LWMH 或磺达肝素预防治疗。②门诊接受化疗的患者:不推荐进行常规预防抗凝治疗,除了多发性骨髓瘤患者接受沙利度胺或来那度胺联合其他药物的联合化疗方案或者具有高危因素,推荐给予LMWH或调整剂量的华法林(INR 2~3)。③进行外科手术的患者预防:初始预防:住院期间推荐给予 UFH 或 LWMH 进行预防。长期预防:推荐术后大约 4 周的预防性抗凝治疗,特别是进行腹部或盆腔手术的患者。

3. ACCP　①住院患者的预防治疗:对于长期卧床的住院患者,同时具有严重基础疾病,推荐给予低剂量 UFH、LWMH 预防治疗。②门诊接受化疗的患者:不推荐进行常规预防抗凝治疗。对于具有 VTE 高危因素(既往血栓病史、制动、激素治疗、血管新生抑制剂、沙利度胺或来那度胺)同时出血风险低的实体瘤的出院患者,推荐给予预防剂量 LMWH 或 UFH 治疗。③进行外科手术的患者预防:初始预防:对于进行全身或腹部 / 盆腔手术同时出血风险小的患者,推荐给予 LWMH 或低剂量 UFH 进行预防。长期预防:对于进行腹部或盆腔手术同时没有高危出血风险的患者,推荐术后 4 周的 LMWH 预防性抗凝治疗。

4. ESMO　①住院患者的预防治疗:对于长期卧床的住院患者,同时具有急性疾病,推荐给予低剂量 UFH、LWMH 或磺达肝素预防治疗。②门诊接受化疗的患者:不推荐进行常规预防抗凝治疗,但是对于高危的出院患者可能可以考虑进行预防。除了多发性骨髓瘤患者接受沙利度胺加地塞米松或来那度胺联合化疗,推荐给予预防剂量的 LMWH、阿司匹林或调整剂量的华法林(INR 1.5)。③进行外科手术的患者预防:初始预防:对于进行主要肿瘤手术的患者,推荐给予 LWMH 或低剂量 UFH 进行预防。长期预防:对于进行腹部或盆腔手术的患者,推荐术后 4 周持续性给药的 LMWH 预防性抗凝治疗。

(四) VTE 的治疗

1. **初始治疗**　肿瘤相关血栓初始治疗的选择包括 LMWH、UFH 和磺达肝素。尽管没有研究比较三种药物在肿瘤患者中作用效果的不同,但是有研究发现在肿瘤患者中 LMWH 和 UFH 的治疗效果无明显差异。但是 LMWH 随访 3 个月中可以明显降低死亡率,同时 LMWH 还有其他优于 UFH 的优点,如价格低廉,不需要实验室监测指标,较低的肝素诱导的血小板减少性紫癜(HIT)发生率。与 LMWH 相比,磺达肝素每天给药 1 次,同时几乎不会发生 HIT。目前在肿瘤患者应用中的障碍在于磺达肝素具有较长的半衰期(17~21 小时),同时缺乏拮抗剂,并且全部依赖肾脏清除。在目前的临床研究中,LMWH 推荐应用于在大部分的肿瘤患者合并 VTE 的治疗。然而,因为 UFH 半衰期短,可以用鱼精蛋白拮抗,在肝脏代谢,可以应用于严重肾功能障碍。磺达肝素是既往有 HIT 病史患者的合理选择。

对于不合并抗凝禁忌证的肿瘤患者,一旦确诊静脉血栓栓塞症,应立即开始治疗(疗程 5~7 天),可以使用低分子肝素、普通肝素(静脉给药)或磺达肝癸钠。对于合并静脉血栓栓塞的肿瘤患者,低分子肝素长期治疗效果更佳。因此急性期治疗采用低分子肝素更可取,除非急性期存在使用禁忌证。如果将采用华法林作为长期用药,那么应该有一个短期的、至少 5~7 天的过渡期,在这个期间,联合使用注射用抗凝药物(如普通肝素,低分子肝素或磺达肝癸钠)与华法林,直至 INR≥2。

深静脉血栓形成的肿瘤患者,应接受 3~6 个月以上的低分子肝素或华法林治疗,而合并肺栓塞的患者应接受 6~12 个月以上的治疗。推荐低分子肝素单药治疗(不联合华法林)用于近端深静脉血栓形成或肺栓塞的长期治疗,和无抗凝禁忌证的晚期或转移性肿瘤患者的复发性 VTE 的预防性治疗。对于活动性肿痛或持续高危的患者,应考虑无限期抗凝治疗。

肺栓塞的治疗:在无抗凝治疗相对禁忌证的患者,一旦确诊肺栓塞,应立即启动抗凝治疗;诊断肺栓塞的同时或一旦获得相关数据,应立即进行风险评估。当评估了肺栓塞高危患者的肿瘤状况后,应考虑溶栓治疗和(或)肺部取栓术,并同时评估患者的出血风险。此外,这类患者可以考虑使用下腔静脉滤器。

浅表血栓性静脉炎的治疗:推荐消炎药、热敷及抬高患肢作为浅表性血栓性静脉炎的初期治疗。对于血小板计数小于 $20 \times 10^9/L$~$50 \times 10^9/L$ 或严重血小板功能障碍的患者,应避免使用阿司匹林和非甾体抗炎药(NSAID)。抗炎药物只推荐用于浅表性血栓性静脉炎的对症治疗,而不作为深静脉血栓形成的预防性治疗。对于简单的自限性浅表血栓性静脉炎,不建议预防性抗凝治疗。对于症状恶化的浅表血栓性静脉炎患者或累及邻近大隐静脉与股总静脉交界处大隐静脉近心端的患者,应考虑抗凝治疗(如:至少 4 周静脉注射普通肝素或低分子肝素)。静脉用药紧急治疗后可以选择过渡到华法林治疗(INR2~3)。

目前的相关指南对 VTE 初始治疗的推荐:

ACCP:没有对于肿瘤患者初始治疗的推荐。

NCCN:LMWH:达肝素钠 200/U/kg,每天 1 次;依诺肝素 1mg/kg,每天 2 次;亭扎肝素 175/U/kg,每天 1 次;磺达肝素 5mg(<50kg),7.5mg(50~100kg)或 10mg(>100kg);APTT 调整的 UFH 输注。

ASCO:肌酐清除率 >30ml/min 的患者,初始治疗推荐 LMWH 5~10 天。

2. **长期治疗** 尽管 VKAs 是非肿瘤患者急性 VTE 长期治疗的主要选择,但是在肿瘤患者的应用中仍存在问题。VKAs 在肿瘤患者中的治疗效果较差,同时尽管在治疗中 INR 维持在治疗范围中,其在肿瘤患者中再发 VTE 的几率是非肿瘤患者的 3 倍。

目前的相关指南对 VTE 长期治疗的推荐:

ACCP：LMWH 优于华法林。

NCCN：对于合并近端 DVT 或 PE 没有应用华法林的患者或者存在转移或进展的肿瘤患者，LMWH 是最初 6 个月的最佳选择。华法林 2.5~5mg/d，INT 2~3。

ASCO：LMWH 是长期治疗的最佳选择，如不果能用 LMWH，可以选择 VKAs 维持 INR 2~3。

3. 维持治疗

ACCP：继续 3 个月的抗凝治疗。

NCCN：最少 3 个月。

ASCO：至少 6 个月。

（五）具有高危出血风险的肿瘤相关静脉血栓栓塞的治疗

出血与肿瘤患者抗凝治疗明显相关。181 例肿瘤患者接受 VKA 治疗 DVT，1 年内出血发生率为 12.4%，1/3 发生在初始治疗阶段。未达到治疗范围的 INR 与再发 VTE 有关，但是与肿瘤患者出血无明确关系。因为肿瘤患者存在严重甚至危及生命的出血风险，患者在接受初始抗凝治疗时，需要进行个体化评估。如果近期有出血或存在潜在出血风险，需要评估出血和血栓的风险。轻微出血时，可以继续抗凝治疗，但是需要严密随访。存在出血禁忌、出血危险可能大于抗凝治疗的益处时，需停用抗凝治疗。如果肿瘤或化疗诱导的血小板减少，在输注血小板时可以同时进行抗凝治疗。许多专家提出给予治疗剂量的 LMWH 治疗必须维持血小板在 $50 \times 10^9/L$ 以上，血小板在 $20 \times 10^9/L$~$50 \times 10^9/L$，给予半量 LMWH 治疗，同时严密监测可能的出血风险。目前有限的证据说明在血小板小于 $20 \times 10^9/L$，患者可以耐受预防剂量的 LMWH。

（六）预后

大量的临床研究证实，抗血栓治疗可以改善肿瘤患者的生存。抗血栓制剂，包括华法林、普通肝素和低分子量肝素可以延长合并恶性疾病患者的长期生存。早期合理应用抗凝治疗对于肿瘤相关静脉血栓栓塞是至关重要的。

（周泽平　杨红）

附：恶性淋巴瘤合并下肢静脉血栓病例分析

患者，女性，54 岁，因"腹胀并反复发热 1 个月余"于 2015 年 9 月入本院诊治。患者于 2015 年 8 月无诱因出现腹胀，厌食乏力，尤以下腹部胀痛明显，合并不规则发热,体温38~39℃。在当地医院对症给予抗感染和调理胃肠功能治疗。发热症状有好转,但是腹胀和腹部隐痛逐渐加重,为进一步诊治来本院。

全身PET-CT示:①双侧附件区结节状软组织密度影,伴代谢增高,考虑恶性病变。②双侧锁骨上及锁骨下、纵隔内、右侧肺门、右侧腋窝、双侧内乳、腹膜后、腹腔及盆腔系膜区多发大小不等淋巴结显示,部分融合成团,腹腔及盆腔系膜区最大病灶内可见小片状坏死区,部分病灶侵犯相邻胰腺及肠道,考虑恶性病变。③腹膜、网系膜结节状、条片状增厚,伴代谢增高,部分病灶紧贴相邻肝脏、胃、子宫,与相邻肠道分界不清,考虑恶性病变;并少量腹水。④双侧胸膜局限性增厚,伴代谢增高,考虑转移或受侵;并右侧胸腔中等量积液,右肺中叶、下叶受压局限性膨胀不全,左侧胸腔少量积液。⑤双侧腹股沟管增粗,伴轻度代谢增高,多考虑转移或受侵。

B超引导下腹部包块取材活检,病理示:(腹部包块)结合HE及免疫组化结果,支持淋巴造血系统恶性肿瘤,B细胞非霍奇金淋巴瘤;倾向弥漫大B细胞淋巴瘤(非GCB型),CD_{20}(+)。

入院查体:全身浅表淋巴结未触及。右肺呼吸音明显减弱,右肺叩诊浊音,无胸膜摩擦音。心律齐,未闻及杂音。腹部略膨隆,左下腹至脐周区域可触及约10cm×9cm边界不清,质硬固定的包块,压痛不明显,无反跳痛。肝、脾未触及,肝颈静脉回流征阴性,双下肢不肿,生理反射存在,病理反射未引出。实验室检查:血常规和肝、肾功能基本正常,乳酸脱氢酶(LDH)980U/L↑。骨髓穿刺:骨髓增生像,粒、红和巨三系增生像。临床确诊为弥漫大B细胞淋巴瘤侵及卵巢、胰腺、锁骨、纵隔、腹腔及盆腔系膜多处淋巴结(ⅣBE期IPI 4分)。

2015年9月20日给予CHOP方案化疗一周期。2015年10月8日因"左下肢肿胀疼痛"急诊入院,双下肢血管B超示:左侧股总静脉、股浅静脉、股深静脉、腘静脉、腓总静脉、胫前静脉血栓形成(阻塞整个管腔)。双侧股总动脉、股浅动脉,股深动脉、腘动脉粥样硬化斑块形成。凝血功能检验:APTT 44.4s↑;D二聚体阳性>0.5μg/ml↑;FIB 4.94g/L↑;PT-INR 0.95。临床诊断:①左下肢深静脉血栓形成;②弥漫大B细胞淋巴瘤化疗后ⅣBE期。

多学科会诊意见如下:

肿瘤内科:该患者病变范围广泛,肿瘤负荷大,分期晚,合并有B症状(发热,盗汗和体重减轻)和结外脏器受侵(卵巢和胰腺,胸膜受侵可能),治疗前给予碳酸氢钠和别嘌醇预处理。一线CHOP化疗后腹胀腹痛主观症状有缓解。腹部包块有缩小,化疗有效。本次因"左下肢肿胀疼痛"急诊入院,B超提示左下肢深静脉血栓形成。这与化疗药物的使用有一定的相关性。化疗药物可导致血管内皮损伤,并通过损伤肝细胞而影响抗凝物质合成,增加DVT形成的危险。化疗中糖皮质激素的广泛应用也是血栓形成的易患因素。患者现处于急性期,随时可能因血栓脱落导致肺栓塞等危及生命,需暂缓化疗。

　　血管外科:彩色多普勒检查简便且无创,是临床诊断深静脉血栓的常用办法,结合患者的临床表现和 B 超检查结果,考虑左下肢深静脉血栓形成。患者目前存在下肢静脉陈旧性和新鲜性血栓并存,并需注意观察有无肺栓塞表现。肿瘤患者下肢 DVT 给予低分子肝素钠应用半年,改为华法林。血小板在正常范围可间断溶栓(尿激酶 30 万 U)。溶栓治疗对急性期血栓起效快、效果好、过敏反应少,尿激酶最为常用,其机制是激活血栓和血液中的纤维蛋白溶解酶原,使之转变为纤溶酶,进而水解纤维蛋白使血栓溶解。不建议行下腔静脉滤器置入治疗。

　　给予尿激酶 30 万 U,每天 1 次;总量控制在 300 万 U 以内,溶栓后绝对卧床 6 小时,低分子肝素钠 1400IU 皮下注射,每 12 小时 1 次抗凝治疗。密切监测凝血指标血浆纤维蛋白原(FG)和凝血酶时间(TT)。溶栓治疗 10 天后,患者左下肢肿胀和疼痛明显好转,复查 B 超:左侧股总静脉、股浅静脉、股深静脉、腘静脉、腓总静脉近心端 1/3 段管腔内实性回声,性质待查,考虑深静脉血栓形成(部分再通),双侧股总动脉、股浅动脉,股深动脉、腘动脉粥样硬化斑块形成。

　　后续给予低分子肝素钠治疗半年,辅以一些物理治疗,包括加压弹力袜和气压治疗,促进静脉回流,减轻淤血和水肿。CHOP 方案化疗 5 疗程,按照实体瘤疗效评价标准(RECIST),疗效达部分缓解。

(曾佳佳　董超)

专家点评:

　　静脉血栓栓塞症(venous thromboembolism,VTE)是恶性肿瘤的常见并发症之一,发生率为 0.5%~20%,也是导致肿瘤患者死亡的主要原因之一。肿瘤患者多有凝血机制异常,高凝状态、肿瘤压迫侵犯血管、全身化疗等因素都是 VTE 发生的高危因素,因此肿瘤患者发生 VTE(包括深静脉血栓、和肺血栓栓塞症)的风险比非肿瘤患者至少增加 4~6 倍。

　　恶性淋巴瘤是我国常见的恶性肿瘤之一,病理类型复杂,病变范围广泛,治疗原则各有不同。肿瘤合并 VTE 的治疗目前尚无标准方案,基于《美国胸科医师学院循证的临床实践指南的推荐》和《肿瘤相关静脉血栓栓塞症的预防与治疗中国专家指南(2015 版)》,肿瘤患者下肢 DVT 推荐低分子肝素治疗,其优于维生素 K 拮抗剂的治疗。处于肿瘤活动期的下肢 DVT,若出血风险不高,推荐延长抗凝时间(1B 级)优于 3 个月抗凝,若有高出血风险,建议延长抗凝时间（2B 级）。该患者在下肢深静脉血栓急性期给予溶栓治疗期间一直辅以低分子肝素钙抗凝治疗，取得良好的效果。

根据《深静脉血栓形成的诊断和治疗指南》的推荐，对多数 DVT 患者，不推荐常规应用下腔静脉滤器；对于有抗凝治疗禁忌证或有并发症，或在充分抗凝治疗的情况下仍发生 PE 者，建议置入下腔静脉滤器。下腔静脉滤器长期置入导致的下腔静脉阻塞和较高的深静脉血栓复发率等并发症亦逐渐引起关注。抗凝药物治疗包括普通肝素、低分子肝素、维生素 K 拮抗剂、直接 Ⅱa 因子抑制剂、Xa 因子抑制剂等，不能用阿司匹林替代抗凝药物进行静脉血栓的治疗。目前缺乏统一标准的肿瘤相关静脉血栓栓塞症的预测指标，对于肿瘤患者需进行 VTE 风险评估。NCCN 指南及 Khorana 评分报道了各种癌症 VTE 发生比例及肿瘤患者风险评估模型，2012 年美国胸科医师学院（ACCP）第 9 版指南加入了预防血栓栓塞性疾病临床试验新的循证医学数据。建立了 VTE 高危评分（Caprini），其中恶性肿瘤、肥胖、肺炎、肿瘤手术为中高危评分，优势在于可以个体化评估患者 VTE 风险，并根据不同的评分结果而提出了抗凝建议。

尽管缺乏证据，多数住院和手术的肿瘤患者愿意接受预防性抗凝治疗。在门诊患者中根据经验应用预防性抗凝治疗尚具有争议。关于 VTE 最大的预防性治疗试验，PROTECHE 试验和 SAVE-ONCO 试验显示，接受化疗的肿瘤患者 VTE 发生率降低。但这仍是一个有争议的问题，不能被推荐用于所有的肿瘤患者。

（曾云）

第八章

肿瘤合并带状疱疹

带状疱疹是由水痘-带状疱疹病毒感染所引起的病毒性皮肤病。初次感染此病毒后表现为水痘或隐性感染,随后该病毒持久地潜伏于脊髓后根神经节中。当机体免疫功能下降可诱发潜伏的病毒再次激活,使受侵犯的神经节发炎、坏死,产生神经痛。同时,活动的病毒可沿周围神经纤维移动到皮肤,产生沿单侧周围神经分布的簇集性水疱。带状疱疹尚可累及多系统:可发生脑炎、脊髓炎、溃疡性角膜炎、耳聋、胃肠炎、运动性麻痹等。非特异性皮肤表现的内脏恶性肿瘤患者中,带状疱疹(27%)占首位。

一、流 行 病 学

带状疱疹好发于免疫功能低下的人群:如恶性肿瘤、接受放化疗、移植、长期使用糖皮质激素或免疫抑制剂治疗的患者等,带状疱疹的发病与免疫功能低下密切相关。

带状疱疹为常见多发病,带状疱疹在免疫功能正常人群年平均发病率为4~4.5/1000人,据统计仅美国每年的发病例数达1 000 000例,68%病例发生在50岁以上人群,女性多于男性。对澳大利亚940 589名45岁以上人群进行队列研究,其中7771患有带状疱疹,总发病率为0.83%,45~49岁带状疱疹年发病率为4.4/1000人,80岁以上增高至12.1/1000人,女性多于男性。Sybil等对Medline数据库发表的21篇相关文献进行分析,在爱尔兰、德国、瑞士、荷兰、法国、西班牙、意大利等国带状疱疹年发病率为2.0~4.6/1000人,与北美(1.25~3.7/1000人)相近。

带状疱疹是发生恶性肿瘤的危险因素,但文献报道带状疱疹伴发肿瘤的发病率不尽相同。Wang等对中国台湾地区的一项回顾性队列分析发现,患带状疱疹人群中多发性骨髓瘤、骨和软骨肿瘤的发生率显著高于普通人群。Chiu 等在中国台湾地区的研究发现带状疱疹伴发恶性肿瘤是普通人群的 1.58 倍。在带状疱疹诊断后第一年为恶性肿瘤高发时段,尤其女性肺癌发生危险性是普通人群的 1.61 倍,男性前列腺癌为 1.55 倍,以后危险性逐年下降,但依然高于正常人群。随着年龄增长,恶性肿瘤发病危险性又逐渐增高,70 岁以上增高至 1.68 倍,且城市发病率高于城镇、乡村。Liu 等对中国台湾地区带状疱疹患者的分析结果同样显示,恶性肿瘤发生率为 2.42%(1027/42 498),其中恶性淋巴瘤发生率最高,为 0.11%(48/1027)。恶性淋巴瘤中以非霍奇金淋巴瘤居多 60.4%(29/48),其次是多发性骨髓瘤 27.1%(13/48)。Hata 等对日本北野医院的住院患者回顾性分析研究显示,带状疱疹伴发恶性肿瘤发生率最高的是恶性淋巴瘤(8.39%),其次是食道癌(4.05%)、脑肿瘤(3.69%)、妇科肿瘤(3.34%)、乳腺癌(2.34%)、肺癌(2.17%)、胃癌(1.92%)、大肠癌(1.82%)。Sørensen 等比较了丹麦带状疱疹住院患者中恶性肿瘤的发病率,患带状疱疹后第 1 年诊断出恶性肿瘤的总体相对危险性是普通人群的 1.3 倍,其中多发性骨髓瘤为 4.8 倍、非霍奇金淋巴瘤 3.8 倍、恶性淋巴瘤为 3.4 倍、白血病 2.8 倍、卵巢癌 2.3 倍、肝癌 1.5 倍、肺癌 1.4 倍。

在恶性肿瘤患者中,带状疱疹发病率显著增高。在 Laurel 等对北加利福尼亚州 14 670 例肿瘤患者的一项横断面研究显示,424 例肿瘤患者伴发带状疱疹,发病率为 2.89%,恶性淋巴瘤患者带状疱疹患者年发病率为 31/1000 人,霍奇金淋巴瘤发病率最高,其次为多发性骨髓瘤、淋巴细胞性白血病;实体肿瘤为 12/1000 人,乳腺癌发病率最高,其次为前列腺癌、肺癌。与美国普通人群带状疱疹发病率相比,恶性淋巴瘤患者带状疱疹发生率为普通人群的 4.8 倍,性别分布无差异;实体肿瘤患者带状疱疹发生率为普通人群的 1.9 倍,女性高于男性;亚洲人发病率高于白种人和黑种人。卢婷等研究亦显示带状疱疹伴发肿瘤主要发生于 50 岁以上患者,女性显著高于男性。

带状疱疹与恶性肿瘤的发病密切相关,带状疱疹发病提示机体免疫力低下,对恶性肿瘤的免疫监视随之减弱,易发生恶性肿瘤,提示发生带状疱疹时需警惕恶性肿瘤的发生。而恶性肿瘤患者机体免疫功能降低,易发生带状疱疹。恶性淋巴瘤带状疱疹发病率较高,实体肿瘤中女性以乳腺癌、男性前列腺癌发病率较高。带状疱疹伴发恶性肿瘤好发于 50 岁以上患者,女性发病率高于男性,黄种人发病多于白种人和黑种人,城市发病率高于城镇、乡村。

二、发病机制

恶性肿瘤破坏人体免疫器官(骨髓及淋巴结),造成中枢及外周淋巴器官功能异常,引起人体免疫功能下降,在此状态下若再接受一系列高强度放化疗或免疫抑制治疗,将进一步破坏人体免疫系统,机体免疫功能处于极其低下状态,易引发带状疱疹。有学者认为 VZV 的激活与恶性肿瘤有关,虽然恶性肿瘤导致 VZV 激活的机制尚不清楚,但认为 T 细胞介导的免疫应答在此过程中具有重要作用。Malavige 等研究证实恶性肿瘤患者的 VZV 特异性 T 细胞应答显著降低,特别是血液恶性肿瘤和乳腺癌患者。张美芳等认为 CD_4^+、CD_3^+ T 细胞显著下降在带状疱疹发病过程中起重要作用,CD_4^+ T 细胞功能受抑制可能是长期潜伏于神经后根的 VZV 再次激活产生疾病的主要原因,是带状疱疹患者细胞免疫功能受损的主要因素。

另一方面,由于衰老、劳累或其他基础疾病因素使机体免疫功能降低,易并发带状疱疹,而 VZV 病毒的持续性感染引起的慢性炎症是恶性肿瘤发展的主要驱动力。恶性肿瘤和炎症/免疫细胞分泌的细胞因子能促进恶性肿瘤的发生发展,也能发挥抗肿瘤作用。慢性炎症通过多种炎症介质的作用,包括 TNF-α,IL-6 和 IL-17,导致抗肿瘤免疫能力下降,加快肿瘤进展。

三、临 床 特 点

普通人群带状疱疹临床表现为先有轻度发热、疲倦无力、食欲缺乏及局部皮肤灼热感或神经痛等前驱症状,亦可无前驱症状即发疹,皮损和疼痛可同时出现或先后出现,表现为沿单侧神经节段性分布的红色斑片,继而出现簇集性的粟粒至绿豆大小的丘疱疹,迅速变为水疱,水疱干涸结痂,可遗留色素沉着斑。皮疹很少越过体表中线。少数患者带状疱疹皮疹消退后 3 个月仍有神经痛,为带状疱疹后遗神经痛(postherpetic neuralgia,PHN),随着年龄的增长,PHN 发生率增高。

多数伴发肿瘤的带状疱疹临床表现与普通人群的带状疱疹表现相同,但更容易出现以下情况:①病情重:受累部位≥2 个外周神经支配区域,皮疹持续时间长于免疫功能正常的患者,易出现大疱、血疱(出血性带状疱疹)、坏死(坏疽性带状疱疹),常遗留瘢痕;皮损可泛发全身,称为泛发型(播散型)带状疱疹,累及肺、肝、肠道和脑者,可导致肺炎、肝炎、脑炎及弥散性血管内凝血(DIC),进行治疗后病死率仍高达 5%~15%。恶性淋巴瘤伴泛发型带状疱疹发生率为 19.3%,而实体肿瘤为 8.5%。②并发症:Mihran 等研究中恶性淋巴瘤伴发带状疱疹患者的并发症发生率为 17.8%,以并发严重而持久的带状疱疹后遗神经痛多见,实体肿瘤并发症发生率为 15.8%,其中以眼部并发症(眼睑皮炎、角膜结膜炎)最常见。③复发问题:恶性肿瘤患者带状疱疹的复发率较普通人群高。Martić 报道普通人群中复发性带状疱疹发生率为 1.4%,在慢性淋巴性白血病患者为 3.5%。

四、治疗与预后

（一）带状疱疹治疗

1. **抗病毒治疗**　带状疱疹伴发肿瘤患者应及早进行系统抗病毒药物治疗,最好在皮疹出现 48~72 小时内用药,可减轻疼痛,促进皮损愈合,减少播散,预防带状疱疹后遗神经痛发生。常规抗病毒药物有伐昔洛韦、泛昔洛韦、阿昔洛韦,优选伐昔洛韦或泛昔洛韦。

（1）伐昔洛韦:美国 FDA 推荐:每次 1g,每天 3 次,服用 7 天。与阿昔洛韦相比,伐昔洛韦能明显减少带状疱疹急性疼痛和 PHN 的发生率及持续时间,其口服利用度是阿昔洛韦的 3~5 倍,不影响患者基础疾病的治疗疗效。其临床应用安全性较高,但可引起神经精神症状(特别是急性或慢性肾功能不全患者),也可有轻度胃部不适、头晕等不良反应。

（2）泛昔洛韦:每次 0.25~0.5g,每天 3 次,服用 7 天。对免疫功能受损的带状疱疹口服 0.5g,每天 3 次,共 10 日。它同伐昔洛韦一样,是口服治疗无并发症带状疱疹最常应用的抗病毒药物。泛昔洛韦对免疫力正常患者的带状疱疹急性疼痛及 PHN 的治疗效果与伐昔洛韦相似。

（3）阿昔洛韦:口服给药,每次 0.8g,每天 5 次,服用 7~10 天;静脉给药 2.5~7.5mg/kg,每 8 小时 1 次,共 5~7 天。德国皮肤病协会带状疱疹临床指南推荐用量:口服给药每次 0.8g,每天 5 次,服用 7 天;静脉给药每次 8~10mg/kg,每天 3 次,共 7~10 天。阿昔洛韦静脉内给药是治疗免疫受损患者带状疱疹的标准疗法,在给药期间应给予患者充足的水,防止阿昔洛韦在肾小管内沉淀,对肾功能造成损害,需定期监测肾功能。

2. **镇痛治疗**　根据德国皮肤病协会带状疱疹临床指南,急性期止痛治疗有三步疗法:第一步:非甾体类镇痛药(如对乙酰氨基酚 1.5~5g/ 天)。第二步:加服低效力的阿片类镇痛药(如曲马朵,200~400mg/ 天,可待因 120mg/ 天)。第三步:除"外周"止痛剂外,还可给予高效力的中枢阿片样物质(如丁丙诺啡 1.5~1.6mg/ 天;口服吗啡 30~360mg/ 天)。最后一步适用于对基本治疗方法反应不佳的患者。

对严重的带状疱疹神经痛,可以将步骤 1 或步骤 2 联合使用一种抗癫痫药(如加巴喷丁 900~2400mg/ 天,卡马西平 400~1200mg/ 天)。抗抑郁药(如阿米替林 10~75mg/ 天)及神经镇静药(如甲氧阿利马嗪 20~150mg/ 天)也可能有效,尤其对老年患者而言。

加巴喷丁是一种新型抗癫痫药,它是神经抑制性递质γ- 氨基丁酸(GABA)

的衍生物,减少 Ca^{2+} 内流,减少兴奋性氨基酸和兴奋性神经递质的释放,从而抑制神经异常放电达到镇痛的作用,具有安全、疗效好、耐受性强、不良反应较轻微的特点。加巴喷丁对减轻疼痛,特别是减轻带状疱疹后遗神经痛有效,改善疼痛对睡眠的影响。Whitney 等研究发现,带状疱疹急性期患者予加巴喷丁和伐昔洛韦联合给药可以有效减少后遗神经痛的发生,至少可以缩短6 个月的疼痛时间。加巴喷丁口服给药,从初始低剂量逐渐递增至有效剂量,第一天为 0.3g,第二天 0.6g,第三天 0.9g,根据病情需要,用药剂量可增至每天1.8~2.4g。加巴喷丁的不良反应大多为一过性的头昏、头晕、嗜睡和转氨酶升高等,不良反应发生率为 9.86%,停药后可较快缓解。

3. **营养神经** VZV 是一种噬神经病毒,通过在脊髓神经后根产生炎症反应,破坏神经鞘从而引起疼痛,因此需进行营养、修复神经治疗。可常规使用药物有 B 族维生素、维生素 E、活血化瘀中药等。

4. **糖皮质激素疗法** 系统应用糖皮质激素可以抑制炎症过程,缩短急性疼痛的持续时间和皮损愈合时间,适用于带状疱疹急性发作早期,但对 PHN 等慢性疼痛基本无效。对 50 岁以上带状疱疹患者,抗病毒药和糖皮质激素联合治疗能改善患者的生活质量,但必须在有效抗病毒治疗前提下使用。糖皮质激素有免疫抑制作用,可增加播散性带状疱疹发生的风险,因此对恶性肿瘤伴发带状疱疹患者需权衡利弊。具体用法:醋酸泼尼松片 30mg/ 天,7~10 天;20mg/ 天,7~10 天;10mg/ 天,7~10 天。

5. **局部治疗** 以消炎、干燥、收敛、防治继发感染为原则。根据皮损特征选择适当的外用药剂型。一般带状疱疹可用阿昔洛韦、喷昔洛韦乳膏;皮损有渗出时选择 3% 硼酸溶液或 1∶8000 高锰酸钾溶液进行湿敷收敛、消毒;皮损为大疱、血疱,可抽除液体后用 5% 甲紫液或白色洗剂外用;皮损继发感染时可用莫匹罗星软膏或夫西地酸乳膏。此外,还可尝试用局部麻醉剂阻滞交感神经、经皮神经电刺激等治疗方法。

(二)抗肿瘤治疗

根据肿瘤类型、受累器官、浸润范围酌情选择合适的方法进行治疗,肿瘤治疗方法包括手术切除、化疗、放疗,此外,免疫疗法研究是目前肿瘤治疗的关注热点,它通过调动机体的免疫系统,增强肿瘤微环境抗肿瘤免疫力,从而控制和杀伤肿瘤细胞。手术、放疗、化疗会对机体免疫系统造成损伤,易伴发带状疱疹,因此,抗肿瘤治疗的同时需注意保护机体免疫功能。

(三)预后

恶性肿瘤伴发带状疱疹患者的预后主要与恶性肿瘤的恶性程度有关。多数带状疱疹患者的预后较好,但播散型带状疱疹死亡率显著增加。Schmidt 等研究发现恶性肿瘤伴发带状疱疹可增加死亡风险。

恶性肿瘤伴发带状疱疹较免疫功能正常人群带状疱疹发病率显著增加,恶性肿瘤破坏人体免疫系统,机体免疫功能受损,易引发带状疱疹。水痘 - 带状疱疹病毒感染引起的慢性炎症可促进恶性肿瘤的发展。对于病情重、出血性带状疱疹、坏疽性带状疱疹、泛发型带状疱疹、复发性带状疱疹及伴发 PHN 的患者,需警惕是否伴发恶性肿瘤,上述类型的带状疱疹诊断后 1 年内应进行肿瘤筛查。恶性肿瘤伴发带状疱疹患者在规范抗病毒、镇痛、营养修复神经等治疗的基础上,评估患者的营养和免疫状况后慎用糖皮质激素,带状疱疹治疗康复后 1 个月,酌情选择合适的方法进行抗肿瘤治疗。恶性肿瘤伴发带状疱疹患者的预后主要与恶性肿瘤的恶性程度有关,但多数带状疱疹患者的预后较好,因此要做到早期规范治疗。

(王红梅 李玉叶)

附:肺癌合并带状疱疹病例分析

患者,男性,51 岁。左腰背部红斑、簇集性水疱、大疱伴痛 5 天。患者 5 天前因"右肺上叶鳞癌"行"顺铂"化疗后左侧腰背部出现片状红斑,随后在红斑基础上出现簇集性分布的粟粒至蚕豆大小水疱、大疱,伴疼痛,遂至本科室门诊就诊,以"带状疱疹"收入院。既往史:"右肺上叶鳞癌切除术后" 3 个月。家族史:母亲已故,死于"肺癌"。体格检查:一般情况可,生命征平稳。全身浅表淋巴结未触及肿大,右肺呼吸音模糊,左肺呼吸音粗,未闻及干、湿啰音。皮肤科情况:左侧胸背部见红斑基础上粟粒至蚕豆大小簇集性水疱、大疱,皮损沿神经呈单侧性带状分布,未超过体表中线。入院检查:胸片:①右肺野片状密度增高影,右肺容积缩小;②左肺纹理稍增多,左肺门影稍浓密;③气管向右侧偏移。心电图:窦性心动过速。梅毒血清试验、HIV 抗体均阴性。血生化:葡萄糖 6.0mmol/L↑,血脂正常、肝功能、肾功能、电解质无异常。血、尿、大便常规无异常。

多学科会诊意见如下:

皮肤科:本例患者诊断依据:①皮疹发生于肺癌化疗后;②皮疹表现为单侧性、带状分布的簇集性水疱、大疱;③自觉疼痛。诊断:带状疱疹。恶性肿瘤提示患者免疫功能低下,放化疗时接受大剂量细胞毒药物或免疫抑制治疗,使免疫功能进一步降低,易伴发严重带状疱疹,发生后遗神经痛几率高。因此,对于恶性肿瘤患者,特别是接受放化疗者,需早期进行规范的抗病毒、抗炎、镇痛、营养神经等治疗。抗病毒治疗药物有阿昔洛韦、伐昔洛韦、泛昔洛韦、更昔洛韦，治疗期间需监测肾功能。抗炎镇痛治疗一般使用非甾体类抗炎药和甾体类抗炎药（糖皮质激素），糖皮质激素具有很强的抗炎作用，减轻病毒对受累神经节的神经纤维毒性和破坏作用，可防止带状疱疹后遗神经痛的发生。但糖皮质激素有免疫抑制作用，会进一步降低患者免疫功能，可诱发感染、消化道溃疡、糖尿病等，因此需在评估患者整体状况基础上使用。目前抗癫痫药加巴喷丁具有抑制神经异常放电而用于带状疱疹神经痛的治疗，且具有较好的耐受性，不良反应发生率低。鉴于目前该患者免疫功能低下，血糖偏高，所以不考虑使用糖皮质激素，而选择加巴喷丁治疗。营养修复神经使用 B 族维生素（如甲钴胺）和维生素 E，促进神经损伤的修复。

肿瘤科：肺癌术后患者需进行定期放化疗，但由于放化疗药物的细胞毒作用和骨髓抑制作用可使患者免疫力降低，容易发生带状疱疹。该患者带状疱疹处于急性期，提示免疫功能急剧降低，需暂停抗肿瘤治疗，待患者身体状况好转，带状疱疹治疗康复后 1 个月再予放化疗，可耐受放化疗时再予考虑。恶性肿瘤伴发带状疱疹的患者机体免疫功能显著降低，可促进肿瘤的复发和转移，因此需进行肿瘤筛查，若患者经济条件允许，可行 PET-CT 扫描，明确全身有无肿瘤病灶。若有可疑病灶，则根据肿瘤所在部位进行相应检查并获取病理资料明确诊断，进行及时处理。

呼吸内科：肺癌切除术后，通气功能减退，化疗可引起黏膜萎缩、腺体退化，呼吸道防御和免疫功能减弱，易发生肺部感染，如使用糖皮质激素可加重感染。该患者胸片见右肺野片状密度增高影，左肺纹理稍增多，考虑已发生肺部感染，需进一步完善胸部增强 CT 或 MRI 检查等以明确肺部感染情况。应避免使用糖皮质激素，及时给予吸氧、抗感染治疗，行痰脱落细胞学、肿瘤标志物、纤维支气管镜检查，肝、肾及肾上腺 B 超，全身骨放射性核素扫描等检查，以便早期发现是否肺癌转移。

胸外科：该患者肺癌病灶切除后，如发生癌细胞肺内或胸膜腔转移，肿瘤可向支气管内生长，或转移到肺门淋巴结，致使肿大的淋巴结压迫主支气管或隆突，引起部分气道阻塞，出现呼吸困难、气短、喘息、发绀等症状，肿瘤细胞侵犯胸膜或胸壁可产生胸膜炎或胸腔积液。该患者胸片见右肺野片状密度增高影，左肺纹理稍增多，左肺门影稍浓密，未见肿块或胸腔积液，需排除癌细胞引起的肺部早期炎症反应，必要时行经皮胸腔穿刺术获取可疑部位肺组织进行病理活检。

治疗：①一般治疗：加强营养，注意休息，进食富含蛋白质的大豆、瘦肉、鱼等，补充富含维生素食物：新鲜水果、蔬菜等。②带状疱疹治疗：抗病毒：阿昔洛韦针 500mg，2 次 / 天，静脉滴注连续 10 天至水疱完全结痂。镇痛：双氯芬酸钠胶囊 75mg,口服,2 次 / 天至疼痛缓解。抑制受损神经的异常放电:加巴喷丁,第一天为 0.1g,第二天 0.2g,第三天 0.3g,口服,3 次 / 天。营养神经:甲钴胺 0.5g,口服,3 次 / 天;维生素 E 0.1g,1 次 /d,连续注射 10 天。增强免疫功能:卡介菌多糖核酸 7mg,臀部肌注,隔天 1 次,连续 9 次为 1 个疗程,1 个月后进行第 2 个疗程结束。局部外用:甲紫溶液收敛疱液,喷昔洛韦乳膏外用。治疗 2 天后患者自觉皮损区域疼痛明显缓解,停用双氯芬酸钠胶囊;治疗 10 天后水疱、大疱结痂,疼痛显著减轻,停用阿昔洛韦,准予出院。

治疗后半月后疼痛显著减轻,治疗后 1 个月患者左侧胸背部遗留少许萎缩性瘢痕和色素沉着,无疼痛,继续服用加巴喷丁(逐渐减量)、甲钴胺 1 个月,接受抗肿瘤治疗。

(王红梅　李玉叶)

专家点评:

带状疱疹由潜伏在脊髓后根神经节的水痘 - 带状疱疹病毒再激活,引起周围神经所支配区域的皮肤产生烧灼感、刺痛感或皮肤敏感,并出现具有特征性的簇集性水疱。恶性肿瘤患者伴发带状疱疹的发生率为 2.89%,皮损重,易出现大疱、血疱,疼痛剧烈,易发生后遗神经痛。

恶性肿瘤提示患者免疫功能低下,化疗等抗肿瘤治疗可导致患者免疫功能进一步降低,更易诱发带状疱疹。同时,水痘 - 带状疱疹病毒的持续性感染引起的慢性炎症可促进恶性肿瘤的发展,因此需进行肿瘤筛查,如肿瘤标记物筛查、全身 PET-CT 扫描,监测肿瘤复发或转移。

肿瘤伴发带状疱疹的治疗主要包括早期积极抗病毒治疗、抗炎、镇痛、营养修复受损神经及增强机体免疫力治疗及局部皮损护理等。早期进行抗病毒治疗非常重要,需监测肾功能。镇痛治疗以非甾体类抗炎药和抗癫痫药,特别是抗癫痫药加巴喷丁,能减少受损神经异常放电达到镇痛作用。营养修复受损神经以 B 族和 E 族维生素药物为主。

肿瘤伴发带状疱疹患者免疫功能受损,尽量避免使用糖皮质激素抗炎治疗。局部治疗以消炎、干燥、收敛、防治继发感染为原则,宜根据皮损特征选择适当的外用药剂型。

带状疱疹急性期提示免疫功能急剧下降,需停止抗肿瘤治疗。带状疱疹治疗康复后 1 月,评估患者营养和免疫状况后,再进行化疗、放疗等抗肿瘤治疗。

(徐健)

第九章

肿瘤合并皮肌炎

特发性炎性肌病(idiopathic inflammatory myopathies,IIM)是一组以四肢近端肌肉受累为突出表现的异质性疾病。其中以多发性肌炎(polymyositis,PM)和皮肌炎(dermatomyositis,DM)最为常见。临床表现为对称性四肢近端肌无力、特征性的皮肤受累(PM 则无皮肤受累表现)外,可出现多系统损害:肺部、心脏、消化道、肾脏、关节等均可受累,可致间质性肺炎、肺纤维化、胸膜炎、心律不齐、传导阻滞甚至充血性心力衰竭和心包压塞、发音困难、吞咽困难、饮水呛咳、蛋白尿、血尿、关节炎等。我国 PM/DM 的发病率尚不十分清楚,国外报告的发病率约为 0.6~1/ 万,女性多于男性,DM 比 PM 更多见。PM/DM 并发恶性肿瘤,目前国内外已有广泛的相关文献报道。IIM 患者合并肿瘤的死亡率显著高于不合并者,伴发恶性肿瘤是 IIM 死亡患者中最严重的危险因素之一,IIM 患者中 DM/PM 伴发恶性肿瘤的风险最高。

一、流 行 病 学

PM/DM 并发恶性肿瘤的发病率文献报道不尽相同,差异较大,在 10%~60% 之间,DM 伴发恶性肿瘤的风险显著高于 PM。PM/DM 并发恶性肿瘤患者中 34% 患者恶性肿瘤可发生于 PM/DM 前,40% 患者 PM/DM 先于肿瘤出现,主要发生于 45 岁以上的患者,且男性患者并发恶性肿瘤率显著高于女性患者,DM 患者伴发恶性肿瘤的风险显著高于 PM 患者,DM/PM 伴发恶性肿瘤的类型与普通人群相似,可见于全身各系统器官,但不同种族其并发恶性肿瘤病谱有较大差异。

1916 年,Sterze 首次报道了 PM 并发胃癌,以后 DM/PM 伴发恶性肿瘤的文献报道日益增多,亚裔人群中 PM/DM 相关的恶性肿瘤的好发类型不同于白种人,种族背景为 PM/DM 相关恶性肿瘤筛查的因素之一。如白种人中 DM 合并鼻咽部肿瘤的患者罕见,而在北非和亚洲人群中却并不少见,提示肿瘤的发生与种族和地理位置有关。西方国家以卵巢癌、乳腺癌、肺癌、胃肠道肿瘤及白血病等常见,而在亚洲地区,则以伴发鼻咽癌和肺癌最为多见。日本 PM/DM 合并胃癌、肺癌和乳腺癌更为多见。Ungprasert 等对 2518 例亚裔特发性炎性肌病患者进行回顾性分析显示:有 $10.0\% \pm 6.4\%$ 的患者伴发恶性肿瘤。DM 患者比 PM 患者好发(发生率分别为 $12.3\% \pm 8.5\%$、$5.5\% \pm 7.8\%$),鼻咽癌、肺癌是最常见的伴发肿瘤(1.88%),其次是乳腺癌、结肠癌、胃癌和肝胆恶性肿瘤(发生率分别为 1.14%、0.79%、0.79% 和 0.79%)。苟丽娟等对 2002 年至 2012 年近 10 年间收录发表的中文文献中报道的 DM 或 PM 合并肿瘤患者 694 例进行分析,其中男性占52.88%,女性占 47.12%,肿瘤类型最多为鼻咽癌(占 30.26%),其次为肺癌、乳腺癌、胃癌、卵巢肿瘤、肝癌、淋巴瘤等。Chen 等对中国台湾地区开展的队列研究中纳入了 1012 例 DM 和 643 例 PM,结果显示:95 例伴发恶性肿瘤,9.4%DM 患者并发恶性肿瘤,而 PM 并发恶性肿瘤率为 4.4%,总体伴发癌症风险 DM 患者显著高于 PM 患者。DM 患者伴发恶性肿瘤风险最大的病种分别是鼻咽癌、肺癌和血液恶性肿瘤,其中鼻咽癌的发病风险高达 140 倍。韩国 So 等人对 151 例 DM 和 PM 患者进行回顾性研究显示:98 例 DM 患者中有23 例伴发恶性肿瘤(23.5%),53 例 PM 患者 2 例伴发恶性肿瘤(3.8%),肺癌(8例)是最常见的恶性肿瘤,DM 患者恶性肿瘤的标准化发病率(SIR)为 14.2。Hill 等对瑞典、丹麦和芬兰 3 个北欧国家的 DM/PM 患者数据汇总分析,618例皮肌炎中 198 例伴发恶性肿瘤(32%),其中 115 例于确诊 DM 后出现;DM伴发恶性肿瘤风险是正常人群的 3 倍,其中卵巢癌 10.5 倍,肺癌 5.9 倍,胰腺癌 3.8 倍,胃癌 3.5 倍,结直肠癌 2.5 倍,非霍奇金淋巴瘤癌 3.6 倍。914 例 PM中 137 例伴发恶性肿瘤(15%),其中 95 例在 PM 诊断后出现。PM 伴发恶性肿瘤风险与正常人群相比,非霍奇金淋巴瘤为 3.7 倍、肺癌 2.8 倍、膀胱癌 2.4倍。Olazagasti 等对 10 个队列研究进行 Meta 分析,各队列中 DM 病例数范围从 49 例到 1012 例不等,平均随访时间 3.7 年至 10.4 年,DM 患者伴发恶性肿瘤的合并标准化发病率 SIR=4.79。Marie 等分析了 32 例伴发血液系统恶性疾病的 DM/PM 患者(18 例 DM,14 例 PM),其中包括:B 细胞淋巴瘤(20 例)、T 细胞淋巴瘤(4 例)、霍奇金病(2 例)、多发性骨髓瘤(1 例)、不伴幼稚细胞增多的骨髓异常增殖综合征(MDS)(3 例)、毛细胞白血病(1 例)和急性淋巴细胞白血病(1 例)。Antiochos 等报道 198 例确诊 IIM 患者中,5 年内有 32 例伴发恶性肿瘤(16.2%),其中 24 例 DM 伴发恶性肿瘤(75%),最常见的肿瘤类型是乳腺癌、肺癌、胰癌和结肠癌,提出 DM 伴发恶性肿瘤的风险比其他 IIM更大。

二、发 病 机 制

尽管 PM/DM 患者伴发恶性肿瘤的发病率在增加,然而 PM/DM 伴发恶性肿瘤的发病机制迄今尚未清楚,肿瘤易感性仍然不明。交叉免疫反应、病毒感染、遗传基因等可能是其主要发病机制。

(一)交叉免疫反应学说

曾有研究者将患者自身的肿瘤浸出液做皮内注射后,出现 PM 和 DM 样皮损,被动转移试验亦为阳性,故认为肿瘤组织与肌纤维、腱鞘、血管等有相似结构,可作为自身抗原与相应的抗体发生交叉反应。

自身免疫学说认为肿瘤组织表达的癌基因蛋白可作为机体自身抗原引起抗体的产生,而机体正常的皮肤和肌肉组织可具有共同的抗原性,从而导致自身抗体在这些部位沉积并发生交叉免疫反应,导致组织损伤和病变。

Toshikuni 等研究显示,在肝癌的癌细胞中发现一种与 Mi-2 抗原有 88.8% 同源性的 cDNA 产物,它们在蛋白质水平上完全相同,这意味着肝癌细胞可刺激机体产生 Mi-2 抗体,而抗 Mi-2 抗体在 PM/DM 患者中的阳性率约 4%~20%,多见于 DM,与 DM 患者的皮疹有关。

Casciola-Rosen L 等证实,某些肿瘤(乳腺癌、肺腺癌及肝细胞癌)和未分化肌肉成肌细胞再生时均可表达高水平的肌炎自身抗原,因而提出了一种交叉免疫模式:肿瘤相关性肌炎患者中,存在针对肿瘤和肌肉再生细胞的自身交叉免疫反应。由于新生的肿瘤过度表达肌肉特异性抗原,刺激特异性 T 细胞和 B 细胞增殖以对抗这些抗原,形成抗肿瘤免疫。一些诱因,如病毒性感染、外伤、毒素、暴露等可造成的肌肉损伤及再生,在其再生过程中表达的肌炎特异性抗原超出一定水平,会重新激活免疫反应,即先前形成的抗肿瘤反应,在有遗传背景的患者中可能诱发自体免疫反应,这种交叉免疫反应可能导致这两种疾病相平行的临床过程,肌炎消退或加重伴随恶性肿瘤缓解或复发。

(二)病毒感染学说

病毒感染可能是重要的发病因素。目前大量研究结果证实了 EB 病毒(EBV)感染与鼻咽癌、霍奇金淋巴瘤、Burkitt 淋巴瘤等发生的关系。Zebra 蛋白是调节 EB 病毒从潜伏状态进入复制状态的关键,具有良好的特异性和敏感性,对鼻咽癌早期诊断具有参考价值,刘越阳等报道 PM/DM 患者 ZEBRA/IgG 抗体的阳性率为 42.86%,在其研究组中病程 <0.5 年的 PM/DM 患者中 EBV DNA 和血清 ZEBRA/IgG 总阳性率为 59.38%,提示 EB 病毒感染与 PM/DM 的

发病有关。Chen 等报道具有抗 EBNA-1-IGA 抗体阳性或 EB 病毒 DNA 水平升高的 PM/DM 患者合并鼻咽癌的风险增高。这也佐证了为什么在鼻咽癌高发的亚洲地区,DM/PM 伴发肿瘤的主要类型之一也是鼻咽癌,淋巴瘤也是常见的合并肿瘤类型。而糖皮质激素、免疫抑制是治疗 PM/DM 最主要药物,长期使用这类药物使患者机体处于免疫抑制状态,更易感染一些致癌性病毒如 EB 病毒、疱疹病毒、人乳头瘤病毒,而这些病毒与鼻咽癌、淋巴瘤皮肤癌、宫颈癌的发生密切相关。

(三) 遗传基因

p53 基因是迄今为止发现的与人类肿瘤相关性最高的抑癌基因,*p53* 基因突变见于人类 50% 以上肿瘤。野生型产物 p53 蛋白是抑癌基因。*p53* 基因编码的产物,可通过调节转录或 DNA 复制而控制细胞周期,从而抑制细胞突变,当 *p53* 基因突变后,其突变型 p53 蛋白抑制野生型 p53 蛋白的转录活性,因此易导致肿瘤发生。2003 年张士发等在一项 p53 蛋白表达的研究中发现:17 例 DM 中,1 例 DM 并发卵巢癌患者的肿瘤细胞及 PBMCs 均表达 p53 蛋白,另 1 例 DM 并发鼻咽癌患者的肿瘤细胞、浸润单个核细胞及 PBMCs 均表达 p53 蛋白。其他 15 例未并发恶性肿瘤的 DM 患者中有 1 例 PBMCs 表达 p53 蛋白。20 例正常对照均阴性。提示 *p53* 基因的种系突变在皮肌炎并发恶性肿瘤中可能发挥重要作用。

血清 p53 抗体是机体对 p53 蛋白产生免疫应答的产物。1982 年 Crawford 首先从乳腺癌患者血清中发现该抗体,随后在肺癌、大肠癌、食管癌、肝癌、膀胱癌及卵巢癌患者血清中检出。而在正常人群中抗 p53 抗体检出率不到 2%。Mimura 等研究了抗 p53 抗体在 PM/DM 患者中的临床意义,在这项研究分析了 PM/DM 患者和正常对照组血清 p53 抗体水平(p53 抗体),显示 p53 抗体血清水平 PM/DM 患者均显著高于正常对照组。然而,在伴发恶性肿瘤患者和那些未伴发恶性肿瘤患者之间血清水平没有显著差异,在 PM/DM 患者中 p53 抗体阳性率 13%(4/31),这 4 例患者中,只有 1 例发现恶性肿瘤。且 p53 抗体阳性者其免疫球蛋白 G 水平显著高于 p53 抗体阴性者,这些结果似乎提示 p53 抗体在 PM/DM 患者中存在是由于 DM/PM 疾病本身的免疫异常所致。

(四) 其他

由于大部分患者的恶性肿瘤是在 PM/DM 发病以后发生,因此一些学者认为在 PM/DM 治疗期间,可能由于使用糖皮质激素、免疫抑制剂及细胞毒药物等,导致机体对肿瘤突变的免疫监视功能下降,而促进了恶性肿瘤的发生。

三、PM/DM 与恶性肿瘤
发病的先后次序

PM/DM 可先于、同时或后于恶性肿瘤发病,但国内外大部分文献报道恶性肿瘤多在 PM/DM 发病后 2 年内发生。诊断 PM/DM 后第 1 年内发生恶性肿瘤的风险最高,以后逐年下降,但是依然高于正常人群,因此恶性肿瘤的筛查工作应在第 1 年内广泛开展。同时,患者一旦诊断 DM,在 3 年内进行动态系统的肿瘤筛查是有必要的。

Antiochos 等报道 87.5% 的恶性肿瘤在诊断 DM 后 2 年内出现,其中 75% 的恶性肿瘤在诊断 DM 后 1 年内出现,12.5% 的恶性肿瘤在诊断 DM 3 年后出现,29.2% 的恶性肿瘤先于 DM 发病的 6 个月前被诊断。Andras 等对 309 例 PM/DM 患者分析,37 例伴发恶性肿瘤者中,恶性肿瘤和肌炎同在 1 年之内出现的比例达 64.8%,指出对恶性肿瘤识别几率最高的是诊断 DM/PM 的前 2 年和后 3 年[此期间共有 28 例 PM/DM 患者发生恶性肿瘤(75.7%)]。Chen 等对 2003~2012 年间 246 例 DM 进行 10 年的回顾性研究,其中 60 例伴发有恶性肿瘤,39 例(65.0%)发生在诊断 DM 后 1 年内,诊断 DM 后第 2 年和第 3 年被发现伴发恶性肿瘤的分别为 13 例(21.7%)、8 例(13.3%)。Stockton 等在苏格兰人群中 705 例 PM/DM 的一项大规模队列研究中发现:PM/DM 患者在确诊 PM/DM 后的 3 个月内伴发恶性肿瘤风险最高(DM 标准化发病率 SIR 达 65.6,随后 2 年内风险仍高,PM 的 SIR 为 12.0,之后风险降低)。

四、PM/DM 伴发恶性肿瘤的
临床表现及高危因素

PM/DM 患者多数慢性病程,少数发病急骤、进展迅速。临床主要表现为肌肉无力和特征性的皮肤损害。肌无力常先表现为四肢对称性的近端肌无力,以后再累及其他肌群如肩胛肌群、颈部肌群、咽喉肌群等,出现相应症状,如上台阶、下蹲、抬头困难,吞咽困难,声音嘶哑等,若膈肌、心肌、关节、肺部等受累则可出现呼吸困难、心肌炎、关节痛/关节炎、间质性肺炎等多器官损害。皮肤主要表现为特征性皮损(PM 患者无皮损表现)如:眶周水肿性红斑、Gottron 丘疹、Gottron 征、甲周病变、"技工手"、"披肩征" 等,皮损严重时可出现皮肤恶性红斑、皮肤坏死、水疱、大疱等,也可出现皮肤血管炎、多形红斑、荨麻疹等非典型皮疹。PM/DM 伴发恶性肿瘤者除表现恶性肿瘤相关症状外,其肌炎相关症状如肌无力及皮肤损害往往更为严重,易出现皮肤恶性红斑、皮肤坏死、严重的吞咽困难等。

45 岁以上、男性、快速发病的肌炎（4 个月）、皮肤坏死、恶性红斑、皮肤血管炎、吞咽困难、血沉（ESR）增快，肌酸磷酸肌酶（CK）升高，较高的 C 反应蛋白（CRP）水平等是 PM/DM 伴发恶性肿瘤的高危因素。关节炎 / 关节痛、间质性肺炎（ILD）、雷诺现象、抗 Jo-1 抗体阳性等作为保护因素可降低 PM/DM 伴发恶性肿瘤的风险。

PM/DM 伴发恶性肿瘤的危险因素国内外文献报道不尽相同，但多数认为与以下几方面有关，识别这些因素有益于治疗和对预后的判断。

Wang 等的一项 Meta 分析纳入了 20 项研究中 380 例 PM/DM 合并恶性肿瘤患者，结果显示：能增加 PM/DM 患者中伴发恶性肿瘤的风险因素是：年龄较大、男性、皮肤坏死和吞咽困难，DM/PM 患者伴发恶性肿瘤的保护因素包括关节炎和间质性肺炎（ILD）。Antiochos 等发现男性 DM 患者更易合并恶性肿瘤（33.3% vs 18.%），年龄 >45 岁 DM 患者合并恶性肿瘤较年轻 DM 患者更多见（95.8% vs 73%），而合并间质性肺炎的 IIM 患者伴发恶性肿瘤几率下降。有趣的是，PM/DM 患者肺癌的发病率显著高于一般人群，同时间质性肺炎作为肺癌的患病危险因素，它和肺癌之间的关系已得到公认多年，而 PM/DM 患者伴发恶性肿瘤的危险因素中间质性肺炎与恶性肿瘤却又呈一个典型的负相关，因此还需要进一步研究来阐明 PM/DM 患者中，是什么机制使得间质性肺炎成为降低伴发恶性肿瘤风险的保护性因素。

Chen 等于 2001 年报道了 PM/DM 伴发恶性肿瘤的两个独立预测因子（$P<0.05$），发病年龄（>45 岁）和男性患者的 DM 具有更高的风险，并发间质性肺炎的患者其恶性肿瘤的发生频率显著降低（$P<0.001$）。Chen 等对 246 例 DM 患者中 60 例伴发恶性肿瘤进行逻辑回归的多变量分析也证明：男性、吞咽困难是恶性肿瘤发生的危险因素，而间质性肺炎作为一个保护因素可降低伴发恶性肿瘤的风险，并且还指出红细胞沉降率升高（ESR>20mm/h）也是恶性肿瘤的发生的危险因素。尚有部分文献报道恶性红斑也是 PM/DM 伴发恶性肿瘤的危险因素。Lu 等一项纳入 28 个队列研究（5829 例 PM/DM 伴发恶性肿瘤）的大型系统回顾和 Meta 分析结果：对于 PM/DM 患者，下列因素均可增加伴发恶性肿瘤的风险：年龄 >45 岁的男性、吞咽困难、皮肤坏死、皮肤血管炎、快速发病的肌炎（4 个月）、CK 升高、较高的 ESR、CRP 水平。降低伴发肿瘤的风险与许多因素有关，包括间质性肺炎的存在、关节炎 / 关节痛、雷诺综合征、抗 Jo-1 抗体阳性等。以下因素增加 DM 患者伴发恶性肿瘤的风险：男性、出现皮肤坏死、ESR 升高（>35mm/h）、C 反应蛋白水平较高或抗 p155 抗体阳性。此外，抗 ENA 抗体的存在似乎可降低恶性肿瘤的风险。以下因素使 PM/DM 伴发恶性肿瘤的风险显著增加：年龄 >45 岁、男性、吞咽困难、皮肤坏死、快速发病的肌炎、皮肤血管炎、肌酸激酶（CK）水平升高、血沉升高（ESR>35mm/h）、高 CRP。PM/DM 并发间质性肺炎、关节炎 / 关节痛、雷诺现象伴发恶性肿瘤的风险显著降低，抗 Jo-1 抗体阳性也降低 PM/DM 伴发恶性肿瘤的风险。但 Andras 等发现 PM/DM 伴发恶性肿瘤者 CK 升高水平低于未伴发恶性肿瘤者。309 例 PM/DM 患者中 30 例 DM 和 7 例 PM 伴发恶性肿瘤，CK 中位数（1776±551）U/L VS（3912±1850）U/L，当伴发的恶性肿瘤在外科手段治疗 1 个月后，CK 值均显著降低，中位数（110±76）U/L。

五、PM/DM 伴发恶性肿瘤的筛查

基于 PM/DM 易伴发恶性肿瘤，因此对于存在高危因素的 PM/DM 患者，临床上应高度重视，及时进行筛查，以期对恶性肿瘤做到早诊断、早治疗。而早期诊断是治疗肌炎相关恶性肿瘤最重要的因素之一，准确的肿瘤筛查工具是实现早期诊断的关键。其中肌炎特异性自身抗体抗 p155 抗体（抗 TIF1-γ 抗体）、抗 p155/140 抗体、抗 TIF1-α 抗体及 TIF1-β 抗体对 DM 伴发恶性肿瘤的诊断有较高的预测价值；而 FDG-PET/CT 诊断 PM/DM 伴发恶性肿瘤的阳性预测值达 85.7%，阴性预测值 93.8%。肿瘤标记物 CA125 和 CA19-9 也有一定的预测价值。

（一）肌炎抗体

PM/DM 的抗体可分为肌炎特异性自身抗体和肌炎相关性抗体二大类。肌炎抗体的检测对筛查 PM/DM 伴发恶性肿瘤有重要意义，既往发现的肌炎特异性自身抗体对 PM/DM 伴发恶性肿瘤的筛查并无明显特异性，新近发现的一些肌炎特异性自身抗体：抗 p155 抗体（抗 TIF1-γ 抗体）、抗 p155/140 抗体、抗 TIF1-α 抗体及 TIF1-β 抗体，对肌炎伴发恶性肿瘤的诊断有较强的敏感性和特异性，可以为筛查肌炎合并肿瘤提供有效手段，对早期诊断肿瘤、评估预后有重要价值。而肌炎相关性抗体阳性的 PM/DM 患者伴发恶性肿瘤的发生率低。

1. **肌炎特异性自身抗体**　2006 年，Targoff 等报道在 IIM 患者体内存在一个针对相对分子质量为 155 000 蛋白质（p155）的肌炎特异性抗体（MSAs）- 抗 p155 抗体，并且发现该抗体与合并肿瘤的成人 IIM 相关。日本学者 Kaji 等在免疫沉淀中发现该 p155 蛋白条带始终伴随着一条弱的 p140 带，相对分子质量为 155 000/140 000 的蛋白质（p155/140 蛋白），并发现针对该蛋白质的特异性自身抗体 - 抗 p155/140 抗体与伴发恶性肿瘤的 DM 相关。随后的研究发现，抗 p155 抗体识别的靶抗原是转录中介因子 1-γ（TIF1-γ）蛋白。转录中介因子 1（TIF1）家族蛋白包括 TIF1-α、TIF1-β 和 TIF1-γ 3 个成员，现已证明 p155 蛋白即为 TIF1-γ，而 p140 蛋白则为 TIF1-α。

Trallero-Araguás 等对 312 例 DM 的一项系统回顾分析显示：抗 p155 抗体诊断恶性肿瘤的敏感性 78%（95% *CI*：45%~94%），特异性 89%（95% *CI*：82%~93%），阳性预测值 58%，阴性预测值 95%。抗 p155 抗体阳性 DM 患者伴发恶性肿瘤的几率是抗 p155 抗体阴性患者的 27 倍，诊断比值比 *OR*=27.26（95% *CI*：6.59~112.82），表明抗 p155 自身抗体测定对肌炎相关恶性肿瘤的诊断及指导治疗是非常有效的。Lu 等的分析结果也证明了抗 p155 抗体阳性的 DM 患者伴发恶性肿瘤风险增加（*RR* 5.57，95% *CI*：2.91%~10.65%）。同样，Szankai 等也证实了在 DM 合并恶性肿瘤中抗 p155/140 抗体是一个有效可行的检测标志物。

杨阆波等进行了一项转录中介因子抗体 TIF1-γ 在 PM/DM 患者血清中的分布状况及其在 PM/DM 合并肿瘤早期诊断中价值的研究，共纳入 PM/DM 患者 146 例（PM 50 例，DM 96 例），其他结缔组织病组 95 例，健康对照组 40 例。结果 96 例 DM 患者中共有 17 例（18%）患者抗 TIF1-γ 抗体阳性，阳性率为 18%，50 例 PM 中仅有 1 例阳性（2%）；其余结缔组织病和健康对照组均为阴性。14 例肌炎合并肿瘤患者均为 DM。血清抗 TIF1-γ 抗体在 DM 合并肿瘤中的阳性率为 64%，在不合并肿瘤的 DM 患者中阳性率为 7%，与 DM 合并肿瘤呈正相关（*OR*=17.74，95% *CI*：5.7%~55.4%）；其诊断 DM 合并肿瘤敏感性为 64.3%，特异性为 92.7%，阳性预测值为 56.3%，阴性预测值为 90.8%。抗 TIF1-γ 抗体阳性的患者发病年龄显著高于阴性组，差异有统计学意义（*P*<0.01），与抗 TIF1-γ 抗体阴性组相比，抗体阳性组合并肺间质疾病的发生率低（*P*<0.01），伴发 V 字型皮疹的阳性率高（*P*<0.05），差异均有统计学意义。

卢昕等发现 PM/DM 患者血清中除可检测到 TIF1-γ 抗体外，尚存在针对 TIF1 家族蛋白其他两个成员的自身抗体，即抗 TIF1-α、TIF1-β 抗体，研究共纳入 DM 患者 156 例，PM 55 例，SLE 70 例，RA 60 例，pSS 46 例和 SSc 14 例，各类型肿瘤 49 例，健康对照 40 例。采用免疫沉淀非标记抗原法分别检测上述研究对象中血清抗 TIF1-α、TIF1-β 和 TIF1-γ 抗体水平。抗 TIF1 抗体在 DM 患者中的总阳性率为 20.5%（32/156），共有 4 种不同类型：单纯抗 TIF1-γ 抗体阳性占总阳性者的 62.5%（20/32）；单纯抗 TIF1-α 抗体阳性占 12.5%（4/32）；抗 TIF1-α 抗体与抗 TIF1-γ 抗体同时阳性者占 21.9%（7/32）；抗 TIF1-β 抗体与抗 TIF1-γ 抗体同时阳性者占 3.1%（1/32）。PM 中仅检测到抗 TIF1-α 抗体，阳性率为 7.3%（4/55），而 PM 合并肿瘤组该抗体阳性率为 0。其余 CTD 组、普通肿瘤组及健康人血清未检测到抗 TIF1 抗体谱。抗 TIF1-α 抗体阳性诊断 DM 合并肿瘤的敏感性为 42.9%，特异性为 96.5%；抗 TIF1-β 抗体阳性诊断 DM 合并肿瘤的敏感性为 0%，特异性为 99.3%；抗 TIF1-γ 抗体阳性诊断 DM 合并肿瘤的敏感性为 64.3%,特异性为 86.6%;利用 *ROC* 曲线下面积对串联和并联检测 3 种抗体的方法用于诊断 DM 合并肿瘤的绩效进行评价,对应的曲线下面积分别为 0.70、0.50、0.76、0.74 和 0.71,提示联合检测抗 TIF1 家族蛋白抗体谱有助于提高 DM 合并肿瘤的诊断。

2. 其他肌炎相关性抗体　Chinoy 等对伴发恶性肿瘤的 IIM 患者的肌炎相关抗体进行了研究,结果显示肌炎相关性抗体(包括抗 PM-Scl、抗 U1-RNP、抗 U3-RNP、抗 Ku 抗体)检测对伴发肿瘤的阳性预测率为 8.7%,阴性预测率为 98.4%,提示肌炎相关性抗体阴性的患者比阳性者更易伴发肿瘤。

(二)肿瘤标记物

Amoura 等对 102 例 PM/DM 患者研究表明,在 PM 和 DM 诊断后的第 1 年内,肿瘤标志物 CA125 和 CA19-9 检测呈高水平时,并发恶性肿瘤的风险最高。在总计 13 例伴发恶性肿瘤中,CA19-9 升高的阳性预测值和阴性预测值分别为 27.3% 和 92.2%。CA125 升高的阳性预测值和阴性预测值分别为 62.5% 和 94.7%,且 CA125 持续的升高增加了伴发肿瘤的风险。CA19-9 和 CA125 同时升高的阳性预测值和阴性预测值分别为 100% 和 92.9%。说明 CA125 和 CA19-9 在 PM/DM 伴发恶性肿瘤的诊断上有一定价值。不同的是 Andras 等研究却显示肿瘤标记物对隐匿性恶性肿瘤并没有预测价值。

(三)影像学检查

Titulaer 等在 2011 年欧洲神经病协会联盟工作组关于伴癌综合征的肿瘤筛查报告中建议:DM 患者应行胸、腹部 CT,女性还应检查盆腔超声及乳腺 X 线,50 岁以下男性应检查睾丸超声。50 岁以上男、女患者还应行结肠镜检查。如果初查结果阴性,应在 3~6 个月内复查,于 4 年内每 6 个月复查 1 次。对胸部筛查推荐 CT,如果是阴性的,可行氟脱氧葡萄糖 - 正电子发射断层显像 (FDG-PET)。由于鼻咽癌在亚洲地区特别是中国东南部亚裔人种中高发,同时鼻咽癌也是这些地区 PM/DM 最易伴发的恶性肿瘤之一,因此 Chen 等建议此区域所有的 IIM 患者均应常规进行鼻咽内窥镜检查。然而常规的影像学检查如 CT、MRI、B 超、X 线等只能发现已经存在一定体积效应的恶性肿瘤,对隐匿性肿瘤难以做到早期诊断和预测。最近多项研究表明 PET-CT 检测肌炎患者中的隐匿性肿瘤有较高价值。

Selva-O'Callaghan 等前瞻性地研究了 2006 年 2 月至 2009 年 1 月间 55 例新诊断肌炎患者,其中男性 18 例,女性 37 例,平均年龄 57.5 岁,DM 49 例,PM 6 例,均行全身 FDG-PET/CT 扫描与常规的癌症筛查(包括胸腹部 CT、钼靶、妇科检查、超声检查及肿瘤标志物检验),中位随访时间 14 个月,并对结果进行了比较。55 例肌炎中 9 例伴发恶性肿瘤（乳腺癌 5 例，肺癌、胰腺癌、阴道癌和结肠癌各 1 例）。7 例 FDG 摄取阳性（1 例假阳性），44 例阴性（3 例假阴性），4 例不能确定，FDG-PET/CT 诊断恶性肿瘤的阳性和阴性预测值分别为 85.7% 和 93.8%。常规筛查发现恶性肿瘤 9 例（2 例假阳性），其余的 46 例阴性（2 例假阴性），阳性和阴性的预测值分别为 77.8% 和 95.7%，广泛的常规筛查手段总体预测值和 FDG-PET/CT 相同（92.7% VS 92.7%）。因此他们认为 FDG-PET/CT 在肌炎患者中诊断隐匿性恶性肿瘤的价值可与广泛的常规筛查方法相媲美。另外，Selva-O'Callaghan 等指出：相对于广泛的常规筛查，通过 PET-CT 检测肌炎患者中隐匿性肿瘤似乎是一个很好的替代方案，转录中介因子 TIF1-γ 已被证明在 DM 患者中筛查恶性肿瘤是有效的，两者相结合的方法或许是确定 DM 患者是否存在隐匿性恶性肿瘤的最佳途径。因此他们建议：患者在确诊 DM 时可检测抗 TIF1-γ 抗体，若抗体阳性，患者需在以后的 3~5 年内每年进行 1 次 PET-CT 的全身检查，抗 TIF1-γ 抗体阴性者，则仅需要在确诊时进行该项目检查。然而基于 PET-CT 价格昂贵，有可能限制其在肌炎伴发恶性肿瘤筛查中的广泛开展。

六、治疗及预后

治疗的基本目标是识别和治疗肿瘤，改善肌肉和皮肤症状，在伴发恶性肿瘤的肌炎患者中进行多学科参与治疗是重要的。PM/DM 病情变化与恶性肿瘤的治疗关系密切，伴恶性肿瘤的 PM/DM 患者，随着肿瘤有效治疗可改善肌炎的临床进程；而肿瘤恶化时，肌炎症状也随之加重。PM/DM 伴发恶性肿瘤者总体预后显著变差，随其伴发的不同类型肿瘤而预后不同，肿瘤恶性程度越高者预后越差。在肿瘤相关的肌炎患者中应尽可能地早发现恶性肿瘤并尽快予手术切除等处理。

在 PM/DM 治疗中，糖皮质激素和免疫抑制剂是最主要药物，但在伴发恶性肿瘤的 PM/DM 中，应用糖皮质激素和免疫抑制剂治疗反应往往不敏感，钟宗良等研究发现在 DM 伴发鼻咽癌的治疗中使用激素治疗无明显生存获益。也有学者认为在伴发恶性肿瘤的 PM/DM 患者更需要使用糖皮质激素和其他免疫抑制剂治疗，Andras 等观察到肌炎的临床进程和伴发的恶性肿瘤相关，大多数情况下 DM 伴发恶性肿瘤者临床症状更为严重，除了常规使用糖皮质激素，使用免疫抑制剂也是必要的，进行有效的抗肿瘤治疗后 DM 患者皮肤及肌肉症状得以迅速缓解。此外，长期应用糖皮质激素对机体的免疫功能有一定影响，但任浙平等认为长期应用糖皮质激素并未显著增加恶性肿瘤的复发和远处转移。

PM/DM 伴发恶性肿瘤者预后均较差,以肿瘤广泛转移、继发感染和恶性肿瘤所致的全身衰竭为主要死因。PM/DM 伴发恶性肿瘤者其总体生存率相比其他形式的肌炎更差,预后和寿命由潜在的恶性肿瘤所决定。

Ponyi 等报道 DM($n=68$)1 年生存率 92.4%,DM 伴发恶性肿瘤($n=16$)1 年生存率 61.8%,DM 伴发恶性肿瘤者 1 年生存率明显变差。Andras 等报道 PM/DM 伴发恶性肿瘤者($n=28$)1 年生存率 86%,5 年生存率 58%。未伴发恶性肿瘤的 IIM 患者 1、5、10 年的生存率分别为 95%、92%、89%。而钟宗良等报道初治鼻咽癌合并 DM 86 例 1、3、5 年总生存率分别为 86.9%、70.2%、58.1%,对照组鼻咽癌未合并 DM 者分别为 96.4%、81.1%、62.7%,差异无统计学意义(χ^2=1.254,P=0.263),合并皮肌炎组患者急性放疗反应较对照组严重,其生存率显著好于其他类型的恶性肿瘤。Wakata 等报道未伴发恶性肿瘤的 PM 患者 6 年生存率 80%,伴发恶性肿瘤者 4 年生存率为 0%。DM 未伴发恶性肿瘤 6 年生存率为 73.6%,伴发恶性肿瘤患者 5 年生存率为 10%。从以上数据可看出,虽然 PM/DM 伴发恶性肿瘤者生存率差于未伴发者,但不同文献报道的生存率不尽相同,提示 PM/DM 伴发恶性肿瘤患者的预后主要由合并的恶性肿瘤所决定。

（赵培珠　李玉叶）

附:鼻咽癌合并皮肌炎病例分析

患者,男,50 岁,农民,贵州人。因"颜面、躯干红斑,伴双下肢无力半年,吞咽困难 20 余天"来本院就诊。患者半年前无明显诱因颜面部、颈前、上胸部、背部及腰骶部出现紫红色斑片,无自觉症状。伴双下肢乏力,呈进行性加重,直至出现下蹲后起立、上楼梯等困难,双下肢肌肉酸痛。近 20 天来出现吞咽困难,饮水呛咳。期间患者无发热、咽痛、咳嗽、咳痰、胸闷、胸痛、心悸、呼吸困难等,无返酸、嗳气、恶心、呕吐、腹痛、腹泻、黑便等,无声嘶、口角歪斜、流涎、头昏、意识障碍、抽搐等,无鼻出血、回吸性涕血、鼻塞、复视、耳鸣、头痛等,无关节发红、肿胀、疼痛、僵硬等,无发作性指、趾端皮肤苍白、青紫、潮红等改变,当地医院予以"抗过敏"治疗(具体不详),疗效不佳,肌无力及吞咽困难加重,起病以来体重下降 10kg。既往体健,无家庭遗传病史。

于 2014 年 9 月 6 日来本院皮肤科门诊就诊并收住院,查体:T:36.8℃,R:20 次/分,P:90 次/分,BP:106/60mmHg,神清,精神欠佳,消瘦体型,嗅觉、味觉正常,咽无充血、扁桃体无肿大,悬雍垂居中,咽反射减弱。皮肤、巩膜无黄染。颜面部以上睑为中心的水肿性红斑,颈部、上胸部、背部及腰骶部大片状紫红色斑片,Gottron 征阳性。右上颈部可触及一约 1cm×2cm×1cm 大小淋巴结,表面光滑、无压痛,固定无活动,心、肺、腹(−),指、趾端皮肤无紧张、萎缩、溃疡,无指尖变细,指、趾端关节无强直畸形,无双下肢肌力Ⅲ级,肌张力正常,生理反射存在,病理反射未引出。入院后查血常规:白细胞 $11.09 \times 10^9/L\uparrow$、中性粒细胞百分数 80.7%↑、中性粒细胞绝对值 $8.95 \times 10^9/L\uparrow$、淋巴细胞百分数 6.3%↓、淋巴细胞绝对值 $0.70 \times 10^9/L\downarrow$、红细胞 $4.85 \times 10^{12}/L$、血红蛋白 145.0g/L、血小板 $174 \times 10^9/L$;血沉:71mm/h↑;CRP:96mg/L↑;血生化:总蛋白 68.3g/L、白蛋白 34.2g/L、球蛋白 34.1g/L↑、白蛋白/球蛋白 1.0、丙氨酸氨基转移酶 47.3IU/L↑、天门冬氨酸氨基转移酶 93.7IU/L↑、总胆红素 9.6μmol/L、直接胆红素 4.5μmol/L、间接胆红素 5.1μmol/L、总胆汁酸 0.9μmol/L、碱性磷酸酶 81.5IU/L、γ-谷氨酰转移酶 20.6IU/L、胆碱酯酶 6.8KU/L、钾 3.61mmol/L、钠 140.8mmol/L、氯 101.7mmol/L、葡萄糖 4.2mmol/L、尿素 5.52mmol/L、尿酸 283.4μmol/L、肌酐 59.9μmol/L。粪便常规、尿常规无异常。心电图无异常,胸部 X 线片无异常。血清肌酶示:磷酸肌酸激酶(CK):2185.8IU/L↑(参考值:308~174IU/L)、磷酸肌酸激酶 MB 同工酶(CK-MB):138.9IU/L↑(参考值:<24IU/L)、乳酸脱氢酶(LDH):418IU/L↑(参考值:109~245IU/L)、乳酸脱氢酶同工酶(LDH1):349IU/L↑(参考值:15~65IU/L)、α-羟丁酸脱氢酶(α-HBDH):343IU/L↑(参考值:72~182IU/L)。抗核抗体谱检测:抗 Jo-1 抗体(−)、抗双链 DNA 抗体荧光筛查实验(−)、抗核抗体筛查实验(−)、抗 RNP/Sm 抗体(−)、抗 Sm 抗体(−)、抗 SS-A 抗体(−)、抗 Ro52 抗体(−)、抗 SSB 抗体(−)、抗 Scl-70 抗体(−)、抗 PM-Scl 抗体(−)、抗着丝点蛋白 B 抗体(−)、抗 PCNA 抗体(−)、抗双链 DNA 抗体(−)、抗核小体抗体(−)、抗组蛋白抗体(−)、抗核糖体 P 蛋白抗体(−)、抗线粒体 M2 抗体(−)。肌电图检测示:右胫前肌、左股四头肌呈肌源性损伤;左拇短展肌、左三角肌未见异常。皮损病理检查:表皮萎缩变薄,棘层不规则肥厚与萎缩,基底细胞层液化变性,真皮浅中层血管周围可见淋巴、组织细胞浸润,符合皮肌炎皮炎的组织病理学改变。

多学科会诊意见如下:

皮肤科:患者有以下诊断依据:①双下肢无力、肌痛半年,伴吞咽困难;②颜面部以上睑为中心的水肿性红斑,Gottron 征阳性;③血清肌酶显著增高,肌电图显示肌源性损伤,皮损病理检查符合皮肌炎表现。故诊断为皮肌炎。因皮肌炎患者易伴发恶性肿瘤,而皮肌炎伴发恶性肿瘤者总体预后显著差于未伴发者,因此,对于 DM 皮肌炎患者,筛查其是否伴发有恶性肿瘤,以期对伴发的恶性肿瘤做到早发现、早诊断、早治疗,以改善患者预后就显得尤为重要。鉴于本例患者有以下皮肌炎伴发恶性肿瘤的高危因素:男性、年龄大于 45 岁、颜面、颈部、上胸部、背部及腰骶部大片状紫红色斑片(恶性红斑)、吞咽困难、病情进展迅速、肌酸磷酸肌酶显著升高、血沉增快、C 反应蛋白增高。而患者胸片未见间质性肺炎改变,病史中无雷诺现象,抗 Jo-1 抗体阴性;而间质性肺炎、雷诺现象、抗 Jo-1 抗体阳性为伴发恶性肿瘤风险的保护因素可降低皮肌炎伴发恶性肿瘤的风险。故请神经内科、消化内科、耳鼻喉科、肿瘤科等相关科室进行多学科讨论会诊以查找相关系统的肿瘤。

消化内科:皮肌炎患者虽可因咽喉群肌、食管上段肌受累而出现吞咽困难症状,但该患者吞咽困难明显,近期体重下降较快,查体右颈淋巴结肿大,同时又有多个伴发恶性肿瘤的高危因素,故应首先排除食管癌。而食管癌典型症状为吞咽食物梗阻感、进行性吞咽困难、分期较晚者可出现上颈部淋巴结肿大。应行食管镜、胸部 CT 及钡餐、肿瘤标记物等检查排除伴发食管癌。必要时行右颈淋巴结活检。食管有肿瘤时 CT 可显示食管壁环形增厚或不规则增厚,同时可明确有无纵隔淋巴结肿大;食管钡餐可从各种角度观察食管影像如有无管腔狭窄、扩张及食管轮廓的改变等;食管镜能直接观察到病灶部位其及特征,并可活检行病理组织学检查。同时纵隔肿瘤压迫食管也可出现吞咽困难等症状,胸部 CT 可助诊。

神经内科:皮肌炎合并颅内原发肿瘤较为少见,颅内转移性肿瘤相对多见,颅内肿瘤致后组颅神经麻痹时可引起吞咽困难、饮水呛咳等。本例患者病史中无明显颅内压升高症状,无癫痫发作史,无偏瘫及意识障碍等,查体除有咽反射减弱、双下肢肌力下降外无其他神经系统定位征,结合患者右颈淋巴结肿大,考虑其合并原发性颅内肿瘤可能性小,行头颅 MR 或 CT 可排除颅内肿瘤,而原发肿瘤应重点排查头颈部肿瘤及胸部肿瘤,同样可行 MR 或 CT 检查,肿瘤标记物也有一定参考价值。

耳鼻喉科:本例皮肌炎患者有诸多易伴发恶性肿瘤的高危因素,鼻咽癌、口咽癌、下咽癌、喉癌等均可出现与本例患者相似的吞咽困难、饮水呛咳、颈淋巴结肿大等症状体征。而我国南部地区皮肌炎以伴发鼻咽癌最为多见,鼻咽癌侵犯颅底可引发颅神经综合征,肿瘤从破裂孔岩骨尖往后发展越过岩脊或肿瘤自岩枕裂入颅,侵犯到后颅凹颈静脉孔一带,可出现舌咽神经、迷走神经麻痹症状如吞咽困难、饮水呛咳等。患者虽无鼻出血、回吸性涕血、鼻塞、复视、耳鸣、头痛等鼻咽癌典型主诉,但也应高度警惕伴发鼻咽癌之可能,可行鼻咽镜、鼻咽、颈部 MRI 助诊。

肿瘤放疗科:因皮肌炎易伴发恶性肿瘤,本例患者男性,50 岁,皮肌炎发病迅速,有恶性红斑,近期突发严重吞咽困难、体重下降明显,肌酶升高显著,ESR 及 CRP 明显增高,以上为皮肌炎伴发恶性肿瘤的高危因素,而查体右颈部肿大淋巴结,应考虑有伴发恶性肿瘤可能,PET-CT 联合检测抗 TIF1 家族蛋白抗体谱可显著提高 DM 患者伴发恶性肿瘤的诊断率,但本院目前无抗 TIF1 家族蛋白抗体谱的检测项目,若患者经济条件允许,先行 PET-CT 明确全身有无肿瘤病灶,根据肿瘤所在部位进行相应检查以获取病理资料。若患者经济条件不允许行 PET-CT 检查,可行常规检查进行肿瘤筛查。据我国皮肌炎伴发恶性肿瘤特点,以中国南部鼻咽癌最易伴发,患者为贵州人,该地为鼻咽癌好发地区之一,应首先予以考虑,可行鼻咽镜活检、鼻咽 MRI、骨扫描、肿瘤标记物等检查,另外也不能排除食管癌、肺癌等病症,可据相关科室意见行相应检查。

检查结果:①食管钡餐:钡剂通过咽部时间延长,咽肌蠕动减弱、功能紊乱,部分钡剂经鼻孔返流,钡剂在下咽部、梨状窝及食管入口处潴留,食道近端蠕动减弱,中、下段食管充盈良好,钡剂通过顺利,食管轮廓光滑整齐,未见明显扩张或狭窄征象。②肿瘤标记物:CEA:(-)、AFP:(-)、CA125:(-)、CA19-9:(-)、CA15-3:(-)。③胸部 CT:食管管壁未见环形增厚或不规则增厚,双肺下野肺纹理稍增多,纵隔未见占位性病变。④头颈部及腹部 MR:鼻咽右顶部及右侧壁黏膜增厚伴强化,厚度约 0.9cm,咽隐窝消失,增强均匀强化,咽旁间隙尚清晰,双颈 Ⅱ、Ⅲ、Ⅳ区多发肿大淋巴结,颅脑未见异常,颅底骨质未见破坏,腹部脏器未见异常。⑤超声检查:双颈 Ⅰ、Ⅱ、Ⅲ区可见多个淋巴结,右颈 Ⅰ区、双颈 Ⅱ区部分淋巴结肿大,较大者皮髓质分界欠清;肝、胆、胰腺、脾脏未见异常。⑥鼻咽镜:鼻咽顶部不规则突起,表面大量脓性分泌物附着,右侧梨状窝变浅,双侧声带光滑、运动可,声门闭合可。⑦鼻咽部取材活检:(鼻咽部)低分化鳞癌。⑧骨扫描未见异常。

分析:鼻咽 MRI 虽有鼻咽腔右顶部及右侧壁黏膜增厚影像,但未见颅底破坏,骨扫描未见异常,鼻咽活检为低分化鳞癌,故吞咽困难可排除由鼻咽癌侵犯颅底致颅神经受累而引起的吞咽困难和饮水呛咳。食管 CT 及钡餐可排除食管癌所致管腔狭窄引起的吞咽困难,但钡餐见钡剂通过咽部时间延长,咽肌蠕动减弱、功能紊乱,部分钡剂经鼻孔反流,钡剂在下咽部及梨状窝及食管入口处潴留,食管近端蠕动减弱,综合以上,患者吞咽困难、饮水呛咳考虑为皮肌炎致咽肌群、食管上段肌受累所致。据以上检查结果、结合患者病史、症状及体征,最终诊断:皮肌炎伴发鼻咽低分化鳞癌并双颈淋巴结转移($T_1N_2M_0$,Ⅲ期)。

患者确诊皮肌炎伴发鼻咽癌,于 2014 年 9 月 10 日转至肿瘤放疗科住院行综合治疗。①一般性治疗:治疗期间予以雾化吸入、维生素 B_{12} 含漱液等改善放射性口腔黏膜炎,予皮肤放射防护剂涂擦照射野内皮肤以减轻放射性皮炎,同时积极对症、支持治疗。患者入院后吞咽困难愈加明显,直至不能饮水及进食,予留置鼻饲管以便进食。②肿瘤的治疗:因患者属鼻咽癌局部晚期,治疗方案为同步放化疗 + 辅助化疗。于 2014 年 9 月 16 日始鼻咽及颈部淋巴引流区予行螺旋断层自适应放射治疗(TOMO),处方剂量:pGTVnx/pGTVnd=77Gy/33F,PTV=60Gy/33F,放疗 1 次 / 天,5 天 / 周。同时放疗期间分别于第 1、5 周行"多希他赛 + 顺铂"同步全身静脉化疗二周期,放疗结束后每四周一次"多希他赛＋顺铂"辅助化疗共四周期,总计六周期化疗。2015 年 1 月 20 日(放疗结束 2 个月、第四周期化疗后)复查 CT 示:鼻咽右侧壁软组织增厚较前减轻,右咽隐窝及咽鼓管显示较前清楚,双侧颈部Ⅱ、Ⅲ、Ⅳ区肿大淋巴结部分较前有缩小。至 2015 年 4 月 21 日(放疗结束 5 个月、第六周期化疗后 1 个月)复查 MRI 示:鼻咽腔形态、信号未见异常,增强扫描黏膜轻度强化,双侧咽隐窝、咽旁间隙显示清晰,双侧颈部软组织呈弥漫稍长 T_2、T_1 信号改变,但未见明显肿大淋巴结,肿瘤较前明显缩小。2015 年 7 月 28 日(放疗结束后 8 个月,化疗结束后 4 个月)复查 MRI 示鼻咽肿瘤较前进一步缩小,双侧颈部未见明显肿大淋巴结,双侧咽鼓管圆枕强化明显,结合患者近期出现右耳耳鸣,考虑为咽鼓管放射性损伤,请耳鼻喉对症处理后症状改善。患者目前一般情况好,精神、饮食可,轻度口干,余无特殊不适,体重增加 7kg,现定期随访中。

皮肌炎的治疗:患者入院后予甲基泼尼松龙 80mg/ 天静推,放射治疗及同步化疗 1 周后查肌酶:磷酸肌酸激酶 2972.8IU/L↑、磷酸肌酸激酶 MB 同工酶活性 91.0IU/L↑、乳酸脱氢酶 421IU/L↑、乳酸脱氢酶同工酶 123IU/L↑、α- 羟丁酸脱氢酶 378IU/L↑。治疗进行二周后(2014 年 9 月 29 日)复查肌酶:磷酸肌酸激酶 909.6IU/L↑、磷酸肌酸激酶 MB 同工酶活性 39.7IU/L↑、乳酸脱氢酶 363IU/L↑、乳酸脱氢酶同工酶 113IU/L↑、α- 羟丁酸脱氢酶 342IU/L↑,肌酶较前下降,但患者吞咽困难明显,不能进食,改甲基泼尼松龙为泼尼松 60mg/ 天口服。2014 年 10 月 14 日复查肌酶:磷酸肌酸激酶 89.8IU/L、磷酸肌酸激酶 MB 同工酶活性 15.0IU/L、乳酸脱氢酶 193IU/L、乳酸脱氢酶同工酶 61IU/L、α- 羟丁酸脱氢酶 176IU/L,肌酶恢复至正常水平。2014 年 12 月始患者吞咽困难症状逐渐改善,直至能正常进食,患者肌力亦逐渐恢复,皮疹完全消退,泼尼松此时开始每周递减剂量 10mg,剂量减至 20mg/ 天时每周递减剂量 5mg,直至停药。2015 年 2 月 11 日复查肌酶无异常:磷酸肌酸激酶 30.9IU/L、磷酸肌酸激酶 MB 同工酶活性 15.3IU/L、乳酸脱氢酶同工酶 66IU/L、乳酸脱氢酶 240IU/L、α- 羟丁酸脱氢酶 219IU/L。

(赵培珠　李玉叶)

专家点评:

皮肌炎(DM)是特发性炎性肌病中最为常见的一种类型,临床表现主要为对称性四肢近端肌无力、特征性的皮肤受累,可受累多系统而出现相应症状如间质性肺炎、肺纤维化、胸膜炎、心律不齐、心力衰竭、吞咽困难、饮水呛咳、关节炎等。皮肌炎有易伴发恶性肿瘤之特质,发生率在 10%~60% 之间,DM 伴发恶性肿瘤者总体预后较未伴发者显著变差,但因其伴发的恶性肿瘤性质不同而预后不一,因此,对于 DM 患者,应筛查是否伴发有恶性肿瘤,对伴发的恶性肿瘤应做到早期发现、早期诊断、早期治疗,以改善患者的预后。

诊断 DM 后第 1 年内发生恶性肿瘤的风险最高。DM 伴发恶性恶性肿瘤病谱与地域、种族有关,亚裔人种中,亚洲地区特别是中国东南部以伴发鼻咽癌最常见。对伴发恶性肿瘤高危因素(如:45 岁以上、男性、皮肤坏死、恶性红斑、皮肤血管炎、快速发病的肌炎、吞咽困难、血沉增快,肌酸磷酸肌酶升高,较高的 C 反应蛋白水平等)的 DM 患者应重点筛查,而关节炎 / 关节痛、间质性肺炎(ILD)、雷诺现象、抗 Jo-1 抗体阳性等作为保护因素可降低 PM/DM 伴发恶性肿瘤的风险。DM 的临床转归与伴发的恶性肿瘤的病情相平行,伴发恶性肿瘤患者对糖皮质激素及其他免疫抑制剂治疗往往不敏感,治疗上以规范的抗肿瘤治疗为主。鉴于皮肌炎可累及多系统病变,易伴发恶性肿瘤之特点,因此,对于重症患者,行多学科联合诊疗是必要的。

中国贵州省地处中国南部,为鼻咽癌好发地区之一,本例患者系贵州人,男性,50 岁,以多部位皮疹、双下肌无力伴吞咽困难为首发症状,且肌炎发病迅速。查体可见右颈淋巴结肿大,有 DM 典型皮疹(颜面部红斑,前颈、上胸部 V 字征皮损、左膝关节伸面 Gottron 征、背部及腰骶部恶性红斑),下肢肌力下降,肌酶明显升高,肌电图示下肢肌肉肌源性损害,皮损部位皮肤活检符合 DM 病变特征,临床为典型的 DM 表现,且患者有诸多伴发恶性肿瘤的高危因素(男性、45 岁以上、肌炎发病急骤、明显吞咽困难、恶性红斑、肌酶、ESR 及 CRP 显著升高等),随后追查鼻咽镜及活检、MR 等检查确诊为鼻咽低分化鳞癌伴双颈淋巴结转移。治疗上在对鼻咽癌进行放化疗同时,予以糖皮质激素治疗 DM,本例患者糖皮质激素使用量大、疗程长,提示对糖皮质激素不敏感。在对鼻咽癌进行规范的放化疗后,随着患者肿瘤病灶明显消退,其 DM 症状也逐渐消失。本例患者为典型的 DM 伴发恶性肿瘤之病案,有一定的临床参考价值。

本个案由皮肤科首诊皮肌炎,根据发病特点,有多项易伴发恶性肿瘤的高危因素,通过请消化内科、神经内科、耳鼻喉科、肿瘤放疗科等多学科联合会诊,有针对性地进行相关检查,排除疑似病种,在较短时间内明确了皮肌炎伴发鼻咽癌的诊断,肿瘤放疗科及时对鼻咽癌进行规范治疗,同时,在皮肤科协助下对皮肌炎使用了糖皮质激素治疗,最终使患者获得了及时、有效的治疗。本例患者的诊疗过程体现了多学科联合诊疗对于肿瘤相关性疾病的重要性。多学科联合诊疗可充分利用医院的医疗资源,发挥专业特长,科学诊断、制定个体化综合治疗方案,有效优化诊疗过程,缩短了疾病从诊断到治疗的时间,使各项治疗的相互衔接更为紧密,提高了患者的治疗效果。

(李晓江)

第十章

肿瘤合并肝功能不全

肝功能不全指某些病因严重损伤肝细胞时,可引起肝脏形态结构破坏并使其分泌、合成、代谢、解毒、免疫功能等功能严重障碍,出现黄疸、出血倾向、严重感染、肝肾综合征、肝性脑病等临床表现的病理过程或者临床综合征。肝功能不全牵涉到全身正常功能,不仅仅是肝脏出现不适症状,身体其他部位同样可以起到警告作用。

一、肿瘤合并肝功能不全

对于一个肿瘤患者而言,肝功能不全的情况经常出现,可背后的原因却多种多样。有的患者是因为本身就有基础肝病,肝炎甚至肝硬化,肝功能情况不乐观;有的患者是由于肿瘤细胞因子所分泌的毒素,对肝细胞会带来损伤;还有的患者则是因为抗肿瘤药物本身的药毒性导致肝功能不全。不过,一旦出现肝功能不全,会给肿瘤患者带来更大的麻烦,首当其冲的问题就是抗肿瘤治疗难以继续进行。如果在患者肝脏功能状况很差时勉强继续治疗,特别是化疗,很可能会发生肝功能衰竭而导致死亡;可如果因为担心肝功能问题而停止治疗,对于患者而言也无异于放弃。

(一)肿瘤伴有基础肝病

如果患者本身就有基础肝病,那么原发性肝病对化疗药物的吸收、分布、代谢和排泄均有影响。例如病毒性肝炎就是化疗后转氨酶增加的独立危险因素,伴有乙肝病毒感染的肿瘤患者肝功能损害的发生率亦会增加。据统计,合并乙肝的肿瘤患者化疗后肝损伤发生率为35%~65%。抗肿瘤治疗中或紧随其后,乙肝病毒也有可能被再度激活。活动性 HBV 感染者化疗后慢性活动性肝病可能恶化为急性重型肝炎、肝衰竭,而有 5% 以上的患者可能死于肝衰竭。中晚期肝病患者功能肝细胞减少,特别是重型肝炎的患者肝细胞所剩无几,同时致肝病因子影响药酶活性,以上因素均会导致肝功能的进一步损害。对于伴有基础性肝病的患者而言,要对基础肝病坚持治疗、适度保肝,当肝功能改善一定程度后,再给予个体化化疗。如果常规剂量化疗难以承受,可以用"少食多餐"的方法给予抗肿瘤治疗,最大程度降低患者肝脏负荷。

(二)肿瘤本身导致的肝功能不全

对于肿瘤本身所带来的肝脏损害,合理治疗肿瘤恰恰能从根源上解决肝脏问题。但抗肿瘤治疗也不能盲目,仍需评估目前肝脏状况,对症保肝。若有癌性阻塞性黄疸则进行胆汁引流,同时配合个体化治疗,通过这样的方法可以使肿块缩小,缓解梗阻,肝功能也随之可恢复正常。

(三)抗肿瘤药物导致的肝功能不全

据 WHO 统计,药物性肝损伤(DILI)已经上升为全球肝病死亡原因的第 5 位;回顾性分析显示,美国药物性肝损伤占急性肝损伤的 50%,同时发现因 DILI 引起的急性肝衰竭中,抗肿瘤药物位居第 2 位,占 11.9%。成为肿瘤治疗过程中不可忽视的问题。损伤在个体之间和药物之间的差异性很大,造成预测、诊断和防治上的困难。药物性肝损伤可导致肝细胞变性、坏死,如肝脂肪变性;肝内胆汁淤积、肝纤维化和肝血管变性,如肝窦阻塞综合征。肿瘤患者的基础肝病,年龄、性别和基因多态性均会影响药物的代谢,从而降低肝脏的代谢功能,导致药物的毒性增加。

1. **抗肿瘤药物导致肝功能不全的影响因素** ①药物之间的相互作用会改变药物的代谢。药物不良反应发生率随所用药物的数量呈指数型增长,例如临床上常用的联合化疗及止吐、抗感染、退热等支持治疗用药多等。药物之间的相互作用会抑制肝脏解毒功能导致药物毒性增加。CYP450 3A4 与多种化疗代谢相关,多数抗真菌药、抗病毒药物为 CYP4503A4 的抑制剂,如果二者合用亦可导致化疗药物毒性增加。化疗药物代谢涉及 P450 亚型的有顺铂 2E1、3A4,环磷酰胺 2B6、2C9、3A4,阿糖胞苷 3A4,多西紫杉醇 1B1、3A4、3A5,阿霉素 2D6、3A4 等。②同时感染有乙肝病毒的患者,肝脏的细胞色素 P4503A4 也会被抑制,从而导致药物的代谢减慢,药物浓度超出安全范围,使药物的毒性增加。③年龄对药物代谢的影响也不容忽视,小儿血液病肝损害发生率高于成人,例如急性小儿白血病肝损害发生率达到 45%。年龄是 5-氟尿嘧啶毒性的独立危险因素。动物实验表明随鼠龄对柔红霉素的肝脏清除率和心脏毒性增加。④女性患者随年龄增加肝脏对其清除能力下降。例如蒽环类药物主要在肝脏代谢,对阿霉素和表柔比星的清除率,男性高于女性。女性用 5- 氟尿嘧啶毒性较男性增加,这说明性别和药物代谢有关系。⑤药物代谢相关基因变异可能影响药物代谢导致毒性增加,尽管发生率相对低,但是往往导致致命性肝损伤。在美国,每年有 120 人死于因特异体质接受常规剂量药物发生的急性肝损伤。

2. 易导致肝功能不全的化疗药物　化疗药物通常是由于抗癌药物的原形或其代谢物对肝脏的直接毒性作用和机体对药物的过敏反应导致免疫特异质肝损害或代谢异常导致的代谢特异质肝损害。多数抗肿瘤药物需经肝脏代谢或排泄,可出现不同程度的肝功能异常。烷化剂、抗代谢类药物、蒽环类、紫杉类、长春碱类拓扑异构酶抑制剂、铂类以及其他如 ASP、干扰素等是常见的有肝损伤可能的化疗药物。使用伊立替康进行化疗的肿瘤患者,25%~50% 可出现脂肪变性或脂肪肝,如果在肝切除之前使用,会增加脂肪肝的发病率。而使用奥沙利铂进行化疗的 60%~80% 的肿瘤患者可出现血管变化、肝窦阻塞或扩张综合征。

3. 化疗药物相关性肝损伤的临床表现　化疗药物相关性肝损伤在临床上一般表现为血清转氨酶和胆红素的暂时升高,重者可有明显临床症状,如乏力、食欲低下、黄疸等表现,还可有血清结合和非结合胆红素增高,表现为肝细胞性黄疸或同时伴有肝内梗阻性黄疸。严重者可表现为中毒性重症肝炎、胆汁淤积、肝细胞坏死、肝纤维化或肝脂肪变性。

4. 化疗相关性肝损害的预防和治疗　需认真了解患者的病史、用药史、年龄以及性别。对患者的肝功能,肝基础病变进行化疗前评估,并行肝炎相关检测。若患者有基础肝病,需对其进行治疗,若发现肝功能有异常者,肝功能达到以下标准才可考虑化疗:血清胆红素 <1.5 倍正常值上限;AKP、AST 和 ALT<2.5 倍正常值上限(无肝转移),但若有肝转移,AKP、AST 和(或)ALT<5 倍正常值上限。在患者化疗期间需要密切监测肝功能,注意合并用药对肝脏的影响,若合并肝炎者,监测病毒载量,必要时予抗病毒治疗。对有肝脏基础病变的患者可以考虑预防性保肝治疗。若还出现肝损害,应给予积极保肝治疗。在肿瘤患者化疗后也应该对肝功能进行随访监测。

根据 RGR 值,参照《美国药典》毒性分级法评价肝细胞毒性,评价标准为:RGR 值≥75%,细胞毒性等级为 0 或 1 级;RGR 值为 50%~74%,细胞毒性等级为 2 级;RGR 值≤49%,细胞毒性等级为 3~5 级。抗肿瘤药物引起的肝损害的预后差别较大,肝脏毒性大多可逆,但有些即使停药仍可造成肝脏纤维化或肝硬化。对于出现了化疗相关肝损伤的肿瘤患者的化疗策略可归纳为出现了 2 级的肝毒性时,应该暂停化疗,直到毒性恢复至 1 级以内,然后减少用药剂量至原剂量的 75%。如果第 2 次出现大于 2 级的肝毒性,则暂停用药,直到毒性恢复至 1 级以内,然后减少用药剂量至原剂量的 50%。如果第 3 次出现大于

2 级的肝毒性,则考虑停用此化疗药物。

二、肿瘤非手术治疗与肝脏功能损伤

在众多的非手术疗法中,经导管肝动脉栓塞化疗(TACE)是最有效的治疗方法之一。但肝功能损害也是 TACE 后的最常见并发症之一。正常肝的血液供应 25%~30% 来自于肝动脉,70%~75% 来自于门静脉,肝所需氧量 40%~60% 由肝动脉供给。而肝癌血供主要来源于肝动脉。因此阻断肝动脉的血流,可使肿瘤组织缺血坏死。肝癌组织的多血管特性是 TACE 治疗的基础。肝动脉结扎后,肿瘤血供减少 90%,肝脏缺血减少 30%~40%,表明 TACE 治疗肿瘤的同时也导致非肿瘤肝组织的缺血缺氧,从而引起肝功能的损害。经肝动脉灌注化疗药物,碘油乳剂虽大部分停留于瘤内,但仍有部分滞留于瘤周肝组织。碘油在非肝癌组织的存留在 1 个月内逐渐消除,在肝癌组织内则存在数月之久,由此所致的肝组织缺血、缺氧和缺血后再灌注过程引起氧自由基介导的肝细胞损伤,大量自由基物质激活溶酶体系统,并导致细胞 ATP 酶功能障碍,细胞膜出现溶解断裂,对化学毒性耐受性降低。由于化疗剂毒性和碘油毒性及碘油、吸收性明胶海绵栓塞的相互作用,导致肝细胞大量坏死,小叶结构塌陷,最后形成肝硬化。TACE 后癌周非癌肝组织的病理改变特点表现在肝硬化的基础上有假小叶坏死及肝细胞变性、坏死形成。另外,碘化油经肝动脉注入后可逆行栓塞门静脉细小分支,引起门静脉压力的升高,使胃肠道淤血水肿、黏膜屏障受损、肠道菌群易位和毒素入血,又可加重对肝脏的损害。

(一) TACE 术后肝功能不全临床表现

临床上表现为 TACE 后数日内,部分患者出现皮肤、巩膜轻度黄染伴乏力、食欲缺乏。少数肝功能损害较重的患者可出现黄疸、腹水、肝性脑病,严重者可发生急性肝功能衰竭乃至死亡。TACE 后肝硬化形态改变在 CT 上主要表现:癌灶肝叶缩小,非癌肝叶增大,严重者整个肝叶缩小;肝脏表面凹凸不平,呈锯齿状;脾脏进行性增大;脏裂增宽。

HCC 患者多伴有肝炎、肝硬化,肝功能都有一定程度的损害。患者能否耐受 TACE 及预后与化疗前肝功能储备密切相关。在肝功能 Child A、B 级的患者,TACE 不会导致明显的长期肝功能恶化,其术后的肝功能损害常为一过性,多可在 4 周内恢复。有资料分析比较了不同肝功能状况下 TACE 的效果,结果表明 Child A 的肝癌患者术后 1、2、3 年生存率明显高于 Child B、C 级的患者。肝动脉碘油化疗加吸收性明胶海绵栓塞治疗的病例其肝功能损害大于碘油化疗病例。肝储备功能严重受损病例随碘油累积量和治疗次数递增而增多。门静脉阻塞是 TACE 后肝衰竭和肝梗死的常见危险因素。

（二）TACE 术后肝功能不全的预防

避免 TACE 术后出现肝功能严重损害甚至肝功能衰竭等并发症首先是严格掌握 TACE 适应证,对肝功能储备差及门静脉阻塞患者应慎重,术中用药应视患者肝储备功能状况及门静脉癌栓等情况而定;肝功能较差者可待恢复后再行 TACE;门静脉癌栓已不再是 TACE 的绝对禁忌证,但需对患者的全身情况、肝功能、癌栓部位予全面分析慎重选择,这类患者行 TACE 时,除超选择插管外,还需适当减少碘油与化疗药物的用量。TACE 理想的栓塞方法是仅栓塞肿瘤血管的肝段 / 亚段甚至肿瘤供血血管的超选择性栓塞。吸收性明胶海绵栓塞应根据肝功能储备选择,肝功能 Child C 级患者应谨慎使用;对肿瘤超过正常肝脏 50% 的巨大肝癌可行分次栓塞。使用小口径的导管行超选择性栓塞,可使 TACE 对非肿瘤肝组织的损害减低到最小。研究表明,节段性栓塞化疗时由于避开了非靶血管,因而避免或减少了碘油抗癌药反流至非癌肝区,对非癌肝组织损害轻微。节段性栓塞化疗对肝癌病灶杀伤性强,对肝功能损害小,远期疗效明显优于常规栓塞化疗。

（三）TACE 术后肝功能不全的治疗

TACE 前后选用一些保肝药物,可预防或减轻 TACE 后的肝功能损害TACE 时,肝细胞的缺血缺氧和化疗药物的细胞毒性作用,引起肝细胞线料体、微粒体、高尔基体、内质网、溶酶体等膜性结构的损伤。必需磷脂可保护这些膜性结构并促使受损膜性结构的修复,从而维护正常肝功能。必需磷脂用于TACE,可防止肝细胞损害,保护肝脏功能,增强患者对栓塞化疗耐受性。乌司他丁为生理性存在的蛋白酶抑制剂,可稳定溶酶体膜,抑制粒细胞弹性蛋白酶和细胞自溶素 G,阻止中性粒细胞、单核细胞和巨噬细胞聚集,减轻组织的损害程度。TACE 术前后使用乌司他丁可有效地保护肝功能,明显增强化疗药物的抗肿瘤效应。腺苷蛋氨酸能对抗 TNF,抑制 TNF-α 的表达,从而降低血清TNF 水平,减轻肝内胆汁淤积和肝细胞损害,TACE 术后应用腺苷蛋氨酸护肝治疗,能明显减轻肝功能损害。

三、保护肝脏药物的分类及作用机制

①肝细胞膜保护剂:特异性地与肝细胞膜结合,起到稳定、保护、修复细胞膜,促进肝细胞再生、协调磷脂和细胞膜功能、降低脂肪浸润、增强细胞膜的防御能力。代表药物是多烯磷脂酰胆碱。②解毒保肝药物:提供巯基或葡萄糖

醛酸,增强解毒功能;或者络合重金属,形成稳定的水溶性物由尿排出,增强解毒功能。代表药物有葡醛内酯、硫普罗宁、青霉胺等。用于食物或药物中毒;治疗急慢性肝炎、酒精性肝炎、药物性肝炎、脂肪肝和重金属中毒性肝损伤。③抗炎类药物是通过各种机制发挥抗炎作用,有类似激素的作用。代表药物主要为甘草酸制剂,如复方甘草酸胺、甘草酸二胺、复方甘草酸、天晴甘美。临床应用于各型肝炎(病毒性肝炎、药物性肝炎、酒精性肝炎、脂肪性肝炎、自身免疫性肝炎)的治疗。④促进肝细胞再生药物是刺激正常肝细胞 DNA 合成,促进肝细胞再生,或促进肝细胞膜再生、促进肝脏代谢。代表药物有促肝细胞生长素、易善复、胰岛素、生长激素等。临床应用于重症肝病及肝切除术后肝功能不全。⑤激素类保肝药是抗炎、抑制免疫反应、利胆等综合作用。代表药物是地塞米松。⑥利胆保肝药物是促进胆汁分泌,减轻胆汁淤滞。代表药物有腺苷蛋氨酸、熊去氧胆酸。⑦维生素及促进代谢类药物促进物质代谢和能量代谢,保持代谢所需各种酶的活性。代表药物有代表药物有各种氨基酸制剂、各种水溶性维生素,如维生素 C、复合维生素 B、辅酶 A、ATP、FDP、门冬氨酸钾镁等。脂溶性维生素除维生素 K 外,一般不用。⑧改善肝脏微循环药物是改善肝脏微循环,增强肝细胞血供,改善肝细胞营养,有利于肝细胞再生和功能恢复。代表药物有前列腺素 E_1、丹参等。⑨降酶类保肝药是对细胞色素 P450 酶活性有明显诱导作用,从而加强对四氯化碳及某些致癌物的解毒能力。代表药物有联苯双酯和双环醇片。因对天冬氨酸氨基转移酶作用不明显,有学者认为无保肝作用。因降低 ALT 作用肯定而对 AST 作用不明显,有认为降酶为中和血清中 ALT,无保肝作用,不建议常规应用。

(耿嘉蔚　张鹤鸣)

附:结肠癌合并肝肾功能不全病例分析

　　患者,女性,50 岁,农民。2012 年 2 月因肠梗阻入院,后行左半结肠癌根治术,术后病理示:结肠肝曲中 - 低分化腺癌,癌组织侵及肠壁全层,两断端未见癌组织,浆膜面淋巴结(5/9),分期:$pT_3N_2M_0$ Ⅲ 期。术后行 8 周期 FOLFOX4 方案化疗,末次化疗时间为 2013 年 5 月。治疗后评价:CR。2014 年 7 月因黄疸、腹胀、腹股沟淋巴结肿大就诊。CT 示:肝内胆管扩张,肝内胆管扩张,肝内多发转移灶,肠系膜区、脾门区、胰腺周围片状密度增高影,考虑转移;腹腔、腹膜后淋巴结转移,颈椎、胸椎广泛转移;腹膜后转移淋巴结压迫左输尿管致左肾萎缩,左肾左输尿管腹段及肾盂扩张积水。右肾正常。诊断为结肠癌肝、骨、腹腔淋巴结多发转移 $rT_3N_2M_1$ Ⅳ 期。入院查体:慢性病容,黄疸面貌,神志清楚,左锁骨上及 5cm×4cm 包块,质硬,界不清,无压痛。双肺呼吸音清,未闻及明显干、湿啰音,心率 80 次 / 分,律齐。腹膨隆,下腹见 20cm 手术瘢痕;肝脾未触及,双侧腹股沟淋巴结肿大,质硬,无压痛;双下肢不水肿。

实验室检查:2014 年 7 月 3 日肿瘤标志物:CEA 12.30μg/L,CA-125 97.33μg/L,CA-242 23.85kU/L,CA-724 11.03kU/L;肝肾功能:AST23U/L,ALT 7U/L,碱性磷酸酶 102U/L,肾功能:Scr 108μmol/L BUN 5.54mmol/L。

2014 年 7 月 15 日肾功能显像:左肾血流灌注减低;左肾萎缩,功能重度受损;右侧上尿路轻度梗阻。

影像学检查:2014 年 7 月 10 日 CT:①肝内胆管扩张,肝内多发转移灶,肠系膜区、脾门区、胰腺周围片状密度增高影;左侧锁骨上、左侧腋窝、肝门区、上中腹及腹膜后、双侧髂血管旁淋巴结肿大;左侧输尿管盆段壁增厚并周围软组织肿块,考虑为恶性肿瘤广泛转移。②左肾左输尿管腹段及肾盂扩张积水。③ C_{5-7} 椎体及附件骨质破坏,T_{1-3} 椎体密度不均匀,考虑转移。④颈部双侧、纵隔内及双侧腹股沟区多发淋巴结显示。

临床诊断:①结肠癌肝、骨、腹腔淋巴结多发转移 $rT_3N_2M_1$ Ⅳ期;②左肾萎缩,肾功能不全代偿期。

治疗方案确立为:Avastin+CPT-11+5-FU 方案治疗。患者于 2014 年 7 月 19 日行 Avastin 治疗,2014 年 7 月 20 日复查肝肾功能:Scr 85μmol/L,BUN 3.49mmol/L,UA 331μmol/L,AST 517U/L,ALT 486U/L,D-BIL 8.6μmol/L,IBIL 5.1μmol/L,TBIL 13.7μmol/L。

患者转氨酶指标明显增高,患者全身皮肤、黏膜黄染,巩膜黄染,遂停止继续化疗。经昆华医院专家会诊后给予"熊去氧胆酸""复方消化酶""复方甘草酸苷"保肝治疗。经积极保肝治疗后,2014 年 7 月 30 日复查肝功能:AST 171U/L,ALT 199U/L,D-BIL 124.4μmol/L,IBIL 25.6μmol/L,TBIL 124.4μmol/L,碱性磷酸酶 1196U/L。肝功能 Child-B 级。

多学科会诊(大肠科、腹部外科、泌尿外科、病理科、影像科、肿瘤内科):

大肠科:50% 以上大肠癌患者诊断时已是进展期,出现区域淋巴结或腹膜种植转移,结直肠癌的手术效果仍不满意,术后的 5 年生存率仍徘徊在 50% 左右。该患者在术后一线 FOLFOX4 方案化疗 8 周期一年后出现肿瘤复发,结合临床和影像学资料考虑肿瘤复发并肝、腹腔、颈、胸椎广泛转移,诊断为转移性结肠癌Ⅳ期。患者的腹腔、颈椎、胸椎广泛转移,并出现梗阻性胆汁淤积和转移淋巴结压迫左输尿管致左肾萎缩,右肾正常,肾功能处于代偿状态,目前患者的身体状况和复发病灶范围广泛难以行 R0 切除,目前考虑姑息对症支持治疗,待患者的黄疸症状和肾功能恢复后再行治疗。

腹部外科:据相关研究结果显示肠直肠癌化疗后最易出现肝损害,化疗后肝损害发生率可达 45% 左右。肿瘤分级和分期越高,化疗之后产生肝损害的几率也越大,即化疗后肝损害产生率与患者肿瘤程度呈正相关。患者目前是晚期结肠癌多发转移,已无手术治疗指征,考虑先行 PTCD 术改善肝门区肿大淋巴结压迫胆管出现梗阻性胆汁淤积的症状。

泌尿外科:肾脏是多种化疗药物及其代谢产物的代谢和排泄物的器官,肾脏功能受损,药物排泄延缓会导致药物引起的不良反应加重。出现肾功能不全的患者,进行化疗时应该慎重选择药物并根据患者肾功能水平调整药物剂量。本例患者转移淋巴结压迫左输尿管致左肾萎缩,右肾正常,为肾功能不全的临床表现,肾功能处于代偿期,结合患者的具体情况,建议暂给予改善肝、肾功能的对症处理。

病理科:患者术后病理结果诊断明确:结肠肝曲中 - 低分化腺癌,癌组织侵及肠壁全层,两断端未见癌组织,浆膜面淋巴结(5/9),病理诊断结肠癌 $pT_3N_2M_0$ Ⅲ期。1 年后肿瘤复发,结合影像学资料目前诊断为结肠癌肝、骨、腹腔淋巴结多发转移 $rT_3N_2M_1$ Ⅳ期。

影像科:CT 片分析,肝内胆管扩张,肝内多发转移灶,肠系膜区、脾门区、胰腺周围片状密度增高影;左侧锁骨上、左侧腋窝、肝门区、上中腹及腹膜后、双侧髂血管旁淋巴结肿大;左侧输尿管盆段壁增厚并周围软组织肿块,考虑为肿瘤广泛转移;$C_{5\sim7}$ 椎体及附件骨质破坏,$T_{1\sim3}$ 椎体密度不均匀,考虑转移;颈部双侧、纵隔内及双侧腹股沟区多发淋巴结显示。符合肿瘤复发腹腔、颈椎胸椎广泛转移影像学表现。

肿瘤内科:现患者因肝内转移,肝门肿大淋巴结压迫胆管,出现梗阻性胆汁淤积后,病情进展迅速,ECOG 评分 3 分。由于患者严重的肝、肾功能不全,且在一线 5-FU 为基础的 FOLFOX 联合化疗后,如再给予二线 FOLFIRI 治疗,患者无法耐受化疗的毒副反应;患者的经济条件不能承受分子靶向药物治疗,结合目前的病情,同意外科建议行 PTCD 术,在肝、肾功能好转后,可考虑给予姑息性单药雷替曲塞化疗。雷替曲塞属于抗代谢类抗肿瘤药物,是一种胸苷酸合酶的特异性抑制药。相关研究报道雷替曲塞单药治疗晚期复发转移大肠癌,有效率 14.3%~19.7%。晚期不适合 5-FU/ 亚叶酸钙的晚期结直肠癌患者可考虑雷替曲塞单药治疗。

综合多学科会诊意见,患者目前晚期结直肠癌已无手术治疗的指征,行 PTCD 术治疗后行单药雷替曲塞姑息性化疗的治疗方案。患者 2014 年 8 月 7 日行 PTCD 术,患者黄疸症状经治疗后好转,肝功能酶学指标明显下降,转为轻度肝损伤;Child-B 级。于 2014 年 8 月 19 日至 9 月 10 日行雷替曲塞 4mg 单药方案化疗两周期。化疗期间患者出现轻度消化道反应,给予对症处理。化疗结束后,两周期复查,肝肾功能恢复正常,ALT 30U/L,AST 51U/L,D-BIL

9.9μmol/L,IBIL 8.2μmol/L,TBIL 17.3μmol/L,Scr 81μmol/L,两周期化疗后复查CT,病灶明显缩小,疗效达PR。雷替曲塞单药化疗后患者病情好转,一般情况明显改善,全身获益明显。

（雷巧　鲍明亮）

专家点评:

当患者有肝肾功能不全时,由于担心化疗药物对肝、肾功能的影响以及化疗的不良反应加重等问题,患者往往会失去化疗的机会。即使是已经有肝、肾功能损害的患者,根据患者的实际情况选择合适的药物和适当的治疗方法,进行化疗是安全的,并且患者能从治疗中获益。肿瘤引起的肝肾功能不全患者,化疗后肿瘤如果得到有效控制,患者的肝、肾功能也能逐渐改善,甚至恢复。

本例患者是结肠癌肝、骨、腹腔淋巴结多发转移 $rT_3N_2M_1$　Ⅳ期。因肝门肿大淋巴结压迫胆管,出现梗阻性胆汁淤积后,病情进展迅速,ECOG评分3分,预计生存期<3个月。由于患者严重的肝和肾功能不全,且在一线5-FU为基础的联合化疗后,评价无法耐受L-OHP、CPT-11、5-Fu联合化疗的肝、肾毒性,如再给予二线治疗,患者可能不能耐受,故以对症支持治疗为主。

患者在经PTCD术引流治疗后肝转氨酶改善,胆汁淤积为腹腔肿瘤压迫胆道引起,患者左侧肾脏压迫性萎缩,但右侧肾脏正常,肾功能为代偿表现,能够耐受低肾毒性药物;结合临床给予姑息性雷替曲塞单药化疗。经过两个周期的治疗后,肝、肾功能恢复正常,肿瘤得到控制,目前评估患者病情达到稳定,全身一般情况改善,临床获益明显。

由于肝、肾功能不全,在常规治疗已失去化疗机会的情况下,通过各科室的协同协助,制定个体化方案使患者能够继续行姑息性化疗,控制疾病的快速进展,并取得了显著临床获益,采用雷替曲塞单药治疗复发转移不能耐受5-FU/亚叶酸钙的晚期结直肠癌。说明在晚期肿瘤患者病情进展,特别是肝、肾功能不全的情况下,通过多学科的协作为患者制定个体化的方案,雷替曲塞对治疗本例无器质性病变的肝肾功能异常的晚期结肠癌患者安全且临床效果明显。雷替曲塞单药可应用于多线化疗后病情进展的晚期结直肠癌患者,具有较好的疾病控制率和较高的安全性,能改善患者生活质量,延长生存时间,尤其对于晚期结直肠癌患者在不能耐受氟尿嘧啶联合化疗时,雷替曲塞将逐渐成为可靠选择。《中国结直肠癌治疗规范(2015版)》首次说明不适合5-FU/LV的晚期结直肠癌患者可以考虑雷替曲塞单药治疗。

（李云峰）

第十一章

肿瘤合并肾功能不全

　　肾功能不全是肾脏功能部分或全部丧失的病理状态,按其发作之急缓分为急性和慢性两种。肿瘤合并肾功能不全在肿瘤患者中有着较高的发生率,由于很多因素可造成肿瘤患者肾功能损害,如肿瘤本身、转移、肿瘤相关的炎症介质以及一些检查、治疗,特别是治疗所采用的放疗、化疗等手段。肾功能不全可导致代谢产物和毒素的潴留,水、电解质和酸碱平衡失调,引起患者不同程度恶心、食欲减退、不耐受口服用药等。电解质紊乱、感染等并发症又会加重肾损害,而肿瘤患者一旦并发肾功能损害,病情迅速加重,直接影响患者生存期。

一、肿瘤合并肾功能不全的发病机制

　　肿瘤患者合并肾脏功能不全的原因很复杂,肿瘤本身、转移及其检查、治疗过程中都对肾脏功能有影响,原有的肾脏基础疾病,肾脏切除手术,慢性疾病如高血压、糖尿病以及年龄本身也对患者的肾脏功能有影响。恶性肿瘤因其特殊病理生理变化常伴发多器官功能损伤,合并急性肾损伤是临床中比较常见的情况,常导致病情恶化,甚至出现死亡。恶性肿瘤引发急性肾衰竭的主要机制:恶性肿瘤本身激发免疫反应,出现免疫复合物沉积于肾小球,恶性肿瘤代谢物、高尿酸血症损伤肾小管,肿瘤直接侵犯肾脏组织,肿瘤压迫或侵犯尿路导致尿路梗阻,化疗的肾毒性;恶性肿瘤患者进食差,营养状况差,肾灌注不足,合并感染、大量腹水、多器官功能受损等,此外,高龄患者及既往有肾病史患者更容易出现急性肾损伤。

(一)与肿瘤直接相关的肾功能不全

　　肿瘤所致肾损害的主要机制包括肾脏肿瘤、肾外肿瘤直接侵犯肾脏、免疫学异常介导、肿瘤代谢异常及治疗肿瘤过程中导致的不良反应,其发生机制各不相同,有些机制尚不十分明了。

1. **肾前性疾病**　造成肾前性肾功能不全的原因主要是患者低血容量,导致肾脏低灌注,从而出现肾功能损害。常见于化疗引起恶心、呕吐或合并发热、消化道大出血的患者。也可见于肝脏肿瘤患者并发肝肾综合征,致肾皮质血管收缩、肾血流下降。不合理的抽放腹水、过度利尿等可导致有效循环血容量下降,也是引起肾衰竭原因。大剂量应用白介素 -2 治疗可导致渗透综合征,也可引起肾功能损害。

2. **肾性疾病**

(1)肾小球性疾病:主要是因为肾血流量减少,肾小动脉收缩,肾血管内皮细胞肿胀,肾血管内凝血等原因引起。病理类型多种多样,可表现为膜性肾病、微小病变、局灶性肾小球硬化、淀粉样变、增生性肾小球肾炎等。膜性肾病可见于实体瘤如肺癌或结肠癌患者。微小病变或局灶性肾小球硬化可见于霍奇金淋巴瘤患者,其发病和患者异常活化的 T 细胞分泌有害的细胞因子导致肾小球损害有关,肿瘤因相关抗原形成免疫复合物,沉积于肾小球毛细血管。淀粉样变包括原发性和继发性,一般由多发性骨髓瘤、肾癌、霍奇金淋巴瘤、慢性淋巴细胞白血病引起。

(2)肾小管和肾间质疾病:主要机制是肾脏缺血、中毒等造成肾小管坏死及肾小管阻塞,以及原尿反流至肾间质造成间质水肿等引起。常由高尿酸血症、电解质紊乱引起。某些肿瘤,尤其是胃肠道肿瘤,可因分泌某些激素样物质而引起高血钙、低血钾、低血钠,此外部分患者由于放疗或化疗,导致严重消化道反应,剧烈呕吐可引起或加重电解质紊乱,从而造成肾小管损伤,肾间质病变。电解质紊乱如高钙血症可引起肾血管收缩,钙在肾小管及间质沉积,造成小管梗阻,出现肾功能不全。

临床某些影像学检查,如增强 CT、血管造影等,需要应用含碘造影剂。研究发现,使用造影剂检查后,患者的血肌酐水平都有不同程度升高,如果患者既往存在肾功能不全或造影剂使用不当,部分患者甚至出现造影剂肾病。一些患者病理上表现为急性肾小管坏死,而有一些患者表现为急性间质性肾小球肾炎及肾动脉栓塞。化疗药物可直接导致肾脏损害,其中铂类衍生物是最常导致肾损害的化合物,此外肿瘤在放疗时也可产生放射性肾损伤。顺铂(CDDP)是最常见的引起肾脏损害的药物,也是肾毒不良反应最严重的药物,主要作用机制是小管间质损伤,与顺铂剂量相关,有蓄积性。环磷酰胺(CTX)直接作用在远端肾小管,主要不良反应是出血性膀胱炎,亚硝基脲类长期应用可导致不可逆的慢性进展性间质性肾炎。甲氨蝶呤药物在小管内沉积,大剂量应用时出现非少尿型肾衰竭,患者会出现肾小管性急性肾衰竭。

急性肿瘤溶解综合征(ATLS)是肿瘤或白血病治疗过程中紧急的并发症,

是由于肿瘤细胞大量溶解、细胞内容物快速释放入血引起的代谢紊乱综合征。主要表现为高尿酸血症、高钾血症、高磷血症、低钙血症、顽固性代谢性酸中毒和急性肾功能不全（ARF）等。ATLS 好发于生长指数高的肿瘤，最多见于血液系统恶性肿瘤，尤其是非霍奇金淋巴瘤和急性淋巴细胞白血病。常发生于肿瘤负荷重或对化疗敏感的肿瘤化疗后，临床上最多见于细胞毒药物的抗肿瘤治疗时，也可因放射治疗、皮质类固醇激素治疗、发热等因素诱发。某些生长迅速的恶性肿瘤由于局部缺血、缺氧，大量肿瘤细胞坏死、自溶可出现自发性肿瘤溶解综合征（STLS），某些高危患者在发热、脱水等诱发因素下也可发生肿瘤细胞自溶而发生 STLS。由于上述因素，癌细胞大量死亡，核酸分解亢进，血尿酸浓度增高，尿酸从尿中排出增多，尿酸盐结晶可沉积于肾小管引起肾内梗阻，也可沉积于肾间质，引起间质性肾炎。

多发性骨髓瘤（MM）是浆细胞异常增生，并导致单克隆免疫球蛋白异常增高的一种血液恶性肿瘤。它常常侵犯全身各组织器官，主要累及骨骼系统、造血系统及肾脏等，而肾功能不全则是其最常见和最严重的合并症之一，是仅次于感染的致死原因。MM 并发肾脏损害时又被称为骨髓瘤肾病。MM 肾损害发生率约为 60%~90%，临床可表现为蛋白尿、肾病综合征、急慢性肾功能不全、慢性肾小管功能不全、代谢紊乱（包括高钙血症和高尿酸血症）及反复发生尿路感染等。其产生机制包括多种因素，主要与血浆中的游离轻链（即本周蛋白）对近端肾小管的直接毒性或形成蛋白管型导致远端肾小管阻塞有关。其他参与发病的因素包括骨质破坏所致的高钙血症、代谢异常或化疗产生的高尿酸血症、骨髓瘤细胞浸润所致的高黏滞综合征及淀粉样变性等。肾功能不全可在起病时由于上述因素产生，也可在病程中随着疾病进展或化疗药物的肾毒性作用、有效循环血量不足（如呕吐、腹泻、摄入量不足、不适当利尿、使用非甾体类解热镇痛药等）、感染等诱因未及时纠正等诱发或加重肾功能不全的进展。

（3）血栓性微血管病变：部分肿瘤如胃癌、胰腺癌以及前列腺癌患者可分泌黏蛋白，可引起溶血性尿毒症综合征以及相关的血栓性血小板减少性紫癜。溶血性尿毒症综合征（HUS）主要表现为微血管病性溶血、血小板减少和急性肾衰竭三联征。若同时伴有神经系统症状和非感染性发热则为血栓性血小板减少性紫癜。HUS 病因多样，发病机制仍不明确，多数学者认为其基本病理过程是弥散性血管内凝血（DIC），主要包括毛细血管内皮细胞受损、凝血与纤溶系统异常、遗传与补体调节失调及细胞因子参与等。由抗肿瘤药物引起的 HUS 称为化疗相关性 HUS，其病理学特征为广泛的微血管病变，又称为化疗相关性微血管病性溶血性贫血（MAHA）。Medina 等认为药物相关性 HUS 的发病机制与免疫介导及药物直接毒性作用相关。此外，丝裂霉素、吉西他滨以及博来霉素联合顺铂可能导致微血管性病变,患者出现溶血性尿毒症,可以在治疗停止后几个月后出现。

(4)肿瘤浸润:肿瘤可通过血行播散、淋巴管转移或直接蔓延,直接侵犯肾脏,使肾及输尿管、肾周围组织受损害。目前发现肺癌是实质性脏器肿瘤中最易转移至肾脏的肿瘤,也可见于进展迅速的血液系统恶性疾病如淋巴瘤或急性白血病,一般表现为急性肾衰竭、肾脏增大。

3. **肾后性**　急性尿路梗阻引起的肾后性急性肾衰竭(PARF)是泌尿外科常见急症之一,其发病机制是尿路梗阻导致肾盂内压的不断升高,使肾小球的滤过降低甚至停止,从而导致氮质血症的出现,并引起肾脏不同程度的损害。如果出现双侧尿路梗阻,对肾功能损害更严重,可能导致肾衰竭。导致肾后性肾衰竭的原因众多,常见的肿瘤性因素有直肠癌、子宫颈癌、子宫内膜癌、结肠癌、原发腹膜后肿瘤、腹膜转移肿瘤,原发性尿路上皮肿瘤,前列腺癌等。肿瘤本身浸润或盆腔内转移性、肿块或肿大淋巴结压迫导致输尿管梗阻是肿瘤引起肾后性肾功能不全较为常见原因。

(二)非肿瘤直接相关的肾功能不全

原发性肾病包括原发性肾小球疾病急、慢性肾小球肾炎、肾病综合征、IgA肾病等,病因不明,与免疫机制、炎症介质或非免疫、非炎症机制相关;继发性肾病是由全身系统性疾病导致的肾损害,包括肾小球疾病、肾小管 - 间质疾病及肾血管疾病等,如代谢异常所致的肾脏损害,糖尿病肾病、痛风性肾病及淀粉样变性肾病等;血管性肾脏病变,如原发性高血压引起的良性小动脉性肾硬化症等;遗传性肾病,如多囊肾、Alport 综合征等;感染性肾病,如慢性肾盂肾炎、肾结核等;全身系统性疾病,如狼疮性肾炎、血管炎肾脏损害等;中毒性肾病,如镇痛剂性肾病、重金属中毒性肾病等;梗阻性肾病,如尿路结石等。

二、肾功能评估

肾脏功能储备是肿瘤患者治疗的重要限制因素,老年人的肾功能明显下降,肾小球滤过率随年龄增加而减少,因而增加从肾排泄药物如卡铂、博来霉素、甲氨蝶呤及其他活性代谢物从肾排泄毒性,使毒不良反应明显增强,患者对各种治疗的耐受性降低。由于肿瘤患者个体差异极大,仅根据年龄不能作为其生理功能变化评估的依据,肿瘤治疗前应详细慎重评估其肾脏功能及其对治疗的耐受性,区分出能够耐受标准治疗的患者和需要修改为较缓和的治疗或仅能支持治疗的衰弱的患者。此外,还应评估肿瘤患者其他重要脏器的功能储备以及是否伴发高血压、糖尿病等常见疾病,以便更准确地指导化疗及其他治疗。目前,临床上对肾功能的监测包括 ^{99m} 锝 - 二乙三胺五乙酸(^{99m}Tc-DTPA)肾动态显像、血清尿素氮(BUN)、血肌酐(Scr),血清胱抑素 C(CysC)、内生肌酐清除率(CCr)、β_2- 微球蛋白(β_2-MG)等指标。由于肾脏储备力和代偿力很大,肾组织轻度或早期受损时,BUN、Scr 往往无变化,当 50% 以上的肾组织已无功能时,所测出两者的数值仍可在正常范围;而当其超出正常范围时,说明有效肾单位的 60%~70% 已受损害;肾小球滤过率 GFR 下降至正常 1/3 时,其水平才明显上升。而且,这些物质的测定受到很多因素(如年龄、性别、肌肉量、炎症、胆红素、血糖等)的影响而干扰肾功能评估的敏感性、准确性。肿瘤影响肾功能的因素很多,所以在化疗过程中需要长期定期监测肾功能,而肾功能的监测需要灵敏、准确的指标,这样才能做到及时预防和治疗。肾脏是清除循环中 CysC 的惟一器官,血中的 CysC 能自由通过肾小球滤过膜,完全被肾小管代谢降解,不再重新回到血液循环中;同时,肾小管也不分泌 CysC,所以其血清浓度主要由个体肾小球的 GFR 决定。CysC 能非常稳定地反映肾小球滤过率,能较早地发现肾脏滤过功能受损,弥补了临床上其他肾小球滤过功能指标的不足,为临床早期诊断肾小球滤过功能受损提供依据。Tc-DTPA 是临床应用广泛的肾小球滤过型显像剂,它能全部被肾小球滤过,而几乎不被肾小管重吸收,肾动态显像法与金标准双血浆法测得的 GFR 值具有良好的相关性,是反映肾小球滤过功能的敏感指标。^{99m}Tc-DTPA 肾动态显像不仅可定量测定 GFR 值,还可获得反映肾脏摄取和分泌功能的肾功能曲线 n、Tc 等重要参数。CCr 是目前被广泛采用的评估成人 GFR 的指标,2002 年美国 NGC 公布的 GFR 评估指南认为,由此公式计算所得的 CCr 比收集和测定 24 小时尿 Cr、Scr 所得的 CCr 更为准确。

三、肿瘤合并肾功能不全的诊断

目前急性肾损伤(AKI)的定义与分期采用 KDIGO 推荐的标准,符合以下情况之一者即可被诊断为 AKI:① 48 小时内 Scr 升高超过 $26.5\mu mol/L$(0.3mg/dl);②Scr 升高超过基线 1.5 倍,确认或推测 7 天内发生;③尿量 <0.5ml/(kg·h),且持续 6 小时以上。单用尿量改变作为判断标准时,需要除外尿路梗阻及其他导致尿量减少的原因。

急性肾脏病(AKD)的诊断标准则:符合以下任何 1 项:① AKI,符合 AKI 定义;② 3 个月内在原来基础上,GFR 下降 35% 或 Scr 上升 50%;③ GFR< $60ml/(min \cdot 1.73m^2)$,<3 个月;④肾损伤 <3 个月。即可诊断为急性肾脏病。

根据美国肾脏病基金会(NKF)K/DOQI 工作组提出的定义方法:慢性肾脏病是指经过肾活检或检测损伤标志物证实的肾脏损伤或肾小球滤过率(GFR)

持续 $<60ml/(min \cdot 1.73m^2) \geqslant 3$ 个月。肾脏损伤的标志物包括蛋白尿、尿试纸条或尿沉渣检查异常或肾脏影像学检查异常。GFR 可以通过基于血清肌酐及其他一些变量包括年龄、性别、种族和体表面积的公式进行推算。

急性肾后性肾衰竭患者临床表现主要为少尿、无尿、贫血、水肿、血尿素氮、肌酐进行性增高,肾区叩击痛是重要体征。可急诊行 B 超、尿路平片(KUB)、CT 检查、静脉尿路造影(IVU)、磁共振泌尿系水成像(MRU)检查明确梗阻原因、部位与范围。尿少的同时又有尿渗透压和尿比重的降低更有诊断价值。一般尿渗透压低于 350mol/L、尿比重小于 1.015 时为异常。有明确的病因,伴少尿和尿渗透压减低,可作为早期诊断的指标。

急性肿瘤溶解综合征(ATLS)尤其自发性肿瘤溶解综合征(STLS)在临床并不少见,可严重影响肿瘤患者按计划完成后续的抗肿瘤治疗,甚至引起死亡。ATLS 易发生于年轻人,肿瘤负荷重、化疗前尿酸水平高、血 LDH 高、存在脱水和酸性尿及肾功能损伤等为高危因素。ATLS 和 STLS 具有相同的病理生理基础,临床表现为代谢异常综合征,这些异常可以有不同的组合形式,并非每例患者全部具备。患者发病急,病情突然加重,同时有高血钾、高血磷、低钙血症及不同程度的酸中毒、急性肾衰的表现。目前实验室肿瘤溶解综合征的诊断标准:化疗前 3 天至化疗后 7 天内,出现至少 2 种下述代谢变化者:血磷 >4.5mg/dl 或较基线升高 25% 以上,血钾 >6mg/L 或较基线升高 25% 以上,尿酸 >8mg/dl 或较基线升高 25% 以上,或血钙浓度 <7mg/dl 或较基线下降 25% 以上。实验室肿瘤溶解综合征的诊断标准:确诊 LTLS 后出现下列临床症状至少 1 项:肾功能损伤、心律失常、猝死、癫痫发作。

部分多发性骨髓瘤合并肾功能不全患者临床表现隐匿、不典型,常导致临床漏诊漏治。MM 并发肾功能不全患者在临床上具有下列特征:贫血程度重,与肾功能受损程度不相符合;相当一部分患者在肾衰竭时仍存在大量蛋白尿,但常常不伴有低蛋白血症;明显的高钙、高尿酸血症;多数患者合并明显的慢性肾小管功能损害;高血压发生率低,有时甚至血压偏低;双肾体积多无明显缩小。因此当临床见到伴有高血钙、高尿酸、高球蛋白血症、白球蛋白比例倒置者的中老年肾功能不全患者时,特别是其贫血与肾功能水平不成正比时,不能依旧以肾病解释,而应对各系统损害的先后、轻重及因果关系进行详细的分析,应注意警惕 MM 的可能性,及时查免疫球蛋白、X 线平片、尿本周蛋白及骨髓象等,必要时行骨髓活检以明确诊断。

化疗相关性溶血性尿毒症综合征(HUS)表现为化疗过程中或结束后出现化疗相关性微血管病性溶血性贫血(MAHA)、血小板减少、肾衰竭及非心源性肺水肿,并且往往会有胃肠道前驱症状,如食欲减退、呕吐、腹泻及腹痛,并伴中等度发热等。辅助检查外周血涂片可见大量碎裂细胞;血红蛋白、血小板计数及血清结合珠蛋白均降低;直接胆红素、肌酐及尿素氮升高;凝血酶、凝血酶原时间、促凝血酶原激酶时间及纤维蛋白裂解产物均正常,纤维蛋白原及Ⅷ因子明显升高。一些化疗药如卡铂致 HUS 在临床罕见,其前驱期很难与化疗的胃肠道反应区别开,以至发现时患者往往出现了不同程度的肾功能损害,预后差,病情急速进展,甚至死亡,应引起警惕。

四、肿瘤合并肾功能不全的治疗

　　研究提示患者年龄、营养状况、肾病史、合并感染、肿瘤生长指数高等是肿瘤合并肾功能不全的高危因素,这些肿瘤患者应引起重视,对其加强营养支持,纠正血容量不足,严密观察肾功能变化情况,避免肾毒性药物的使用,以免出现不良后果。肿瘤合并肾功能不全时的治疗包括:①去除诱因:纠正脱水,尽早发现和控制高血钙,避免使用造影剂、利尿剂、非甾体消炎药和肾毒性药物,积极控制感染等;②充分饮水:分次摄入足够液量,保证尿量 >2~3L/d。如遇脱水时更应多饮水,甚至静脉补液,但老年、心力衰竭者应注意中心静脉压的维持;③碱化尿液:口服和静脉注射碳酸氢钠,维持尿 pH>7.0;④防治高血钙:及时补液,适当使用肾上腺皮质激素和降钙素,严重高血钙可进行低钙透析治疗;⑤降低高尿酸血症:口服抑制尿酸合成药别嘌呤醇,但肾功能减退时应减量;⑥透析疗法:适用于严重肾衰竭患者,并可治疗高钙危象。不仅能减少尿毒症并发症,还可治疗高钙危象和避免化疗时使用大剂量皮质激素引起的高代谢状态,有利于肾功能恢复。研究提示以血液透析为主的综合治疗能有效改善患者肾功能,延长生存时间,改善生活质量。

　　急性肾后性肾衰竭患者肾功能恢复的情况,除了取决于解除梗阻的时间,还与肾脏损害的轻重相关。随着梗阻时间的延长,肾脏损害的加重,其恢复能力逐渐下降。因此及早解除梗阻,恢复尿路通畅是该病治疗的核心。恶性肿瘤患者一旦证实有尿路梗阻,肿瘤常已至晚期,此时患者一般全身情况较差,宜采用简单、微创、有效的方法。急诊解除梗阻的措施需要根据病情轻重和具体病因来选择:①膀胱镜或输尿管镜下留置内支架,如 Foley 尿管、双 J 管、输尿管导管等,越过梗阻部位达到引流尿液的目的;②急诊行 ESWL 或输尿管镜碎石,将梗阻和病因一次性解决;③B 超引导下肾穿刺造瘘术,该方法操作简便,较开放性肾造瘘术对患者损伤较小,对于已确定无法行手术治疗患者,为达到改善生活质量延长生存时间的目的,是较好的选择;④急诊行开放手术治疗,解除梗阻,并进行病因治疗;⑤血液透析,对于病情危重不能耐受开放手术和(或)置管失败的患者,可先行透析治疗,待病情改善后再行进一步治疗;⑥内科保守治疗,对病情较轻、尿路炎性水肿或痉挛及小结石引起的梗阻,通过消炎、解痉、利尿及碱化尿液等治疗,渴望得到解决,避免给患者造成不必要的伤害和经济负担。一些 PARF 在一定程度上是可以预防的,对于可能导致 PARF 的患者的治疗前,必须对可能造成的梗阻情况进行充分评估和处理,以选择合适的治疗方案。如盆腔肿瘤手术患者,术前可先行输尿管逆行置管术,避免术中输尿管的损伤及手术后输尿管受压、水肿等原因引起的梗阻。

ATLS 包括 STLS 治疗主要是迅速纠正代谢异常,防止出现危及生命的并发症,具体措施包括:①严格监测相关指标如 24 小时尿量、WBC 计数、血 Cr、BUN、钠、钾、钙、磷、LDH 和尿酸水平;同时暂停针对肿瘤放化疗等;②水化疗法:充分水化是预防和治疗肿瘤溶解综合征最基本的措施,并维持尿量每小时 $>100ml/m^2$,必要时辅以甘露醇、呋塞米利尿;③降低尿酸:除足量水化和利尿,别嘌呤醇口服是另一项传统的治疗措施,目前常用别嘌呤醇和拉布立酶降尿酸;④碱化尿液:对碱化尿液的作用存在争议,其主要目的在于减少尿酸沉积,但另一方面却可促进磷酸钙的沉积引起 ARF,并且碱化尿液时可能引发碱中毒加重低钙血症症状。另外,Cairo 和 Bishop 发现尿量增加是预防尿酸诱导的梗阻性尿路病的最有效手段,如果尿量不增加,即使尿液 pH 值增加到 7 以上亦不能有效阻止尿酸结晶的发生,故接受拉布立酶治疗的患者中,不推荐使用碳酸氢钠预防和治疗 TLS;⑤纠正电解质紊乱:纠正高钾血症、高磷血症等,无症状低钙血症一般不处理,因为钙剂治疗可进一步增加钙磷的沉积;⑥当经上述治疗不能有效纠正代谢异常,尤其出现严重高钾血症、少尿型 ARF 时,应及时给予血液透析。

化疗相关性 HUS 的有效治疗方法尚需探讨,主要包括以下方面:①皮质类固醇激素、大剂量免疫球蛋白及抗血小板聚集药物的应用;②血浆置换,但其有效率仅为 20%~30%;③支持治疗:溶血严重者需输注洗涤红细胞,有严重的活动性出血者应输注血小板,肾衰竭者应及早行血液透析。注意观察患者尿液颜色、性质与量,严格记录出入量,注意补液以维持水、电解质平衡。出现腹痛、腹泻反应时,除考虑化疗致胃肠道不良反应外,尚应警惕 HUS 发生的可能,应注意观察大小便的性状、颜色及量,必要时行血常规、尿常规及血生化的测定。

(周竹 刘佳)

附:肿瘤合并肾功能不全病例分析

患者,女性,46 岁。2013 年 8 月 29 日因"月经失调,阴道大出血"至当地医院就诊,经分段诊刮诊断为:子宫内膜癌。于 2013 年 8 月 29 日在该院行"全子宫切除术、双附件切除术、大网膜切除术及左侧盆腔淋巴结清扫术"(因右侧盆腔淋巴结肿大明显,侵犯右侧髂血管黏连,无法行右侧盆腔淋巴结清扫术),术后病检示:(子宫)中分化子宫内膜样腺癌。未行辅助化疗(具体原因不详),给予对症支持治疗出院。患者出院后 1 年内未行复查及治疗。2014 年 8 月出现恶心、呕吐、食欲缺乏,至本院就诊。行 PET-CT 检查提示:子宫、双侧附件区未见显示,腹膜后、左右髂血管旁多发淋巴结转移,双肺转移。本院病理科会诊当地医院病理示:(子宫)中分化子宫内膜样腺癌,癌组织浸润子宫肌层 <1/2。后患者逐渐出现腰腹部疼痛,双下肢僵木。

入院查体:神清,精神可。浅表淋巴结未触及肿大,双肺呼吸音清晰,未闻及干湿性啰音。心律齐,各瓣膜听诊区未闻及杂音。腹部平软,下腹部可见长约 15cm 的陈旧性手术瘢痕,愈合可。全腹压痛及反跳痛,全腹未触及肿块,肝、脾肋下未触及,双下肢不肿,生理反射存在,病理反射未引出。既往有高血压、糖尿病史,长期药物降压和降糖治疗,血压、血糖控制可。

入院诊断:①子宫内膜中分化腺癌术后双肺、腹膜后多发淋巴结转移,$rT_1N_2M_1$ IV 期;②高血压 3 级 极高危;③ 2 型糖尿病。

入院完善相关检查,多次复查血生化示血肌酐 453~467μmol/L,提示肾衰竭。给予对症处理后,请相关科室行多学科会诊。

各学科意见如下:

肾内科:肿瘤合并肾功能不全在肿瘤患者中有着较高的发生率,由于肿瘤引起肾功能不全原因复杂,处理方法也有差别。早期发现肿瘤患者肾功能的损害,对肿瘤合并肾功能不全的患者给予早期有效的肿瘤治疗,及时去除诱发及加重因素以及适时的血液净化支持性治疗是改善患者病情、延长生存期、提高生存质量的关键。肿瘤合并肾功能不全的病因和发病机制主要分 3 类:①肾前性疾病原因主要是患者低血容量,导致肾脏低灌注,从而出现肾功能损害。常见于化疗引起恶心、呕吐或合并发热、消化道大出血的患者。②肾性疾病,可以是肾小球性,可以是小管性或间质性疾病,也可以是血管性病变,或由肿瘤对肾脏直接浸润、侵犯所致。③肾后性疾病,肿瘤本身浸润或盆腔内转移性、肿块或肿大淋巴结压迫导致输尿管梗阻是肿瘤引起肾后性肾功能不全较为常见原因。该例系晚期子宫内膜癌患者,有高血压、糖尿病病史,同时存在有以上 3 类病因。因血肌酐 453~467μmol/L,提示肾衰竭。可在有效控制血压、血糖的基础上,通过肾脏替代治疗(血透、腹透)改善肾功能,为后续抗肿瘤治疗赢得时间和机会。

重症医学科:该患者系晚期子宫内膜癌患者,有高血压、糖尿病病史,又出现肾衰竭。晚期肿瘤合并症多,治疗难度大。对这类患者,可先行透析治疗,待病情改善后再行进一步治疗。透析过程中因严密监测患者的病情变化,并对可能出现的副反应及时预防及处理。由于肾脏储备力和代偿力很大,肾组织轻度或早期受损时,BUN、Scr 往往无变化,当 50% 以上的肾组织已无功能时,所测出两者的数值仍可在正常范围;而当其超出正常范围时,说明有效肾单位的 60%~70% 已受损害;肾小球滤过率 GFR 下降至正常 1/3 时,其水平才明显上升。而且,这些物质的测定受到很多因素(如年龄、性别、肌肉量、炎症、胆红素、血糖等)的影响而干扰肾功能评估的敏感性、准确性。该例病例也提醒我们对肾功能的监测需多种指标综合运用,如血清胱抑素 C(CysC)、内生肌酐清除率(CCr)等,这样才能做到及时预防和治疗。

妇瘤科:该例患者诊断明确。Ⅰ~Ⅱ期子宫内膜癌患者以手术治疗为主,对于有子宫深肌层受侵、淋巴转移、脉管瘤栓、肿瘤切除不干净、病理类型差等危险因素,术后考虑加放疗和化疗。晚期或复发癌的治疗以化疗为主,辅助放疗或手术治疗。患者初期因右侧盆腔淋巴结肿大侵犯右侧髂血管黏连,无法行右侧盆腔淋巴结清扫术,且术后未行辅助放、化疗,术后 1 年出现病情进展。目前提示肾衰竭,可在有效控制血压、血糖的基础上,通过肾脏替代治疗(血透、腹透)改善肾功能,为化疗或放疗创造机会。

肿瘤内科:恶性肿瘤成功的治疗,包括手术切除、化疗或放疗等,都可使大部分的肾脏损害得到缓解,化疗、放疗也可以引起肾脏损害或加重肾损害。肿瘤并发急性肾衰时,首先明确病因。如因肿瘤压迫或梗阻所致者,常规扩容、利尿等药物一般无效,还可能延误病情,应尽快予以透析治疗,为治疗创造有利时机和条件。该患者诊断明确,患者出现肾衰竭,同时存在有高血压、糖尿病所致的肾前性、高血压、糖尿病和肿瘤激发的免疫反应所致的肾性、肿瘤压迫导致泌尿系统梗阻所致的肾后性 3 种病因。该患者病情进展迅速,且合并肾衰竭,暂无手术及放疗指征,应给予对症支持治疗,待肾功能好转后充分评估化疗的利弊再考虑给予个体化的化疗方案。化疗一般在透析后进行,选择化疗效果好且肾毒性尽可能低的药物,并且根据药物说明书酌情减量。该患者如果在透析保障下行姑息性化疗且化疗有效,能延长生活时间,提高生活质量。但晚期肿瘤合并症多,预计生存期短,治疗费用高,治疗效果差,预后差,治疗前应充分沟通。

治疗经过:患者肾衰症状加重给予对症支持治疗,有化疗禁忌。至本院 ICU 行血液透析治疗。经 CRRT 治疗后肾功能改善血肌酐降至 207μmol/L,患者及家属充分理解病情,坚决要求化疗,化疗期间出现Ⅱ度消化道反应,给予积极对症支持治疗后好转。2 周期化疗后现患者一般情况较前明显好转,肾功能改善明显血肌酐降到 87μmol/L,再次复查 PET-CT 提示腹腔肿瘤较前代谢活性减低,病情好转,化疗效果评价为有效,目前患者仍在随访中。

(李科　曾佳佳)

专家点评：

肿瘤合并肾功能不全在肿瘤患者中有着较高的发生率，很多因素可造成肿瘤患者肾功能损害，如肿瘤本身、转移、肿瘤相关的炎症介质以及一些检查、治疗，特别是治疗所采用的放疗、化疗等手段。肾功能不全又会导致药物的代谢和排泄异常，从而增加不良反应的发生。肿瘤相关的肾脏并发症已成为决定患者预后的重要因素之一。肾功能不全患者有着对治疗更差的反应和更短的生存时间。由于肿瘤引起肾功能不全原因复杂，处理方法也有差别，早期发现肿瘤患者肾功能的损害，对肿瘤合并肾功能不全的患者给予早期、有效的治疗，及时去除诱发及加重因素，以及适时的血液净化支持性治疗是改善患者病情、延长生存期、提高生存质量的关键。

（王永顺）

第十二章
肿瘤合并神经系统症状

随着恶性肿瘤发病率的上升,非神经系统恶性肿瘤合并神经系统损害也越来越受到人们的重视。有研究认为,约有 15% 的恶性肿瘤患者在疾病进展过程中会出现神经系统损害症状,同时,这也是患者就诊或住院的最常见原因之一。恶性肿瘤出现神经系统症状多见于三种情况:①合并神经系统原发性病变;②神经系统转移性损害;③合并神经系统非转移性损害,前两者目前诊断多不困难,可以得到及时有效的治疗,而合并神经系统非转移性损害的患者,因其发病隐匿、早期诊断困难、治疗效果差等原因常常严重影响恶性肿瘤患者的生存质量。

一、肿瘤与脑卒中

近些年来,我国肿瘤及卒中的发病率呈现上升趋势。中国 2014 年发布的全国抽样调查发现,肿瘤年发病率已经接近 200/10 万,由肿瘤导致死亡的已经占到死亡总数的 25% 左右。而国际大数据统计显示,目前中国处于全球卒中发病率最高的国家行列。在医疗实践中,经常会遇到肿瘤合并脑卒中的情况,增加了病死率及致残率。

既往将先发现原因不明的脑梗死,然后才发现患者体内潜伏的肿瘤的现象称为 Trousseau 综合征,提示原因不明的脑卒中部分患者的病因或诱因可能是肿瘤。早期一项对肿瘤患者的大型尸检研究发现,14.1% 有合并脑血管病的病理学证据,其中 51% 有脑血管病的临床症状。随后,一些回顾性研究报道,包括前列腺癌、头颈部肿瘤、结直肠癌、宫颈癌等肿瘤患者脑梗死风险普遍升高,且多数患者无高血压、糖尿病、高脂血症等传统脑血管病危险因素。近年来,肿瘤患者以脑卒中为首发症状的报道逐渐增多,而且缺少高血压、糖尿病、高血脂等传统的脑卒中危险因素,提示部分肿瘤对机体远隔器官的影响可能会比其对局部器官组织的影响更明显。

（一）肿瘤患者合并脑卒中的发病率

尸检结果显示,脑卒中是肿瘤较常见的合并症,但相较脑转移瘤及抗癌治疗中出现的神经毒性反应而言,脑卒中发生率相对比较低。Graus 等发现癌症患者中有 15% 合并有脑血管病(病理学证据),这其中有一半患者有脑卒中症状。实体性肿瘤和血液系统肿瘤(白血病和淋巴瘤)合并脑卒中的类型多不同:实体性肿瘤中,缺血性卒中较常见;血液系统肿瘤中,出血性卒中更常见,如:白血病(72%),淋巴瘤(36%),这可能更多是由于脓毒性血栓和血管内血栓形成导致的。一些回顾性研究显示:肿瘤患者脑卒中的发病率介于 3.5%~12%之间,显著高于非肿瘤人群,且原发部位不同的肿瘤患者脑卒中的发生率也有差异。Kim 等报道,胃癌(17.7%)是并发脑梗死最常见的肿瘤,其次为泌尿生殖系统肿瘤(14.7%)、肺癌(12.7%)和颅内肿瘤(11.8%)。Christopher 等对 140例肿瘤合并缺血性脑卒中患者进行对照研究发现,在合并缺血性卒中方面,肺癌和前列腺癌患者明显高于其他类型肿瘤患者。不同研究结果间的差异,可能与多方面的因素有关。

（二）肿瘤差异与脑卒中类型

肿瘤合并脑卒中的类型分为缺血性及出血性卒中,以缺血性卒中为主,占54%~86%,其中皮层缺血最常见。但更进一步的研究发现,不同肿瘤发生卒中的类型倾向不同,一些回顾性研究也显示不同部位的原发性肿瘤患脑卒中的易感性也有差异。实体性肿瘤发生缺血性脑卒中的几率比其他肿瘤高,出血性脑卒中则更常见于血液系统肿瘤。然而,Chen 等发现肺癌患者发生出血性脑卒中的几率更高;一项来自奥地利的研究入组了 1274 例肿瘤合并脑卒中患者,其结果也认为肺癌患者发生出血性脑卒中的几率(27%)是非癌症患者(14%)的 2 倍,而且认为肺癌是所有癌症患者合并出血性卒中发病率最高的。不同研究结果间的差异,可能与多方面的因素有关,如不同国家和地区间原发性肿瘤类型的发病率不同,不同肿瘤的组织学类型和治疗方法的差异也可能导致患者发生脑卒中的风险不同,不同研究中原发性肿瘤的纳入标准不同而存在选择性偏倚等。但肿瘤类型多集中在肺癌、消化系统、泌尿生殖系统和血液系统,也为临床筛查潜在肿瘤提供了导向。

（三）脑卒中发病时间特点

肿瘤从确诊到发生脑卒中可能存在时间上的联系。Chen 等对 1999~2007年 52 089 例肺癌患者分析显示:肺癌确诊后的第 1 年里,缺血性卒中比出血性卒中的发生率更高,在女性这种规律持续到第 2 年。肺癌合并卒中发生率最高的时间存在着性别差异,男性在头3个月最易出现,9个月后发生率明显降低;女性在4~6个月之间最易发生;6个月后出血性卒中的发生率也明显降低。其中,男性患者在确诊肺癌后1年内脑卒中发生率明显升高;女性患者在确诊肺癌后1~2年内脑卒中风险明显升高,随后脑卒中发生风险降低。Chaturvedi等报道,90%以上恶性肿瘤合并脑卒中患者在确诊恶性肿瘤半年内发生脑卒中。许多研究均提示脑卒中的发生与恶性肿瘤确诊时间上存在关系,在确诊肿瘤后1年内发生脑卒中几率较高,随后脑卒中的发生率随着肿瘤确诊时间延长而逐渐降低。这种情况可能是因为在确诊原发肿瘤后,多数患者会在短期内进行手术、放疗、化疗或激素等相关治疗,而这可能会使肿瘤患者脑卒中风险升高。Zolle对肿瘤患者随访发现:肿瘤确诊6个月内合并发生脑卒中的风险较高,之后急剧下降,和一般人群发生卒中的差异不大,但10年总发病率仍稍高于一般人群。

(四) 肿瘤合并脑卒中的病因学

早期明确肿瘤患者合并脑卒中的机制是重要的,因为肿瘤合并脑卒中患者与普通脑卒中患者的发生机制可能不同,而针对不同的发生机制其预防和治疗手段也有显著差异,但这种机制现在仍未能完全阐明。合并缺血性脑卒中患者的病因可能有:凝血性疾病(由于细胞因子或癌细胞释放的微粒引起;放化疗引起),血管内凝血,非细菌性血栓性心内膜炎,血管阻塞(肿瘤转移造成的直接血管压迫),副肿瘤性原因。目前较为认可的肿瘤患者合并脑卒中的机制可能分为三种类型:①与肿瘤无关机制,包括传统性卒中、动脉粥样硬化、心源性栓子、腔隙性脑梗死等;②肿瘤相关机制:凝血机制异常、癌栓形成;③与肿瘤治疗相关机制:手术、放疗、化疗等,见表12-1。

表 12-1　肿瘤患者合并脑卒中的机制

癌无关机制
传统性卒中机制
动脉粥样硬化、心源性栓子、腔隙性脑梗死
癌相关机制
促进凝血的疾病
肿瘤细胞(尤其是腺癌)——源于细胞因子或微粒
组织因子和癌前凝血素
细胞因子:TNF-α,白介素
血管内凝血或非细菌性血栓性心内膜炎
癌栓
癌栓(肺、心),血管内淋巴瘤

续表

肿瘤直接导致（中枢神经系统转移瘤） 　血管的压力和通透性
癌治疗相关机制 　化疗引起的凝血机制异常,如 DDP、MTX、左旋天冬酰胺、贝伐单抗 　放疗或外科引起的血管狭窄 　内科合并症:真菌感染、感染性心内膜炎

肿瘤合并缺血性脑卒中患者中,非细菌性血栓性心内膜炎是较常见的病因。Steiner 报道,59% 的恶性肿瘤患者可以并发非细菌性血栓性心内膜炎(non-bacterial thrombotic endocarditis,NBTE)。NBTE 可发生于任何肿瘤,但最常见的是腺癌,特别是胰腺癌。在 NBTE 患者中,心脏瓣膜上大小不等的无菌性赘生物脱落,引起动脉系统和脑血管栓塞。诊断通常需要行超声心动图,最好是通过经食管超声检查,血培养显示为阴性,影像学多表现为颅内多发梗死灶,有时可合并有出血。肿瘤患者常伴有免疫力下降,而放、化疗也会加重免疫抑制,这些都增加了肿瘤患者发生感染的风险。如果并发脓毒血症,也有可能会导致 DIC。脓毒血症和细菌性心内膜炎可以引起脓毒血症性脑梗死。感染可能引起血栓性微血管病,其特征表现为血栓性微血管病、溶血性贫血和血小板减少。临床上表现为脑病和多病灶神经功能缺损。肿瘤患者出现类似于脑卒中样神经系统症状时,也应考虑到有可能是颅内感染所致。

Kim 报道,并发缺血性脑卒中的癌症患者体内生物标志物(如 ESR,hs-CRP,Fig,pro-BNP 及 D- 二聚体)的浓度比普通脑卒中患者显著升高。提示了癌症与炎症、血栓形成、凝血性疾病有密切联系。癌症合并缺血性卒中的病因可能为以下几种(发生率由高到低):动脉粥样硬化、小动脉阻塞、心脏栓塞和不明原因型。动脉粥样硬化和不明原因型在癌症合并脑卒中患者中更易发生。肿瘤细胞可以通过释放自身生成的促凝因子或刺激其他细胞(内皮细胞、单核 - 巨噬细胞、血小板等)的促凝活性,激活凝血和纤溶系统。肿瘤细胞自身所分泌的促凝物质中最重要的是组织因子(TF),组织因子作为外源性凝血途径的启动因子而参与凝血过程,在多种恶性肿瘤中参与高凝状态的形成,而且即使在原发肿瘤很小的情况下,也可能诱发全身的血栓形成。研究也显示,结直肠癌患者体内的组织因子微泡与凝血机制关系密切。癌症患者组织因子微泡含量增加,其还与 D- 二聚体含量相关,这提示了组织因子微泡参与了癌症患者的凝血机制。组织因子不仅是凝血机制的初级细胞启动因子,而且还是肿瘤转移及血管生发的调节因子。进一步的研究证明,组织因子还是预防治疗凝血机制紊乱及调节肿瘤微环境治疗的靶点。总之,恶性肿瘤与凝血功能异常之间存在着密切的关系,超过 90% 的恶性肿瘤患者存在凝血指标的异常。

恶性肿瘤患者高凝状态主要是由宿主对肿瘤的炎症反应以肿瘤组织直接或间接诱导凝血酶产生等因素引起。肿瘤细胞进入血循环后,与内皮细胞、血小板等相互作用,释放生物活性物质,促使血小板激活后释放含有大量纤维蛋白原的 α 颗粒,血液循环中形成的癌栓引起继发性纤溶亢进所生成的纤维蛋白原降解产物(FDP)反馈性地刺激血浆纤维蛋白原水平进一步增高。而肿瘤患者的微血栓状态及肿瘤细胞的直接作用,导致了 D- 二聚体的升高,因此,血浆纤维蛋白原和 D- 二聚体可以作为肿瘤相关高凝状态的指标。

手术及放、化疗治疗会增加肿瘤患者脑卒中的风险。手术可能促进心血管内血栓或癌栓栓子释放脱落。肿瘤患者合并脑卒中多发生于围术期,特别是肺部手术的围术期。头部放疗后脑血管可能会出现不同程度的损害,中、大型血管发生损害者多见。颈部放疗后,颈内动脉狭窄的发生率 12%~60%。有研究者建议,在颈部放疗后行常规颈部动脉超声检查,以预防脑卒中发生。化疗也是肿瘤患者合并脑卒中的潜在风险。一些报道认为,用环磷酰胺、5- 氟尿嘧啶、紫杉醇进行全身化疗,可能与脑卒中相关。其中,顺铂、甲氨蝶呤和 L- 天门冬酰胺酶(通常被用在血液系统恶性肿瘤的联合化疗中)的相关性较高。另外,用于肿瘤治疗的其他药物(如雌莫司汀磷酸盐、他莫昔芬、维 A 酸、皮质类固醇、沙利度胺等)也有引起脑卒中的潜在风险。

(五)肿瘤合并脑卒中的临床特点

近年来,恶性肿瘤患者以脑卒中为首发症状的报道逐渐增多,其临床表现包括突发起病、偏瘫、中枢性面瘫、言语不清、构音障碍、共济失调等神经功能缺失,仅有部分患者表现为头痛、记忆障碍、认知功能下降等。与单纯脑卒中患者相比,这些临床表现的发生率无显著差异,而缺少高血压、糖尿病、高血脂等传统的脑卒中危险因素,脑内出现多发性梗死灶是其重要的临床特点。传统的急性缺血性卒中往往与高龄、慢性基础疾病(如高血压、糖尿病、冠心病、高脂血症)、不良生活方式(吸烟、饮酒、肥胖)等危险因素密切相关,而癌性相关急性缺血性卒中患者与之有较大的差异。目前研究认为,肿瘤合并脑卒中患者的神经症状和体征与单纯脑卒中患者无明显不同,但有个别研究结果显示,恶性肿瘤合并缺血性脑卒中患者更容易出现癫痫。

恶性肿瘤可以通过多种途径对躯体产生不同的影响,既可以直接影响邻近组织,也可以导致非细菌性血栓性心内膜炎、弥散性血管内凝血、血管炎,肿瘤细胞产生多种细胞因子和趋化因子等对机体的远隔组织产生多种效应。肿瘤患者合并脑卒中最常发生在肿瘤活动期,肿瘤活动期是指肿瘤处于进展期或需要治疗、正在治疗的阶段。正是由于恶性肿瘤种类本身的多样性及其对机体产生影响的复杂性,使得恶性肿瘤患者合并脑卒中的临床特点以及发病机制至今尚未完全阐明。

恶性肿瘤合并脑梗死患者常见的并发症包括发热、尿路感染、肺炎等,与单纯脑梗死患者相比,恶性肿瘤合并脑梗死患者中,静脉血栓栓塞事件更常见,可能与肿瘤本身及肿瘤相关性治疗有关。既往研究发现,恶性肿瘤可导致血液高凝状态的产生,从而容易发生血栓栓塞事件。另外,肿瘤相关性的治疗,如手术治疗、放疗、化疗等均已被证实可导致肿瘤患者动静脉血栓事件的发生率增高。

高凝状态所致的栓塞是肿瘤合并脑卒中主要的机制,尤其是那些肿瘤患者没有传统卒中机制的。目前临床上研究脑梗死与恶性肿瘤的关系,最多的也是从凝血 - 纤溶功能变化的角度出发,且 90% 以上的恶性肿瘤患者出现凝血 - 纤溶系统相关指标异常,这远高于临床症状的发生率。凝血过程形成的纤维蛋白还可附着于肿瘤细胞形成癌栓,血液循环中形成的癌栓引起继发性纤溶亢进所生成的纤维蛋白原降解产物(FDP)反馈性地刺激血浆纤维蛋白原水平进一步增高。此外,肿瘤患者的微血栓状态及肿瘤细胞的直接作用,还可导致了 D- 二聚体的升高,因此血浆纤维蛋白原和 D- 二聚体可以作为肿瘤相关高凝状态的指标。Kim 等的研究回顾性分析连续收集的 2562 例急性脑梗死患者,其中发现有 348 例无传统的脑卒中危险因素,且无明确导致脑梗死的病因(称隐源性脑梗死),然后再根据是否有活动性恶性肿瘤(恶性肿瘤尚未达到临床标准,或者发生转移、复发等)分为两组,即隐源性脑梗死合并活动性恶性肿瘤组和隐源性脑梗死无恶性肿瘤组;另外募集有活动性肺癌无脑梗死组作为对照组。结果发现,71 例(20.4%)隐源性脑梗死患者合并活动性恶性肿瘤与隐源性脑梗死无恶性肿瘤组和活动性肺癌无脑梗死组患者比较,该组患者外周血的 D- 二聚体水平(1.11ng/L)明显升高。进一步分析梗死灶特点发现,隐源性脑梗死合并活动性恶性肿瘤组患者大部分出现颅内多动脉供血区、多发性梗死灶,因此认为隐源性脑梗死合并活动性恶性肿瘤患者有着以外周血 D- 二聚体水平升高和颅内多动脉供血区、多发性梗死灶为显著标志的临床特点,依据这些特点可以作为查找隐源性脑梗死患者中体内隐匿的恶性肿瘤线索。

研究发现放射线可以诱导血管直接损伤,也可导致各种类型的功能损害,从而导致脑梗死发生。这种对血管的影响主要包括内皮变性、减少内膜厚度、基底膜分裂、脂质沉积和阻塞。化疗药物也会促进或加重血栓形成,目前研究较多的使血栓风险升高的化疗药物有顺铂、L- 天冬酰胺酶、氟尿嘧啶,血栓发生率分别约 8.4%~22.0%、4%~14%、15%~17%。化疗期间的各类支持治疗也可增加血栓风险,如促红细胞生成素、粒细胞集落刺激因子、大剂量激素的使用等。使用粒细胞集落刺激因子或巨噬细胞集落刺激因子发生血栓的几率约为 2.8%。化疗期间留置中心静脉也是发生血栓的危险因素,经外周插入中心静脉导管者比颈内静脉或锁骨下静脉通路插入者发生血栓的危险更大。此外,在恶性肿瘤本身或治疗中也常并发机会性感染,尤其真菌感染,引起感染性心内膜炎、血管炎或真菌性动脉瘤以及长期卧床血液淤滞,从而更易导致脑梗死的发生。肿瘤患者并发症较单纯脑梗死患者多见,最常见并发症为肺部感染,其中包括真菌感染。恶性肿瘤合并脑梗死患者肺部感染相对较重,部分可进展为呼吸衰竭。同时,肿瘤合并脑梗死患者血液系统并发症多见,如血小板减少症和贫血。其严重并发症亦较多,如肺部真菌感染和多器官功能衰竭等。单纯肿瘤患者发生肝、肾损害和消化系统并发症多见。尤为重要的是,肿瘤合并脑卒中患者临床表现有时较为隐匿,容易误诊、漏诊。

(六)肿瘤合并脑卒中的影像学特点

Kwon 等对 10 例隐源性脑梗死的影像学资料进行分析发现,其中 9 例患者头颅 DWI 表现为多血管分布区的多发性病灶,提示在脑梗死原因不明且 DWI 显示为多血管分布区的多发性病灶的脑梗死患者,应考虑隐源性肿瘤的可能。Kim 等的研究发现,在不伴传统脑血管病危险因素的患者中,多数患者头颅 DWI 显示脑梗死病灶为多血管分布区受累的多发性病灶,而在伴随传统脑血管病危险因素的患者中,更多患者表现为单血管分布区的单个或多个病灶,在校正其他因素后,DWI 病灶为多血管分布区的多发性病灶是肿瘤相关性脑梗死的独立相关因素。越来越多的研究显示,符合传统机制的卒中患者多表现为单个颅内或颈动脉损害,然而隐源性卒中患者则表现为多个动脉范围的多发损害,提示脑缺血性卒中可能性大。头颅 CT 或 DWI 显示脑梗死病灶为多血管分布区受累的多发性病灶是恶性肿瘤合并脑梗死区别于普通脑梗死的显著影像学特征,并且可以根据这些特征从隐源性脑梗死患者中筛选出患恶性肿瘤的患者。

(七)肿瘤合并脑卒中的治疗

肿瘤患者合并脑卒中的发生是由多种因素综合作用的结果,因此,治疗措施也应该是综合性的,必须在积极预防的基础上,适度采取抗凝、抗血小板聚集等预防和治疗相结合的措施,才可达到预防血栓形成的目的。并且由于患者疾病的多样性,对不同肿瘤患者的不同状态均应区别对待,尽量达到综合及个体化治疗。多项研究指出,伴随传统机制卒中的恶性肿瘤患者脑卒中的发生机制与不伴传统机制卒中患者脑卒中的发生机制不同,伴传统机制卒中的患者多无肿瘤相关性机制参与,不伴传统机制卒中的患者多为肿瘤相关性机制导致。有研究已经评估了缺血性卒中患者与癌症的相关性,认为高凝状态可能是其主要原因之一。对于出血性卒中,若达到手术指征则考虑实施手术治疗挽救生命,否则可行监测生命体征、控制血压、止血、神经营养等措施保守治疗。

1. **溶栓治疗**　脑动脉阻塞后缺血脑组织的病理损伤呈渐进性发展。研究显示,缺血的周边存在半暗带,血流仍处在神经元细胞膜泵衰竭阈值之上,神经功能缺损或基本丧失,但神经元仍然存活。若能在有效时间窗内恢复血供,可以避免半暗带大部分脑细胞缺血性坏死。潜在的缺血半暗带组织已经被明确证实可存活至 24 小时。症状发作后接受静脉溶栓药物的时间越短,治疗效果越好。目前得到认可的静脉溶栓治疗时间窗是 3 小时以内,至于 4.5 小时时间窗的理论并未达到完全统一。但是很多患者从发病到就诊的时间常超过这个时间限制,临床医生将会因此而放弃对大部分患者的静脉溶栓。有学者提出,低温是一种正在研究的神经保护措施,或许可延长神经组织的存活时间,为静脉溶栓争取条件,这为时间窗的延长提供了一种可能。目前,多模态影像学技术及新型溶栓药物的发展为延长静脉溶栓治疗时间窗提供了可能,或许低温、神经保护剂等的应用能帮助延长缺血半暗带神经元的存活时间,但是这需要进一步研究。

溶栓在肿瘤合并急性缺血性卒中的治疗中扮演了重要的角色,及时的静脉溶栓治疗可以使闭塞的血管再通,从而挽救缺血半暗带,最终降低缺血性脑卒中的病死率及致残率。以往认为恶性肿瘤是溶栓的禁忌证,最近发现在肿瘤患者合并急性缺血性脑卒中及肺栓塞急性期使用重组组织型纤溶酶原激活剂(rt-PA)的治疗,和非肿瘤患者相比,未发现有出血风险和死亡率的增加,因而溶栓不是肿瘤患者合并脑卒中治疗的禁忌,但强调通过多模式 MRI(DWI、MRA、MRV)等辅助手段来帮助选择血管再通的方法和选择合适的溶栓患者。目前很多学者认为,应用影像学检查来评估患者是否可以从静脉溶栓中获益比利用发病时间进行判断更为有效,而且能提高静脉溶栓率,尤其是对于那些发病时间不明确的患者,影像学检查就显得尤为重要。通常肿瘤患者脑卒中的特点是发生即造成严重的神经功能损害,在数小时或数天内呈现进行性神经功能损害加重,容易造成意识水平下降、痴呆等,出现溶栓禁忌证或错过溶栓治疗时间窗。

2. **肿瘤合并缺血性卒中的其他治疗和预防**　肿瘤合并卒中患者发生卒中的机制不同和梗死病灶的独特表现说明其发生机制的复杂性。前述的研究表明高凝状态是肿瘤合并卒中患者的重要原因,因此,治疗策略应集中于改善患者的高凝状态。目前标准的抗凝治疗防治栓塞发生的方案还没有确立,皮下或静脉使用低分子肝素是首选方法。很多研究已经报道使用低分子肝素治疗肿瘤合并脑卒中,且长期使用不会导致严重的出血风险。目前,使用低分子肝素是癌症患者预防卒中发生(尤其是深静脉血栓或肺栓塞)的推荐使用药物。尤其对于转移的晚期癌症患者,使用化疗药物后,低分子肝素也是预防栓塞事件发生的最佳选择,同时推荐在早期即使用抗血小板聚集药物,但远期效果的研究还需验证。还可以进行神经营养、高压氧等治疗。但是,对于恶性肿瘤合并脑卒中的预防和治疗至今尚无统一结论。

(八)肿瘤相关治疗对卒中的影响

肿瘤相关治疗也会对卒中产生影响。因手术切除肿瘤使其体积变小、肿瘤细胞减少,各研究均认为手术治疗可减少卒中的发生。虽然放疗和化疗可以增加对肿瘤的控制,但也会增加肿瘤合并卒中的风险。目前研究主要集中在放疗、化疗和激素治疗对卒中的影响,以头颈部肿瘤和乳腺癌研究最多。

Dorresteijn 等对 367 例头颈部肿瘤放疗后的患者随访 10 年左右,发现患缺血性卒中的相对危险度(RR)为 10.1,其缺血性卒中风险为 12%,增加了 5.6倍;Hung 等将 560 例肺癌患者分为两组(手术 + 放疗组及单纯手术组),发现手术 + 放疗组合并缺血性卒中的发生几率显著高于单纯手术组。以上的研究均发现放射线可以诱导血管直接损伤,也可导致各种类型的功能损害,从而导致脑梗死发生,这种对血管的影响主要包括内皮变性、减少内膜厚度、基底膜分裂、脂质沉积和阻塞。

一项研究发现,化疗使乳腺癌患者合并缺血性脑卒中的风险显著升高,尤其是晚期患者。多发性骨髓瘤患者接受沙利度胺单药治疗的缺血性脑卒中风险发生率低于 5%,联合地塞米松治疗时血栓的发生率达 10%~20%,同步接受化疗时则血栓的发生率高达 20%~40%。目前的研究认为,化疗药物会促进或加重血栓的形成。

(九)肿瘤合并脑卒中的预后

Zhang 等报道,恶性肿瘤伴发脑卒中患者由于其全身状况通常较差而比普通脑卒中患者住院期间死亡率更高。Cestari 等指出,恶性肿瘤伴发脑卒中患者的预后与肿瘤和患者神经系统的状态相关。这些研究均提示应提高对恶性肿瘤合并脑卒中的认识。

二、肿瘤合并神经系统副肿瘤综合征

副肿瘤综合征是指在某些恶性肿瘤患者体内,肿瘤未转移的情况下引起的远隔自身器官功能的异常改变。发生在神经系统如中枢神经、周围神经、神经肌肉接头或肌肉的病变,称之为神经系统副肿瘤综合征(paraneoplastic neurologic syndromes，PNS）。它既不是癌肿的直接侵犯、压迫和转移，也不是因癌肿引起感染、恶病质、血管性疾病及各种治疗（如化疗和放疗）的并发症所致，是癌肿通过远隔作用引起的神经功能障碍，可不同程度地影响神经系统，而没有癌肿直接侵犯神经组织或代谢性、感染性及血管性并发症表现。

近年来随着恶性肿瘤发病率增高，以神经系统症状和体征为首发症状的恶性肿瘤临床上并不少见，容易造成误诊。神经系统副肿瘤综合征主要见于小细胞肺癌、消化道肿瘤、妇科肿瘤、乳腺癌等恶性肿瘤，多发生于中老年，男性多于女性。神经系统副肿瘤综合征发病率较低约为1%，比转移或非转移性病变少见，但在临床上却有重要地位，主要因为：①神经系统副肿瘤综合征通常可引起严重、持久的神经功能缺失；②其多发生于原发肿瘤出现症状前，神经系统症状是潜在肿瘤的仅有体征。据报告，在70%合并有神经系统副肿瘤综合征的肿瘤患者中，神经系统症状是其首发表现，因此，神经系统副肿瘤综合征可提示机体患有处于隐匿阶段的肿瘤；③早期诊断可以为神经功能恢复和肿瘤治疗争取更多的时间。基于以上特点，神经系统副肿瘤综合征患者初期的临床表现复杂多样，症状极不典型，经常被误诊为其他神经系统疾病而进行相应治疗，所以当神经系统损害与原发的神经病变不符合，而辅助检查未得到证实，无法解释其临床表现、常规治疗又无效时，需考虑神经系统副肿瘤综合征的可能。神经系统副肿瘤综合征的神经病理改变及肿瘤发现是否及时准确是影响预后的关键。而神经系统副肿瘤综合征往往早于恶性肿瘤出现数日到数年，这时原发肿瘤可能尚处于早期或可治疗期，故神经系统副肿瘤综合征的早期诊断明确原发肿瘤的部位以便早期治疗，对于缓解患者的症状，提高患者的生存期至关重要。

（一）病因

神经系统副肿瘤综合征发病机制较为复杂，至今仍不十分清楚。目前比较一致的观点是肿瘤细胞与宿主神经元存在共同抗原决定簇，肿瘤细胞作为始动抗原诱发机体产生高度特异性抗体，这种抗体与肿瘤细胞结合抑制肿瘤细胞的生长，同时也导致神经系统的损伤。另外，神经系统副肿瘤综合征可能与神经系统受原发肿瘤分泌的某些毒性物质的直接损害、恶性肿瘤引起的营养障碍及肿瘤患者机体免疫功能低下继发病毒感染有关。

1. **免疫机制**　神经系统副肿瘤综合征的神经功能紊乱是由于癌细胞表达和神经元蛋白有相似或相同的免疫致敏物，即"分子模拟机制"，从而使机体的神经元产生自身免疫性抗体，进而造成神经功能的缺失。这些患者的血清及脑脊液中常可检测到抗神经元抗体，抗体的发现是该理论的可靠证据，迄今为止,多个自身免疫抗体已被检出,但 80% 以上的患者被检出的是单克隆免疫球蛋白 IgG 抗 -Hu 抗体的 I 型抗神经核抗体,而有些患者的血清中却未检出异常抗体。特异性神经元抗体(NAA)被认为与神经系统副肿瘤综合征发病有关,特异性神经元抗体为多克隆免疫球蛋白,肿瘤细胞与宿主神经元之间有着共同的抗原决定簇,肿瘤细胞作为始动抗原启动机体免疫系统产生特异性神经元抗体,在补体参与下,特异性神经元抗体除了抑制肿瘤细胞的生长外,也可导致宿主神经元的损伤而产生一系列神经系统临床症状。研究发现,神经系统副肿瘤综合征患者的大多数自身抗体对肿瘤的提示具有高度特异性,它们可出现在恶性肿瘤的早期阶段,并且仅能在特定的综合征中被发现,如抗 -Yo/Tr 抗体和抗 -recoverin 分别提示小脑及视网膜变性;抗 -Tr、抗 -Yo、抗 -CV2 与副肿瘤性小脑变性有关;抗 -Hu 抗体与副肿瘤感觉神经元病及副肿瘤性边缘叶脑炎有关;抗 -Ri 抗体与副肿瘤性眼 - 肌阵挛有关;抗电压门控钙通道抗体(抗 -VGCC 抗体)与类重症肌无力有关;在 95% 的癌性肌无力综合征患者中,可检出 P/Q 型 VGCC 抗体。但是大部分抗体是不具有选择性的,可以提示各亚型的神经系统副肿瘤综合征,如最常见的抗 -Hu 和抗 -CV2 抗体。因此,肿瘤神经抗体不是诊断神经系统副肿瘤综合征的唯一条件。虽然所有的抗体都在鞘内合成,但其中只有一部分起到致病作用。

有研究发现,在抗 -Yo 或抗 -Hu 抗体阳性神经系统副肿瘤综合征患者血清或脑脊液中可分离出抗 -Yo、抗 -Hu 抗体特异性 T 细胞,表明由 T 细胞介导细胞免疫反应可能成为神经系统副肿瘤综合征的发病机制之一。而关于感觉神经病以及脑脊髓炎研究表明,由于机体存在细胞免疫激活机制,故细胞免疫也可能导致神经元损伤,而抗体检出可能只是 T 淋巴细胞激活的替代标志。在患者肿瘤组织和中枢神经病理切片中发现血管周围 CD_4^+、细胞间质中 CD_8^+,提示 CD_8^+T 细胞和 CD_4^+T 细胞协同作用有可能导致中枢神经系统神经元细胞的凋亡,造成相应神经功能损害与缺失,引起临床症状与体征。

2. **机会性感染** 肿瘤本身或肿瘤的治疗均会导致机体的抵抗力减弱,造成各种机会性感染,如 Schold 等发现癌肿病程较长的患者出现进行性多灶性白质脑病,病理检查胶质细胞内发现有病毒样包涵体,形态与乳多空病毒感染相似,推测进行性多灶性白质脑病的发病与乳多空病毒感染有关。

3. **癌肿分泌引起电解质和激素致代谢紊乱** 某些肿瘤细胞具有自主内分泌功能,能分泌一些多肽、激素等,如异位分泌的促肾上腺皮质激素导致的库欣综合征、异位的类甲状旁腺激素导致的高钙血症均可引起脑病。

4. **必需营养物质的缺乏** 如腹膜后肿瘤消耗大量的葡萄糖导致低血糖性脑病,转移癌与脑竞争色氨酸而导致糙皮病样综合征。

（二）临床分型及特点

临床上神经系统副肿瘤综合征累及部位广泛，可影响神经系统的任何一个部位，包括大脑皮层、边缘系统、脑干、小脑、颅神经、视网膜、脊髓、周围神经、神经肌肉接头以及肌肉，尤其在周围神经系统的表现多样。一般为亚急性起病，渐进性发展，部分患者可并存神经系统多部位受损，并且神经系统损害症状 80% 在肿瘤诊断之前数月甚至数年出现。其主要临床特点有：多中年以上起病，呈亚急性进展病程，部分为急性、慢性进展或复发缓解病程，其症状和体征可发生在肿瘤发生之前、同时或之后，以感觉障碍和疼痛为主，神经系统表现不符合原发神经病变规律；神经系统多部位受损，症状体征不能用单一疾病解释；病程及严重程度与原发肿瘤的大小及生长速度、恶性程度可不平行。临床表现复杂多样，缺乏特异性，神经系统症状在原发病发现前极易误诊，其病情严重程度与原发肿瘤的病程以及恶性程度无明确相关性。

1. 中枢神经系统病变

（1）副肿瘤性小脑变性：这种类型是累及中枢神经系统最多见的神经系统副肿瘤综合征，又称亚急性小脑变性。原发肿瘤以肺癌、卵巢癌居多，乳腺癌、宫颈癌次之。发病率约为 3%，神经系统症状可先于恶性肿瘤症状出现，急性或亚急性起病，临床表现为小脑性共济失调、动作笨拙、构音障碍以及眼球震颤，可伴锥体束征及精神异常、认知障碍等大脑受损表现。在伴有小细胞肺癌的这类患者可以呈现出副肿瘤性脑脊髓炎的症状，在这些病例中抗 -Hu 抗体或抗 -CV2/CRMP-5 抗体通常为阳性。而在女性的乳腺癌或妇产科肿瘤中抗 -Yo 抗体阳性；淋巴瘤相关的小脑变性患者可在淋巴瘤诊断之前检测到抗 Tr 抗体。部分患者脑脊液蛋白和淋巴细胞可增高，颅压多正常，血清和脑脊液中可检出抗 -Yo 抗体、抗 -Hu 抗体。病理检查见小脑皮质弥漫性变性浦肯野细胞大量脱失及血管周围淋巴细胞浸润。早期影像学检查可无异常发现，晚期头部 CT 或 MRI 可发现小脑萎缩。

（2）副肿瘤性边缘叶性脑炎：患者可呈现出神经系统多部位功能障碍的表现，临床上表现为边缘叶或脑干炎、小脑变性、脊髓炎和（或）感觉神经及自主神经病的症状。认知功能障碍是其最主要的特征，表现为近记忆功能障碍和进行性痴呆，可有精神症状、部分性复杂癫痫发作、发作性肌阵挛、言语障碍、小脑体征以及眼球运动障碍等神经受累表现。其可与多种肿瘤相关，但最常见于肺癌尤其是小细胞肺癌的患者，另外还可见于睾丸生殖细胞瘤、卵巢癌、恶性胸腺瘤和霍奇金淋巴瘤。病理改变：大脑半球内广泛的神经细胞脱失，伴有血管周围淋巴细胞浸润，以颞叶内侧及丘脑明显，小胶质细胞增生，以大脑半球和边缘叶表现最为突出。血清和脑脊液检查可检测到抗 -Hu 抗体，少

数患者抗 -CV2/CRMP-5 抗体阳性。脑电图可有异常改变。一般情况下,此病对诸多治疗的反应效果不佳,症状可随着抗肿瘤的治疗达到病情稳定或一定改善。

(3)进行性多灶性白质脑病:进行性多灶性白质脑病是一种少见的亚急性脑部脱髓鞘病,常见于慢性淋巴性白血病、淋巴网状细胞肉瘤、恶性组织细胞病、霍奇金病等网状内皮细胞病,也可以见于肺癌、乳腺癌或其他恶性肿瘤。发病与病毒感染(SV40.JC 病毒)有关,好发于淋巴肉瘤及免疫功能低下者,多见于中老年患者,男性多于女性,亚急性或慢性起病,临床表现取决于病灶的部位及数目。主要临床表现为进行性精神衰退、人格改变、智能减退,伴有逐渐出现的意识障碍、偏瘫、进行性视力下降和失语、共济失调、眩晕等脑部其他受损症状,颅神经麻痹和脊髓损害少见。实验室检查脑脊液多无异常。脑电图检查呈现弥漫性低幅慢波表现。头部 MRI 显示皮质下白质长 T_2 信号,确诊依靠脑活组织检查。病理检查:脑白质内多发性散在的脱髓鞘斑块,其内少突胶质细胞消失,轴突相对完好,炎症细胞浸润不明显;电镜下可见少突胶质细胞内包涵体形成,多为乳多空病毒颗粒。

(4)弥漫性灰质脑病:常见于支气管肺癌、霍奇金病等部分肿瘤晚期的患者。可出现精神症状,40% 左右可能有癌肿转移至脑部因素,但绝大部分由弥漫性灰质脑病所致。临床表现以痴呆为主,首先可出现近期记忆力减退、情绪不稳定、易激动、抑郁、焦虑,且呈逐渐加重趋势直至发展成痴呆。病程一般不超过 2 年,通常在 5~20 个月左右。脑脊液细胞及蛋白的含量可轻度增高。病理可发现大脑皮质病变,血管周围可见淋巴细胞浸润,灰质存在广泛神经元脱失,而细胞学检查未发现转移癌细胞。

(5)副肿瘤性斜视性眼阵挛 - 肌阵挛综合征:这是一种副肿瘤性或感染后运动障碍为主的疾病,比较罕见,同时也是最具特征性的副肿瘤综合征,儿童以及成人均可发病。临床表现为伴有眨眼动作的眼球不自主、快速、无节律、无固定方向的大幅度、集合性扫视运动,同时,可伴有四肢、躯干、横膈、咽喉及软腭肌阵挛和共济失调。儿童型副肿瘤性眼阵挛 - 肌阵挛综合征平均发病年龄为 18 个月,常见于神经母细胞瘤患儿(多位于胸腔内),50% 患儿此综合征常早于肿瘤之前诊断。此类疾病的患儿可检测到以 IgG3 为主要成分的自身抗体,这是有别于其他副肿瘤综合征的重要特点,在其他类型副肿瘤综合征患者中,肿瘤相关的抗神经组织的抗体其主要成分一般是 IgG1 或 IgG1 和 IgG3。这些 IgG 亚型的存在揭示了补体和抗体依赖性细胞介导的细胞毒性作用在副肿瘤综合征的免疫学发病机制中占有重要的角色。成人型副肿瘤性眼阵挛 - 肌阵挛综合征常合并小脑性共济失调、构音障碍、肌阵挛、眩晕等,特点是当闭眼和入睡后眼球不自主运动仍然存在,做眼球跟踪运动或固定眼球时阵挛反而加重。眼阵挛可以单独出现或与其他肌阵挛共存,可以呈间歇性发作,也可持续存在。通常此综合征与小细胞肺癌和乳腺或妇科肿瘤相关,实验室检查脑脊液中可检测到抗 -Ri 抗体以及抗 -Yo 抗体,其中抗 -Ri 抗体更具诊断价值,但是大多数患者血清或脑脊液检查未发现特征性抗体。头部 CT 检查大多正常,MRI 检查有时可见脑干内异常信号,也有部分病例发现小脑浦肯野细胞变性。

(6) 运动神经元病:指在肿瘤基础患者出现的运动缺陷,原发肿瘤多为小细胞肺癌、肾癌、胸腺瘤及淋巴瘤等。其临床表现主要是下运动神经元瘫痪、肌力减退、肌肉萎缩、腱反射消失、肌束震颤等,有时非常相似于肌萎缩侧索硬化症,且无临床特征,与"真正的"的运动神经元病相区别的只是部分副肿瘤性运动神经患者有肋间肌无力及颈肌无力而致呼吸困难。本病进展相对缓慢,可自发停止进展而处于相对稳定状态。MRI 和脑脊液可无异常表现,肌电图可有肌束震颤波而运动传导速度正常。

(7) 亚急性坏死性脊髓病:原发肿瘤多为小细胞肺癌、胃癌、乳腺癌和淋巴瘤,是一种极其凶险的疾病。临床表现为亚急性起病的横贯性脊髓损害,起病常是双足感觉异常和无力,病变进展迅速,主要影响胸段脊髓,数天内病变向上发展累及颈髓时则出现四肢瘫痪,有传导束型感觉障碍和括约肌功能障碍,出现感觉完全丧失、二便障碍。脑脊液蛋白、细胞增高。大多数病情严重预后不良,可数周内死亡。

(8) 癌性肌萎缩性侧索硬化:多见于肺癌,神经系统常为首发症状,最常见前根、延髓运动神经细胞、脊髓前角细胞、锥体束变性以及后根及后索神经节受损。发病缓慢,临床表现与运动神经元病的肌萎缩性侧索硬化相似,表现肌肉萎缩、无力、肌束颤动,同时具有上单位损害的表现如腱反射亢进、病理反射阳性及感觉性共济失调。

2. 周围神经系统

(1) 亚急性感觉神经元病:主要由小细胞性肺癌所致,可与其他一些神经系统副肿瘤综合征如肌病、脑病、小脑变性等共存。主要病理变化是后根神经节细胞和后根有明显的退行性改变,后角也有继发性改变,许多患者脊髓和脑内也有炎性和变性改变。常为亚急性起病,但进展缓慢。通常情况下患者肌力相对正常,但有严重的深浅感觉消失,可累及面部和舌部,造成患者无法起床,生活不能自理,感觉障碍恢复困难,但可保持在稳定状态。实验室检查可从血清和脑脊液中检出抗 -Hu 抗体,脑脊液的压力通常正常,蛋白通常可以轻度增高。肌电图可有感觉传导速度减慢。病情呈进行性发展,切除了原发肿瘤后深浅感觉障碍常仍难恢复。

(2) 感觉运动神经病:可见于肺癌、卵巢癌、乳腺癌、睾丸癌、胃肠道等各种恶性肿瘤。病理改变为节段性脱髓鞘者多为急性起病,亚急性或慢性起病者可见节段性脱髓鞘和轴索变性。周围神经中也可见到淋巴细胞和浆细胞浸润。感觉运动神经病起病和进展方式有亚急性、急性和缓解复发性3种类型。急性型临床上酷似急性吉兰-巴雷综合征,伴有呼吸肌瘫痪和延髓性麻痹,此型多合并淋巴瘤。亚急性或缓解复发性表现为轴索性神经病脱髓鞘性神经病和血管炎的多发神经病。本症表现四肢远端感觉及运动障碍,腱反射减弱或消失,下肢多重于上肢,合并多发性骨髓瘤常常有明显疼痛。个别患者可累及四肢近端,偶有颅神经受累如三叉神经感觉丧失,病程一般呈进行性恶化,少数可稳定一段时间或有轻微进步。肌电图检查发现感觉和运动传导速度均下降。

(3)血管炎性周围神经病　常见于肺癌、胃癌、淋巴癌和前列腺癌中,先于癌症发生或同时发生,可能与自身免疫有关。病理改变主要为周围神经和肌肉活检中发现小血管炎症改变。此病可单独存在,也可与其他的副肿瘤性周围神经病同时存在。临床表现为血管炎造成的多发性单神经炎的症状,常与其他的周围神经病同时出现。

(4)自主神经病:最常见于小细胞肺癌和类癌瘤,常和抗-Hu抗体、2型浦肯野细胞质抗体及CRMP5抗体相关。病理学研究证实肠肌层有炎症细胞浸润,导致胃肠道肠肌层丛中的神经元破坏所致。临床表现:一种类型为直立性低血压、瞳孔异常、便秘、口干、阳痿、快速性心律失常、性功能障碍、膀胱功能以及肠功能障碍等;另一种类型为副肿瘤性假性肠梗阻,患者出现便秘、恶心、呕吐、体重下降及腹部膨隆;进展性病程,多数患者在诊断后1年死亡。自主神经病可以是抗-Hu抗体阳性的神经系统副肿瘤综合征惟一临床表现,可单独或作为广泛的副肿瘤神经病的一个组成部分出现,也可伴随如脑脊髓炎感觉神经元病、感觉运动神经病、小脑变性等出现。在自主神经病患者的研究中发现了针对自主神经节神经元的烟碱型乙酰胆碱受体的高浓度特异性自身抗体,其中神经节受体抗体浓度和自主神经功能障碍的严重程度呈正相关性,直接说明上述抗体参与了发病过程。

3. **累及神经肌肉接头**　癌性肌无力综合征,又称类重症肌无力综合征,是神经肌肉接头功能障碍性疾病,属于自身免疫性疾病,可能有多种机制参与发病,其中最主要的是机体对肿瘤细胞的神经元样成分产生了免疫反应,所产生的抗体以运动神经末梢突触前膜上调节乙酰胆碱释放的电压门控钙离子通道作为自身免疫的靶标受到攻击,损害了正常的突触前膜的乙酰胆碱量子释放。它的出现往往高度怀疑恶性肿瘤的存在,尤其是小细胞肺癌。临床多见于中老年男性,小细胞肺癌多见。一般先于肿瘤症状出现,临床主要表现为肢体近端以及躯干肌无力、消瘦、易疲劳。肌肉在活动后感到疲劳,但如继续进行收缩,则肌力反可暂时改善,时间久后再次出现疲劳状态,腱反射减退或消失。很少累及呼吸肌,但可导致呼吸衰竭。其受累部位和肌肉疲劳部位与重症肌无力不同。半数患者有自主神经障碍的表现,如唾液、泪液和汗液减少,出现阳痿等全身症状,可以表现消瘦、纳差等。肌电图检查重复电刺激(RNS)低频率电流刺激运动神经时,该神经支配的肌肉动作电位波幅显著降低,使用每秒10次以上的高频率重复电刺激时,肌肉的动作电位波幅反而显著递增,如果反复刺激动作电位又复下降,对诊断有帮助。

4. **累及肌肉**

(1)肌病(皮肌炎、多发性肌炎):多见于40岁以上患者,起病急,进展快,临床症状主要为面颊、前胸、四肢伸面等部位皮肤红肿,皮肤光亮而无压迹,肌肉疼痛,运动时加剧,腓肠肌压痛,长久发展肌肉萎缩和纤维变性,甚至变硬。多于肿瘤发病前数月或数年出现。研究发现,仅有15%的多发性肌炎和32%的皮肌炎是副肿瘤性的。其中,与皮肌炎关系比较密切的肿瘤是卵巢癌、肺癌、胰腺癌、直肠癌和非霍奇金淋巴瘤;与多发性肌炎相关的肿瘤是非霍奇金淋巴瘤、肺癌、膀胱癌。迄今为止,未曾有研究发现副肿瘤性多发性肌炎、皮肌炎患者的血清中存在特征性的抗体标志物。

(2)僵人综合征:可合并于霍奇金病、胸腺瘤、结肠癌和乳腺癌。发病机制尚不明确,可能与自身免疫有关。约60%的患者血清中可检测到抗谷氨酸脱羧酶 C- 氨基丁酸转化酶的自身抗体。临床表现为肌肉痛性痉挛和僵硬。由于运动和感觉刺激,进一步导致全面性的强直和痉挛,而睡眠后症状消失。

(三)辅助检查

1. **实验室检查**　神经系统副肿瘤综合征部分患者脑脊液可有蛋白含量增高;细胞增多常仅出现在疾病的早期,在数周和数月后消失;IgG 增高则可以持续,通过荧光激活细胞分类分析显示副肿瘤性小脑萎缩脑脊液细胞学提示主要的细胞类型是 T 细胞(>75%),少部分是 B 细胞和自然杀伤细胞(<10%)。

抗体检测对诊断更重要,许多副肿瘤综合征患者的血清和脑脊液中的抗体作用于神经系统和癌肿,识别这些抗体和其靶神经抗原有利于早期诊断和证实免疫介导是神经系统副肿瘤综合征的发病机制。患者血清和脑脊液中可检出 5 种与本综合征有关的主要抗体:①抗 -Hu 抗体(抗神经元抗体),与副肿瘤性脑脊髓炎有关;②抗 -Yo 抗体,是特异性抗小脑浦肯野细胞抗体,与副肿瘤性小脑变性和生殖系统或妇科肿瘤有关;③抗 -Ri 抗体(抗神经元骨架蛋白抗体),与副肿瘤性斜视性眼肌阵挛 - 肌阵挛和乳腺癌相关;④癌症相关性视网膜病(CAR)抗体;⑤抗电压门控钙通道抗体,见于癌性肌无力综合征及僵人综合征患者。前 3 种抗体具有相当的特异性,可证实癌肿的存在,使医生针对相关的脏器进行检查。

2. 神经电生理检查　电生理检查中对神经系统副肿瘤综合征有意义的是神经电图和重复神经电刺激试验(RNS)。神经电图及 F 波检查是测定周围神经、近端神经根损伤较为可客观的电生理检查手段,对临床定性、定量分析疾病具有重要价值。神经电图在副肿瘤性周围神经病中的应用已比较普遍。目前,研究最多的是副肿瘤性周围神经病损的肌电图特点。其神经电图表现为感觉神经波幅明显减低或缺失,感觉传导速度正常或轻度减慢;运动传导度和波幅大多数都在正常范围。而其针极肌电图显示正常的运动单位且没有失神经支配现象。重复神经电刺激试验是具有确诊价值的一种检查方法,同时能指导临床鉴别重症肌无力和癌性肌无力综合征。神经电图和重复神经电刺激试验检查操作简单易行,而且比较经济。因此,当临床考虑神经系统副肿瘤综合征时应该进行神经电生理检查,进行初步筛查。

3. 影像学检查　除了常规的 B 超、CT 和 MRI 外,全身正电子发射计算机断层扫描(PET-CT)可能是发现隐蔽肿瘤的最好扫描方法,其在提示肿瘤复发时也具有很好的作用。但是,有些患者可能需要经过多次检查才能发现肿瘤。因此,对于没有阳性结果发现的患者,要注意随访 5 年,每隔 3~6 个月复查 1 次,以免漏诊。

(四) 神经系统副肿瘤综合征的诊断及鉴别诊断

首先要排除其他疾病(如遗传性、中毒性、应激性、营养性等)所引起,且特异性抗神经元抗体阳性(如抗 -Hu、抗 -Ri、抗 -Yo、抗 -Tr 抗体)才能诊断。包括以下两个部分:①是否是神经系统副肿瘤综合征;②积极寻找原发病灶。

Graus 等在 2004 年提出的神经系统副肿瘤综合征的诊断标准如下:

确诊诊断标准:①出现了典型神经系统副肿瘤综合征的临床症状,并且在症状出现后 5 年内发现肿瘤;②在出现神经系统症状后 5 年内发现肿瘤并伴有不典型神经系统副肿瘤综合征的临床症状,同时检测到抗神经元抗体(特征性或非特征性);③在进行抗肿瘤治疗后,不典型的神经系统副肿瘤综合征的临床症状可以明显的缓解或消失,但首先要排除症状自发缓解的情况;④有典型或是非典型神经系统副肿瘤综合征的临床症状并可以检测到特征性抗体,但没有发现肿瘤。

疑似诊断标准:①有典型神经系统副肿瘤综合征的临床症状但没有发现抗神经元抗体及肿瘤,但是高度怀疑伴有肿瘤;②有典型或非典型神经系统副肿瘤综合征的临床症状并可检测到部分特征性抗体,但未发现肿瘤;③有非典型神经系统副肿瘤综合征的临床症状并在 2 年内发现肿瘤,但没有检测到抗神经元抗体。

从诊断标准可看出,确诊神经系统副肿瘤综合征最重要的是典型的临床表现。所以,对于那些怀疑神经系统副肿瘤综合征的患者,要根据典型的神经系统临床症状来寻找原发癌肿。另外,抗神经元抗体是诊断神经系统副肿瘤综合征的一个重要指标,其特异性可达到90%,抗体阳性可以对肿瘤的发生或神经系统副肿瘤综合征进行高度提示,并且能够使肿瘤的查找范围缩小。除了比较常规的 MRI 和胸腹 CT 之外,女性患者还要对自己的盆腔及乳腺进行检查。当这些检查都未呈现阳性时,可以进一步做全身 PET-CT 检查,以提高其诊断的准确性及敏感性。但是对于一些患者,只有进行多次的反复检查,肿瘤才能被检测到。因此,对那些检测结果未呈现阳性的患者,尤其是对于发病原因尚不明确的感觉性周围神经病患者,应注意随访 2~3 年,且每隔 3~6 个月进行一次复查。

以下情况出现时应特别注意除外神经系统副肿瘤综合征:中年以上的患者,以神经系统损害为主要表现,一般状况在短期内明显恶化,体内发现肿瘤或与恶性肿瘤相关的抗体,病变局部病理检查未见肿瘤转移的证据但又不能用其他疾病解释时,正规治疗后神经病症状不见好转者。

(五)治疗及预后

神经系统副肿瘤综合征的治疗主要包括两个方面:①针对肿瘤本身的治疗,包括积极合理的手术及放、化疗等措施。目前发现无论何种类型的神经系统副肿瘤综合征,最好的稳定或改善其症状的方法仍然是使原发肿瘤获得完全缓解;②针对神经系统副肿瘤综合征的免疫抑制治疗,包括使用糖皮质激素、环磷酰胺、血浆置换、静脉免疫球蛋白等针对主要体液免疫的方法。近期研究显示,这些疗法对于中枢神经系统综合征的症状几乎无效或仅有轻微影响,对神经 - 肌肉接头处或周围神经系统的神经系统副肿瘤综合征治疗效果尚可。

对大多数神经系统副肿瘤综合征患者而言,免疫治疗效果欠佳,而根除癌肿的治疗是主要且较为有效的治疗措施。迄今,国内外针对神经系统副肿瘤综合征的免疫抑制疗法仍有争议,尚无明确定论。多数人认为因为在神经系统副肿瘤综合征患者体内免疫应答是确实存在的,所以应尽早进行免疫抑制治疗。然而,大多数患者在治疗后仍遗留严重且持久的神经功能缺失,疗效不佳的原因可能是在疾病诊断的同时受累的中枢神经元已经存在不可逆的损伤。

综上所述,当患者出现神经系统不明原因的症状或不典型综合征时,对于不能用一元论解释者、症状快速出现(数天或数周)多灶性损害,脑脊液提示炎性改变、检出免疫抗体者,并且治疗效果不好时,特别是易患肿瘤的高危人群,应高度警惕神经系统副肿瘤综合征,需进行全面检查,临床上应想到神经系统副肿瘤综合征可能,争取做到早诊断、早治疗。一旦确诊要积极查找原发病灶并对原发病进行及时、有效治疗,减少误诊、误治。

(杨慧勤 范耀东)

附:肺癌合并脑梗死病例分析

患者,男性,41 岁,主因"突发左上肢力弱 6 小时"急诊入院。患者于入院前 6 小时早晨起床时发现左上肢无力,手指活动欠灵活,不伴麻木及感觉异常,余肢体活动正常,无头痛、头晕、恶心、呕吐、发热及抽搐,遂收住院。

入院神经专科查体:T 37.5℃,R 18 次 / 分,P 84 次 / 分,BP 136/87mmHg,HR 84 次 / 分,SPO$_2$ 96%,一般情况可,神清语利,对答切题,双瞳孔等大等圆,左:右 =3mm:3mm,瞳孔对光反射存在,眼动正常,无眼震,视力、视野粗侧正常;双侧额纹、鼻唇沟对称,伸舌居中,悬雍垂居中,双侧腭咽弓对称且上抬有力,咽反射(+);颈软无抵抗,肢体深浅感觉未见异常,左上肢肌力 IV$^-$ 级,左下肢及右侧肢体肌力 V 级,双侧肢体肌张力正常,双侧病理征(−)。

辅助检查:心电图示:窦性心律;胸片示:①左肺上叶前段分叶状肿块,请结合 CT 检查;②右肺、心影、双膈未见确切异常;根据患者临床表现,考虑急性脑梗死可能,急诊行头部 MRI 示:右额叶、颞枕叶脑内多发超急性期脑梗死灶;血常规:WBC 10.3×10^9/L,中性粒细胞比率 67%,RBC 5.3×10^{12}/L,Hb 146g/L,Hct 40%,PLT 197×10^9/L;肝、肾功能检查未见异常;D- 二聚体 1.7mg/L。

既往史:否认曾患高血压、高血脂、心脏病、糖尿病、脑卒中及恶心肿瘤病史。

初步诊断:①脑内多发超急性期脑梗死灶(右额叶、颞枕叶);②左肺上叶前段肿块,性质待查。

入院后给予监测生命体征、抗凝(低分子肝素)、抗血小板聚集(阿司匹林)、活血化瘀、神经营养等治疗,患者症状逐步好转。为排除心脏内血栓栓子或颈部大血管动脉粥样硬化斑块脱落导致脑梗死,进一步行超声心动图、双侧颈部血管超声检查,均未见异常。胸部 CT 示:左肺上叶前段分叶状肿块,最大层面约 4.9cm×3.4cm,边缘见毛刺,黏连邻近前肋胸膜及纵隔胸膜,强化欠均匀,多考虑肺癌;再进一步行纤维支气管镜取材活检病理确诊:肺腺癌。该患者待脑卒中病情稳定后转入胸外科继续肺癌的进一步治疗。

本例为中年男性患者,突发疾病病史,无普通脑卒中患者危险因素,就诊时考虑急性脑梗死可能,急诊头部 MRI 提示多发脑梗死,D- 二聚体升高提示高凝血状态,而患者就诊时脑梗死发病已超过 6 小时,且患者一般情况、生命体征及临床表现均较稳定,未见卒中进展,遂给予上述治疗及进一步检查并明确诊断。

（杨慧勤　范耀东）

专家点评:

本病例以急性突发肢体力弱入院,神经科医生多会考虑到缺血性脑卒中可能,而行相关检查确诊。但当多项检查未发现普通脑卒中患者的危险因素时,应结合其他检查以警惕中枢神经系统以外的恶性肿瘤所合并的脑卒中发生。

本例患者 D- 二聚体升高,胸片提示有肺部肿块,就提示可能存在全身性恶性肿瘤合并脑卒中的发生,进一步胸部 CT 证实该肺部肿块高度疑诊为肺癌,经纤维支气管镜取材活检病理确诊为肺腺癌。临床上如遇到高度怀疑中枢神经系统外的恶性肿瘤合并脑卒中,而常规检查又未见明显异常时,可考虑行 PET-CT 检查,以提高恶性肿瘤的检出率(因为有些恶性肿瘤早期常规检查可能没有阳性发现),做到早发现、早诊治,提高患者生存率和生活质量,改善预后。

（罗林）

第十三章

蒽环类药物心脏毒性的预防处理

蒽环类抗肿瘤药物是一类抗瘤谱广且高效的抗肿瘤药物,其抗瘤谱广,对肿瘤细胞有广泛的生物学杀伤效应。对于乳腺癌、恶性淋巴瘤、支气管肺癌、卵巢癌、软组织肿瘤、肝癌均具有很强的抗癌活性,在临床上已广泛应用40余年。蒽环类药物包括多柔比星、表柔比星、阿柔比星、柔红霉素、米托蒽醌、去甲氧柔红霉素等。蒽环类药物自问世起就在全身化疗中占有重要地位,但因心脏毒性使其在临床上的应用受到一定限制。蒽环类药物引起的心功能不全的发生率高达13%~39%,治疗结束25年后患者的心脏性死亡风险是正常人群的8.2倍,心力衰竭风险是正常人群的15倍,心血管疾病风险增加10倍。临床研究和实践观察都显示蒽环类药物导致的心脏毒性往往呈进展性和不可逆性,特别是初次使用蒽环类药物就可能造成心脏损伤,因此早期监测和积极预防蒽环类药物引起的心脏毒性显得尤为重要,已经引起临床上的高度重视。

一、发 病 机 制

蒽环类药物诱导心脏毒性的确切机制尚不清楚,研究较多的是自由基损伤学说。蒽环类药物螯合铁离子后触发氧自由基,尤其是羟自由基的生成,可导致心肌细胞膜脂质过氧化和心肌线粒体 DNA 的损伤等。铁的螯合物可以抑制由自由基触发的心脏毒性反应。目前认为有别于其抗肿瘤活性的机制,蒽环类药物引起心脏毒性的主要机制可能是铁介导的活性氧簇(ROS)的产生及促进心肌的氧化应激;其他机制包括毒性代谢产物的形成,抑制核苷酸及蛋白合成,血管活性胺的释放,降低特异性基因的表达,线粒体膜绑定的损害,肌酸激酶活性的聚集,诱导凋亡,干扰细胞内钙离子稳态和呼吸链蛋白的改变,诱导一氧化氮合酶以及提高线粒体细胞色素 C 释放等。还有研究表明蒽环类药物可以导致心肌细胞损伤,诱导心脏线粒体病以及慢性心肌病的线粒体 DNA 和呼吸链的损伤。蒽环类药物对心肌的亲和力明显高于其他组织,更易在心肌细胞停留,因为心脏组织缺少过氧化氢酶,其抗氧化活性较弱。另外,心肌细胞富含线粒体,是产生 ROS 的根源。蒽环心磷脂的亲和力较高,进入到线粒体,结合心磷脂从而抑制呼吸链,造成心脏损伤。

二、临 床 表 现

蒽环类药物导致的心脏毒性按出现的时间进行分类,分成急性、慢性和迟发性三类。①急性:发生在给药后几小时或几天内发生,常表现为心内传导紊乱和心律失常,极少数病例表现为心包炎和急性左心衰。②慢性:在化疗 1 年内发生,表现为左心室功能障碍,最终可致心衰。③迟发性:在化疗后数年后发生,表现为心衰、心肌病和心律失常等。蒽环类药物的慢性及迟发性心脏毒性与其累积剂量呈正相关,常用蒽环类药物最大累积剂量见表 13-1。

表 13-1　常用蒽环类药物的最大累积剂量

蒽环类药物	推荐最大累积剂量
阿霉素(ADM)	550mg/m^2(放射治疗或合并用药 <350~400mg/m^2)
表柔比星(EPI)	900~1000mg/m^2(用过 ADM<800mg/m^2)
吡柔比星(THP)	950mg/m^2
柔红霉素(DNR)	550mg/m^2
去甲氧柔红霉素(IDA)	290mg/m^2
阿克拉霉素(ACM)	2000mg/m^2(用过 ADM<800mg/m^2)

近来的研究显示低剂量蒽环类药物也可能引起心脏毒性,长期随访接受低剂量 ADM 治疗的患者时发现心功能的异常。因此没有绝对的安全剂量,可能与个体差异有关,即患者体内药物代谢相关基因的差异性导致其对蒽环类药物的易感性不同。越来越多的研究证实蒽环类药物对心脏的器质性损害从第 1 次应用时就有可能出现,呈进行性加重,且不可逆。目前,临床上主要是根据美国纽约心脏协会(NYHA)关于心脏状态的分类评估进行心脏毒性分级的评定(表 13-2)。

表 13-2　美国纽约心脏病协会(NYHA)心功能分级

Ⅰ级:体力活动不受限,日常活动不引起过度的乏力、呼吸困难或心悸,即心功能代偿期。
Ⅱ级:体力活动轻度受限。休息时无症状,日常活动即可引起乏力、心悸、呼吸困难或心绞痛,亦称Ⅰ度或轻度心衰

Ⅲ级:体力活动明显受限,休息时无症状,轻于日常的活动即可引起上述症状,亦称Ⅱ度或中度心衰
Ⅳ级:不能从事任何体力活动,休息时亦有充血性心衰或心绞痛症状,任何体力活动后加重,亦称Ⅲ度或重度心衰

三、诊　断

心脏毒性的临床表现主要为胸闷、心悸、呼吸困难、心电图异常、左室射血分数(LVEF)下降以及心肌酶谱的变化,甚至导致致命性的心力衰竭。可以结合病史和临床表现,结合心电图、超声心动图以及放射性核素扫描等检查进行诊断。临床用于评估化疗致心脏毒性的方法多为无创性监测方式,主要是用于监测心功能变化,通常在晚期阶段才能检测出心脏毒性。目前超声心动图是识别和预测化疗所致心脏毒性和随访心功能最常用的方法。

心电图:由于蒽环类抗生素所致心电图改变多为一过性、非特异性,因此心电图在监测早期心毒性方面的敏感性和特异性均差,价值不大,难以作为理想的随访评估方法。近年来一些用于监测蒽环类药物心肌损伤的新指标如QT间期、QT间期离散度、心率变异性受到人们的关注。

超声心动图可以通过测量心室收缩和舒张功能,识别和预测化疗所致心脏毒性,并可以与其他影像学及生物学指标联合用于随访评估。测定左心室收缩功能是的评估化疗药物致心脏毒性最常用的方法。左室射血分数是常用的监测方法,可以区分危险人群,对预防心衰有重要意义。然而,LVEF常会低估心脏损伤,LVEF正常者也可有亚临床的心功能损伤,因此,LVEF对早期亚临床心脏疾病的检测并不敏感。国内外的研究显示舒张功能障碍是蒽环类药物诱导的心功能障碍的早期表现,因此,采用多普勒超声心动检查心脏舒张功能对于早期监测心脏毒性是一个敏感的方法。等容舒张时间(IVRT)和舒张早期减速时间(DT)延长可以预测阿霉素引起的心脏收缩功能障碍,IVRT预测收缩功能不全的敏感度为78%,特异度为88%,但仍需要更大规模的研究来确认其预测心脏毒性的价值。

生化标记物如心肌肌钙蛋白(cTn)和脑钠肽(BNP)等作为心脏毒性的生化检测指标已受到广泛关注。特别是肌钙蛋白已被证明是一个早期识别和监测药物性心脏损伤的敏感指标,它在早期阶段就可检测到的抗癌药物诱导的心脏毒性,明显早于LVEF的降低。应用蒽环类药物化疗的患者心肌肌钙蛋白T/心肌肌钙蛋白Ⅰ(cTnT/TnI)的水平显著增高,且与心脏舒张功能不全相关。在出现明显的LVEF变化前,cTnT/TnI即可检测到阿霉素等蒽环类药物导致的早期心脏毒性。肌钙蛋白还可以帮助区分曲妥珠单抗治疗的患者可逆和不可逆的心肌损伤。BNP 浓度与心衰程度相关,是判定心衰及其严重程度的客观指标,可评价心脏功能。ESMO 关于化疗药物心脏毒性的临床实践指南中建议:抗肿瘤化疗时应定期监测 cTnI(化疗结束时、结束后 12、24、36、72 小时和 1 个月)和 BNP(化疗结束时、结束后 72 小时),以降低心脏毒性的发生风险。

心内膜心肌活检(EMB)是公认的评估蒽环类心脏毒性最敏感、最特异的方法,但是因为是有创性检查和技术要求高,临床应用受到极大的限制。蒽环类药物引起的心肌病活检组织具有特征性改变,光镜下病理学改变表现为心肌水肿、心肌细胞消失、间质纤维化和肌浆网扩张等;电镜下为心肌纤维溶解、纤维束广泛消失,Z 线变形、断裂,线粒体裂解以及心肌细胞内空泡形成。

放射性核素的血管造影通过测定最大充盈率等舒张功能参数及左右室射血分数了解心功能,可作为蒽环类药物早期心脏毒性监测的有效手段之一,尤其对舒张功能的评价优于对收缩功能的评价,敏感性较高。研究发现,在 LVEF 下降之前,左室舒张就可出现变化,因此利用放射性核素方法检测左室舒张功能可提示早期心脏毒性的发生。但检查费用高,核素有放射性,难用于常规随访。

核磁共振成像(MRI)作为评价心脏的形态、功能、代谢和组织血流改变的一种无创性检查,已经被广泛应用,利用 T_2 和对照增强 T_1 可充分显示心肌坏死的面积,是检测亚临床心肌病变的理想方法。MRI 与放射性核素血管造影测定的 LVEF 较为精确,但价格昂贵。

四、预防和治疗

(一)治疗前充分检查

肿瘤患者合并心脏病变并不少见,抗癌治疗可使之加重或使潜在的心脏病变表现出来。在应用蒽环类药物治疗前,应充分评估心脏毒性的风险,酌情适当调整用药剂量或方案,加强监测心功能的监测。心脏检查如 ECG(必要时心血管摄片和超声检查)应视为常规,酌情制定预防措施。

(二)重视高危因素

下列情况应视为蒽环类抗生素使用的高危因素:①心脏曾经或正在接受放疗。②儿童或年龄 >70 岁。③已有心脏瓣膜疾患、冠心病、心肌病或高血压者。④糖尿病性心脏病。⑤ ADM 累积剂量≥450mg/m² 者。⑥性别:女性患者较男性患者更易出现 ADM 心脏毒性改变,可能是女性单位体表面积脂肪含量较男性高,造成女性 ADM 清除率减低,导致 ADM 在非脂肪组织累积增加。

(三)改变给药方式

蒽环类药物的给药方法有很多种,包括静脉推注、静脉滴注、经动脉给药以及持续微量泵入给药,临床中常选择静脉滴注作为蒽环类药物的给药方法。在心肌定量组织速度成像技术评价表柔比星微量泵入与静脉输注心脏毒性的研究表明,表柔比星微量泵入较静脉输注能减轻心脏的毒性。笔者研究表明:表柔比星大鼠腹腔注射组及腹腔微量泵入组两种不同给药方法处理后的心脏,均有心肌间质出血、嗜酸性增强,严重者可见心肌细胞内空泡样变性及细胞核固缩、溶解等损伤性改变。临床观察研究表明:相较于静脉滴注给药,表柔比星微量泵入可以提高Ⅲ~Ⅳ期乳腺癌患者的疗效。

体外研究表明,表柔比星的浓度在 10~50ng/ml 时在体外能抑制多种人体肿瘤细胞,认为 10~50ng/ml 是其有效的抗肿瘤的浓度。表柔比星微量泵入和静脉输注的血浆药代动力研究表明:表柔比星持续微量泵入组有效浓度(>10ng/ml)持续时间在 56~60 小时,而静脉输注组的有效浓度持续时间仅有 8~14 小时,这也许就是持续微量泵入给药方法的低毒高效最主要的原因。心脏毒性与 ADM 累积剂量和峰浓度呈正相关,因此推荐将短时间静脉注射改为持续静脉滴入 48~96 小时,通过降低峰浓度来减轻心脏毒性。但是,在一项随机试验中发现 48 小时的持续输注并不能获得比静脉推注(1 小时注射)更好的心脏保护效果。因此,改变给药方法能否很好地预防蒽环类药物心脏毒性仍需深入研究核实。

(四)选用新的剂型

脂质体蒽环类药物有可能减少蒽环类药物心脏毒性的发生率。目前临床应用的脂质体蒽环类药物有脂质体阿霉素和脂质体柔红霉素等。聚乙二醇脂质体阿霉素,因不会被巨噬细胞和单核细胞所吞噬,具有更长的半衰期。在心肌的药物浓度有所减低,影响其在心肌细胞内累积趋势,因此相对于常规剂型的 ADM,其心脏毒性降低,提高了安全性。但是,有报道称应用脂质体药物可能引起手足红斑性感觉迟钝或触物感痛综合征。

(五)心脏保护剂

循证医学证据表明:右丙亚胺(DZR)是惟一可以有效地预防蒽环类药物导致心脏毒性的药物,目前已在欧美国家临床上广泛应用。首次使用蒽环类药物前应用 DZR 以有效预防蒽环类药物心脏毒性研究证实和权威指南推荐,用于心脏毒性保护的药物 DZR 可以有效地预防蒽环类药物亚临床心脏毒性的发生。DZR 是螯合剂 EDTA 的类似物,容易穿透细胞膜并在细胞内发生酶催化和非酶催化水解反应,终产物与一些中间体均有铁螯合作用,不仅可以与游离态铁离子螯合,而且可以从 Fe^{3+}- 蒽环类螯合物中夺取 Fe^{3+},从而抑制 Fe^{3+}- 蒽环类螯合物诱导自由基的产生,进而抑制蒽环类药物的心脏毒性。随机对照多中心临床研究结果显示,DZR 对接受蒽环类药物化疗的乳腺癌患者具有显著的心脏保护作用,且不影响蒽环类药物的抗肿瘤疗效。其他的心脏保护剂,包括辅酶 Q1O、左卡尼汀、N- 乙酰半胱氨酸、抗氧化剂(维生素 C 和维生素 E 等)以及其他铁螯合剂(如去铁胺和 EDTA)等,理论上可能具有一定的心脏保护效果,但其防治心肌病的作用尚需要进一步研究。Meta 分析显示,辅酶 Q10、左卡尼汀、N- 乙酰半胱氨酸、维生素 C 和维生素 E 等对于蒽环类药物化疗没有明显的心脏保护作用,而 DZR 可以使患者明显获益,心衰的发生率明显降低。

蒽环类药物是抗肿瘤药物的三大基石之一,在肿瘤治疗中有着重要的作用。因为其心脏毒性改选其他药物,势必会影响患者的疗效及远期生存。从目前的研究进展看,对蒽环类药物所致心脏毒性进行充分的监测及评估,并随着各种预防和降低蒽环类药物心脏毒性的方法及手段的不断研究和发展,蒽环类药物的心脏毒性可以得到有效的控制。重视药物的早期心脏毒性,还要关注患者晚期的心脏毒性,制定心脏毒性的预防和治疗策略。最大限度改善患者的生活质量,延长他们的寿命,获得肿瘤治疗的最佳效果与减低心脏毒性风险的平衡。

(杨芳 李露 杨润祥)

第十四章

肿瘤导管相关性血栓及
导管相关性血流感染

随着静脉输液技术的快速发展,中心静脉置管技术的应用越来越普遍,主要用于长期静脉输液治疗、肿瘤化疗、肠外营养及输注刺激性、高渗性药物的患者。由于肿瘤患者大多需进行多周期的治疗,且化疗药物多具有腐蚀性及刺激性,对血管内膜及局部组织损伤较大,所以肿瘤化疗患者多通过中心静脉导管作为血管通路。中心静脉置管包括经皮穿刺中心静脉导管(central venous catheter,CVC)、经外周静脉置入中心静脉导管(peripherally inserted central catheter,PICC)、隧道式导管(central venous tunneled catheter,CVTC)、完全植入式静脉输液港(totally implantable venous-access ports,TIVAP)。其中 PICC 由于具有操作简便、安全可靠、并发症较少及留置时间长等优点,成为肿瘤化疗患者首选的置管类型。目前在国内外 PICC 发展迅速,已被大多数的国家认可,且多成立了专门的 PICC 门诊,进行 PICC 置管及护理。PICC 虽然具有穿刺风险小、留置时间长、导管不易脱出等优点,但 PICC 置管术后还是有可能发生静脉炎、穿刺点渗血、感染及静脉血栓等并发症。其中静脉血栓是 PICC 最严重的并发症。

一、导管相关性血栓

深静脉血栓(deep venous thrombosis,DVT)是指血液在深静脉不正常的凝结,血栓形成后可致栓子脱落而危及生命。PICC 相关性血栓是指 PICC 导管外壁或血管内壁血凝块的形成,作为血管内异物,会直接引起血管内膜损伤,从而诱发血栓形成。PICC 相关性血栓好发于贵要静脉、头静脉、肱静脉、腋静脉、锁骨下静脉、颈内静脉等上肢静脉。一旦发生血栓,在急性期如未能及时诊断和处理,血栓发生脱落可导致肺栓塞或肺梗死。

（一）导管相关性血栓的发生原因

1. 血管内膜损伤 血管内膜的内皮细胞具有抗凝和促凝两种特性,在生理情况下,以抗凝作用为主,从而使血管内的血液保持流体状态。完整血管内膜是防止血栓形成的前提,血管内膜的损伤是血栓形成最重要和最常见的原因。内皮细胞受损后,内皮下胶原暴露出来,血小板黏附,激活凝血因子XII,启动了内源性的凝血过程。此外,内皮细胞损伤后会释放出组织因子,激活凝血因子VII,启动了外源性的凝血过程。静脉穿刺可导致血管内膜的损伤,特别是在静脉分支、汇合处及静脉瓣周围。内膜损伤后会导致血管内皮细胞变性、坏死、脱落,内膜下的胶原纤维暴露,血小板易于黏集。PICC置管时如果操作者操作不熟练,反复穿刺血管、暴力推送导管及导丝、选择穿刺针型号过大等因素均容易导致血管内膜的损伤。

此外,抗癌药物多为化学制剂或生物碱制剂,作用于细胞周期的各个阶段,影响DNA和蛋白质的合成,使血管内上皮细胞坏死。临床常用的化疗药物,如环磷酰胺、顺铂、长春新碱、氨甲蝶呤等可引起血管纤维化和血管内皮损伤。

2. 血流状态的改变 血流状态的改变主要是指血流缓慢及血液产生涡旋等改变,从而利于血栓的形成。正常状态下,红细胞和白细胞在血流的中轴(轴流),其外是血小板,最外一层为血浆(边流),血浆将血液的有形成分和血管壁隔开,从而防止血小板与内膜接触及激活。虽然,目前PICC置管中使用的导管材质多为硅胶或聚氨酯,血液相容性较好。但是,静脉导管毕竟是异物,当置入PICC导管后会导致血流通路变窄,血流减慢,血小板进入边流,增加了血小板与内膜接触的机会及黏附内膜的可能性,易于血栓的形成。

3. 血液凝固性增加 血液凝固性增加是指血液中促凝因素的增多或抗凝系统活性的降低,导致血液的高凝状态。人体的三大抗凝机制分别是抗凝血酶III、蛋白质C和纤维蛋白溶解系统。第V因子基因突变后所编码的蛋白质会抵抗激活的蛋白质C对它的降解,蛋白质C失去抗凝作用。PICC置管过程中常会使用肝素,在肝素存在的条件下,抗凝血酶III和凝血酶形成复合物,灭活凝血酶的作用明显增强。此外,在某些情况下,如恶性肿瘤、严重创伤、大面积烧伤等情况下组织因子过量释放,均可导致血液的高凝状态。

4. 疾病因素

（1）恶性肿瘤:肿瘤细胞可直接活化凝血系统,促进血栓形成,或通过与机体细胞相互作用而产生或表达促凝血因子;肿瘤细胞也可直接侵犯血管或通过分泌血管穿透性因子而损伤内皮细胞。广泛转移的恶性肿瘤,如肺癌、乳腺癌、胰腺癌和前列腺癌等,由于癌细胞释放促凝因子,可导致多发性、反复发作的血栓性游走脉管炎或非细菌性血栓性内膜炎。黏液癌细胞释放出的黏液含半胱氨酸蛋白酶,能直接激活X因子。肿瘤患者血浆凝血因子如V因子、VII因子、VIII因子和纤维蛋白原也常升高,同时存在抗凝血酶原III、蛋白C、蛋白S水平降或缺乏,可引起抗凝活性降低,导致血液呈高凝状态,易形成血栓。患者化疗后常有恶心、呕吐、腹泻等消化道反应,故不愿进食、饮水,导致血液黏稠呈高凝状态,患者体内血小板增多,血小板聚集功能增加。加之肿瘤患者化疗时,化疗药物对血管内皮有明显的刺激性损伤,可引起血管纤维化和血管内皮损伤,这样导致肿瘤患者在应用PICC置管后更易出现血栓。研究提示,恶性肿瘤疾病进展期及有重要脏器转移时,且年龄>60岁,其PICC置管后发生血栓的风险将显著增高。

(2)糖尿病:糖尿病是静脉血栓的危险因素,其发生机制可能与损伤的血管内膜和固有的凝血酶原状态有关。

(3)其他:高脂血症、冠状动脉粥样硬化及肥胖症等可导致血小板增多及黏性增加,从而引起静脉血栓。

(二)导管相关性血栓的预防措施

1. **置管前评估** 2011年版INS(Infusion Nursing Standards of Practice)指南指出:进行PICC置管前,护士应评估患者发生静脉血栓形成的危险因素,包括(并不仅限于下述几项):存在血液高凝状态的慢性疾病,如癌症、糖尿病、肠易激惹综合征或终末期肾衰竭;存在凝血功能异常的遗传因素;妊娠或使用口服避孕药,外科手术后及卧床;年龄(儿童或老年患者);多次中心静脉导管置管史,尤其是存在置管困难或机械损伤,或有其他血管内装置(起搏器)存在。

首先,操作者应全面了解患者病情,详细评估,对容易发生血栓的患者应慎重使用PICC,严格掌握适应证和禁忌证。如有血栓病史则为置管相对禁忌证,高凝状态的患者应慎用;偏瘫患者应选择健侧置管,防止因血液黏稠度高、血流缓慢导致循环障碍形成血栓;如有化疗史的患者,须评估是经外周静脉化疗还是中心静脉化疗,如果是外周静脉化疗,则尽可能避开受损的静脉,如果是经中心静脉导管化疗,则须评估置管部位,避开原中心静脉置管的静脉。其次,操作者应根据患者的血管条件及经济条件选择适宜的器材,尽量使用材质柔软、小型号的导管,并根据个体差异选择不同长度,使导管尖端到达管径粗大且血流丰富的上腔静脉,理想的导管尖端位置应位于上腔静脉的下1/3处。2011版INS指出:PICC尖端位于上腔静脉中至上部分时,导管相关性血栓的发生率更高。

2. 穿刺方法的优化 加强置管护士的培训,提高穿刺技术及熟练程度,提高穿刺一次成功率,避免多次穿刺及送管不顺利或粗暴送导丝、导管引起的血管内膜损伤。此外,采用多普勒超声引导下改良塞丁格技术(modification Seldinger technology,MST)进行 PICC 穿刺,可显著提高置管成功率,并能降低并发症的发生率。在血管超声引导下采用 MST 穿刺上臂置入 PICC 导管,是目前最先进的 PICC 置入方法。

3. 药物预防 预防性使用抗凝药物是一种较为有效的处理措施,如阿司匹林、丹参,小剂量华法林可以使 PICC 相关性血栓的发生率从 38% 降低到 10%。James 等人的研究也提示预防性使用抗凝药物能降低导管相关性血栓的发生率。笔者对于血栓高危患者,在置管过程中采用肝素钠生理盐水充分润滑导管及冲洗组件,置管当日开始口服阿司匹林肠溶片 100mg,2 周;口服血塞通软胶囊 2 片,3 次 / 天,1 个月;喜疗妥软膏外敷,从置管位置开始沿血管走向涂抹喜疗妥软膏,厚度 0.1cm,2~3 次 / 天,持续 1 周。

4. 健康教育

(1)注意事项:嘱患者适度活动置管侧肢体,避免置管侧肢体做提重、过度外展、上举、旋转等运动,避免导管随肢体运动,减少其对血管内壁的机械刺激。PICC 置管后,嘱患者抬高患肢,以促进血液回流,注意患肢保暖。在输液及休息时避免长时间压迫置管侧肢体,导致血液流动缓慢。嘱患者在置管侧肢体出现酸胀、疼痛等不适感觉时应及时报告,以便及时处理。须仔细观察置管侧肢体有无肿胀、疼痛、皮温增高及皮肤颜色变化,及时发现静脉血栓的症状。尤其注意静脉血栓的隐匿症状,如患者主观感觉置管侧肢体、腋窝、肩臂部酸胀疼痛时,应予以高度重视。

(2)功能锻炼:置管后指导患者进行置管部位以下关节的功能锻炼,可以增加上肢的血液回流,减少因血流缓慢导致的血栓。

功能锻炼的方法(均针对置管侧进行锻炼):①手指屈伸运动:五指依次屈伸活动(建议从拇指至小指),每次 3~5 分钟,每天 2 次。②旋腕活动:上下活动手腕,配合内外旋转运动,每次 10 分钟,每天 2 次。③屈肘运动(只适用于肘关节上置管的患者):肘部屈伸运动,每次 10 分钟,每天 2 次。④弹性握力球:每次握球时间 2 秒,每次握球次数≥30 次,每天≥1000 次,连做 2 周。

功能锻炼的注意事项:①肘下置管的患者尽量减少肘关节的活动。②肩关节可以保持日常活动,但应避免角度过大的外展运动,如羽毛球、乒乓球、网球等。③尽量减少双手举过头顶的动作。

(三)导管相关性血栓的检查和诊断

1. 临床表现 上肢深静脉血栓形成是中心静脉置管常见的并发症,虽常无明显临床症状,但一旦血栓脱落进入肺循环,将有致肺栓塞的风险。血栓形成后会堵塞静脉管腔,造成静脉回流障碍,根据病变部位的不同,可能会出现各种不同的临床症状。有症状的静脉血栓典型表现一般为局部发红、肿胀、导管或临近部位触痛。

(1)疼痛:患肢疼痛是血栓较早出现的症状,其发生原因是血栓静脉壁的炎症反应以及血栓远端静脉的急剧扩张,刺激血管壁的末梢神经。疼痛的程度与血栓形成的范围、炎症反应的轻重及个体对疼痛的敏感程度不同而存在差异。疼痛可与肿胀同时出现,或仅表现为酸胀,活动上肢时加剧。

(2)头颈部及上肢水肿和功能障碍:上肢肿胀是导管相关性血栓的主要临床表现。由于静脉血栓阻塞血管,影响血液的回流,导致局部淤血、水肿,患肢上臂臂围增加。上腔静脉和头静脉的血栓可导致严重的水肿,引发上腔静脉综合征,从而导致患者感觉不适、疼痛及肢体功能障碍。

(3)局部皮温升高:血栓形成可导致局部皮温升高,有时可表现为置管侧腋温升高,非置管侧腋温正常。如果患者两侧腋温均升高,应考虑是否存在感染。

其他常见的症状体征还包括肢体沉重、皮肤颜色发红、触及条状物、肢体触痛以及静脉怒张等。

2. 超声多普勒　利用多普勒信号判断静脉内是否有血栓形成,是一种简便有效的无创性检查方法,已成为目前临床 DVT 诊断的首选。此外,深静脉置管术后患者采用彩色多普勒超声定期随访能早期发现小血栓病变。

急性静脉血栓的诊断标准如下:①血管内可见血栓回声,血栓回声的强弱依赖于血栓形成的时间长短。陈旧性或慢性血栓回声稍高,质地较致密,与血管壁黏附面较大,静脉管腔缩小;急性血栓回声较弱,质地松软,与血管壁黏附面较小,如梗阻较明显则静脉通常扩张。②超声加压检查时静脉不可压缩,沿着置管静脉全程观察血管内膜是否光滑,管腔按压后是否易变形、压瘪。如有血栓形成,探头加压时静脉不可压缩。③血流动力学的改变:根据置管术后血管内是否有血栓形成及其大小、范围,置管静脉内彩色多普勒血流成像(CDFI)信号强弱将发生改变。当静脉闭塞,血管腔内充满血栓,CDFI 显示无血流信号通过。此外,还可出现包括波幅衰减、流速降低、脉冲迁移缺乏以及呼吸末期有明显的狭窄或闭塞等间接征象。

3. 静脉造影　静脉造影是 DVT 诊断的"金标准",通过静脉注射造影剂使静脉显像,可以有效地判断是否存在血栓及其大小、位置、形态、范围及侧支循环情况。但静脉造影是一种有创性检查,并且可能发生注射部位周围组织造影剂泄漏等并发症。造影剂过敏、肾功能不全者不能进行此项检查。

（四）导管相关性血栓的治疗和处理

1. 一般治疗

（1）心理护理：向患者及家属介绍静脉血栓形成的原因、治疗计划，使患者、家属充分配合治疗和护理，消除顾虑，激发其战胜疾病的信心。并与患者多交谈，同时动员家属陪伴，减少孤独感，配合医务人员做好患者的心理疏导工作。

（2）血栓侧患肢的护理：嘱患者卧床休息，患肢制动，抬高患肢，高于心脏20~30cm，利于血液回流。禁止在患肢按摩、热敷、量血压、静注药物等，以免栓子脱落。嘱患者适当做握拳动作，以促进静脉血液回流，减轻肢体肿胀。观察记录患肢皮温、皮肤颜色、动脉搏动、臂围，以便于判断疗效。指导患者穿宽松、质地柔软的内衣、注意保暖。

（3）栓子脱落的预防：密切观察患者生命体征、神志、瞳孔及头痛、头晕等现象，及时发现栓子脱落栓塞其他重要器官的征象。保持大便通畅，避免用力排便，以防血栓脱落造成肺栓塞而死亡。

2. 溶栓治疗

溶栓治疗是最大限度溶解血栓，恢复置管静脉通畅的主要方法。其主要通过溶栓药物，将纤溶酶原激活为纤溶酶，纤溶酶裂解纤维蛋白，使已形成的血栓溶解。

（1）溶栓治疗：目前临床上使用的溶栓剂通常分为以下3代，第1代主要有链激酶、尿激酶等；第2代是组织纤溶酶原活化剂（t-PA）；第3代是通过基因工程正在研制和开发的溶栓剂，如改良自然型t-PA分子。

尿激酶（UK）是临床上使用较多的一种溶栓剂，它来自人尿或肾细胞组织培养液的一种提取物，属于双链尿激酶型纤溶酶原活化剂的丝氨酸蛋白酶。尿激酶不具有抗原性，所以具有不会出现过敏反应的优点。尿激酶可以直接作用于纤溶酶原，使无活性的单链纤溶酶原转变为有活性的双链纤溶酶，从而使纤溶酶裂解凝血块表面的纤维蛋白以及裂解游离于血液内的纤维蛋白原。使用剂量为6~400 000U/d，发病1周内，溶栓效果最佳。

链激酶（SK）是从B型溶血性链球菌培养液内提取的一种非酶性单链蛋白。链激酶不直接活化纤溶酶原，它与纤溶酶原结合形成复合物，从而使纤溶酶原结构发生改变，形成链激酶-纤溶酶复合物继而活化。链激酶具有抗原性，所以使用前需做皮试。成人首次使用剂量为500 000U，溶于5%葡萄糖250~500ml中，30分钟内静脉滴注完毕。随后100 000U/h持续剂量连续静脉注射，临床症状消失后保持静脉注射3~4小时，3~5天为1个疗程。

（2）溶栓治疗的禁忌证：对溶栓剂有禁忌或过敏；有活动性出血，如胃肠道、颅内或泌尿道出血；近期有脑血管意外史、手术史及外伤史；妊娠、严重高血压、严重肝肾功能损伤、活动性肺结核空洞及消化性溃疡患者；有凝血机制障碍、出血倾向患者。

3. 抗凝治疗　抗凝治疗是通过抗凝药物抑制凝血因子、内源性及外源性凝血系统的相关环节，从而阻碍血液凝固的方法。抗凝药物根据作用环节的同分为 4 类：①直接凝血酶抑制剂，如水蛭素及其衍生物；②间接凝血酶抑制剂，如肝素及低分子肝素钠（LMWH）等；③维生素 K 拮抗剂，如华法林；④其他新型抗凝药。

肝素是临床中最常使用、最有效的抗凝药物，已有 70 多年的临床使用经验。但在使用过程中也暴露出一些缺点，如剂量存在明显的个体差异、容易发生出血的危险及停药后易复发等。研究者开发出新的抗凝剂，如低分子肝素钠。

低分子肝素钠具有抗 Xa 活性，可抑制体内外血栓及动静脉血栓的形成，不影响血小板聚集和纤维蛋白原与血小板的结合。使用剂量为 4250U 皮下注射，每天 2 次，10 天为 1 个疗程。

华法林是一种间接作用的抗凝血药，为双香豆素类中效抗凝药，能在肝脏内与维生素 K 竞争结合，灭活维生素 K，抑制依赖维生素 K 的凝血因子的合成，从而产生抗凝作用。华法林为口服给药，胃肠吸收快，可用于导管相关性静脉血栓的治疗。初始剂量为 3~5mg/d，持续服药 3~5d，根据 INR 值调整剂量，维持量为 2~5mg/d。

溶栓和抗凝治疗过程易导致继发性出血，所以在治疗过程中应注意患者皮肤黏膜有无出血，注射部位有无青紫或血肿，有无鼻出血、血尿、黑便、头痛及精神状态改变等，如出现上述症状之一，应立即报告医生及时处理，调整抗凝、溶栓药物剂量。若有颅内出血征象，应做紧急脱水、降颅压等处理。为保证安全抗凝、溶栓，必须正确执行医嘱，包括药物的剂量、给药的途径和及时的监测。监测出凝血时间、纤维蛋白原和肝功能，一般可隔日监测 1 次，有异常时应每天监测。

4. 导管溶栓　在超声引导下置入导管并做静脉造影，确定导管在静脉腔内的位置。根据患者情况、穿刺部位选择不同口径和长度的溶栓导管。经导管直接将溶栓药物灌注入血栓中，也可经导管抽吸部分血栓，再经导管注入溶栓药物。该方法溶栓效果佳，并能降低全身出血的风险。

二、导管相关性血流感染

导管相关性血流感染（catheter-related bloodstream infection，CRBSI）：指中心静脉置管引起的感染，可以是局部感染，也可以是全身感染，包括导管穿刺点的感染、临床毒血症症状、实验室证实存在菌血症。CRBSI 定义标准基于有全身症状和无明显感染来源的患者外周血培养及对导管部分半定量和定量培养分离出相同的病原体；患者至少有以下一种症状或体征：发热（体温 > 38℃）、寒战、低血压（收缩压≤90mmHg），血液感染患者如不能通过导管取得实验室证据，但拔管后全身感染征象好转，可认为是 CRBSI 的间接证据。

（一）高危因素

1. **导管类型** 导管腔的数量是 PICC 导管相关性血流感染的危险因素。多腔导管引起感染的风险高于单腔导管。国内研究表明，单腔导管 CRBSI 感染率为 2%~5%，多腔导管感染率为 4.9%~22.7%。国外研究发现，双腔导管和多腔导管较单腔导管感染率明显升高，而且多腔导管中每个管腔都是 CRBSI 的潜在感染源。美国疾病控制预防中心推荐：在满足患者治疗需要的前提下，应尽量使用管腔较少的中心静脉导管。

2. **置管部位及置管方式** PICC 感染发生率较其他无隧道 CVC 低，肘关节上下和胸部比颈部细菌定植少、油性分泌物少、皮肤较干燥，并且导管远离气管和鼻腔分泌物等，因此 PICC 的感染风险比颈内静脉导管感染风险低。隧道导管引起导管相关性血流感染的风险低于非隧道式导管，但是局部感染的风险未降低。隧道式导管包含 Broviac 和 Hickman 两种，这两种在皮下组织内的隧道式导管延长了 CVC 的使用寿命而降低了感染风险。置入式静脉输液港由于其完全置入皮下，将 CVC 感染风险降到最低。多项相关研究显示，股静脉导管的感染发生率和并发症远高于颈内和锁骨下静脉，并且股静脉和颈内静脉较锁骨下静脉导管置入点细菌定植发生更早，增加了 CRBSI 的风险。常用深静脉导管相关局部感染和 CRBSI 危险性为股静脉 > 颈内静脉 > 锁骨下静脉。

3. **PICC 材料特性** 导管材料可以影响血栓的形成和微生物的黏附性。细菌可沿导管内外壁生长，例如凝固性阴性葡萄球菌可以黏附在导管表面，1 小时即可繁殖形成严重的细菌定植，6~12 小时可以从单层细菌增殖到多层细菌。

（1）聚氯乙烯材质：文献报道，应用聚氯乙烯材质的导管，其血栓性静脉炎发生率为 70%。革兰阴性菌（如葡萄球菌）对聚氯乙烯、聚乙烯导管亲和力高。聚乙烯导管表面不规则，有利于血小板黏附形成袖套样纤维蛋白鞘。

（2）硅胶材质 硅胶材质是一种在穿刺过程中对静内膜损伤较小，并可漂浮在静脉中的弹性材料。硅胶材质的导管的生物相容性高，在体内宿主蛋白可迅速黏附到表面，产生一种黏附的物质。

（3）聚氨酯导管 聚氨酯是结实但不坚硬的材料，在静脉内能够随着人体温度软化而变得更加柔韧。具有优越的伸拉强度和柔韧性,可使导管壁变得更薄和内径更大,以达到高流速的效果。与硅胶材质相比,可以做到同等流速的要求,但外径更小,更易于穿刺成功,降低了静脉炎和感染风险。具有对人体有较高的生物相容性而对纤维蛋白有较低的吸附性。强化聚氨酯材质的导管体外实验表明,其具有较低的生物降解倾向,能很好地对抗长期环境影响造成的老化、破裂现象,导管壁光滑,不易黏附血液,感染发生率更低。

（4）抗菌涂层导管:①抗菌药物:头孢菌素类、青霉素、万古霉素、利福平、米诺环素、米康唑等。②消毒剂:氯己定、磺胺嘧啶银盐、苯扎氯铵、银铂碳等。

（5）肝素涂层导管:有报道认为,肝素涂层导管能够减少纤维蛋白积聚从而减少感染发生。但对肝素涂层导管存在一些争议,例如可能使患者并发肝素诱导的血小板减少症、出血风险增加、过敏反应等。

4. PICC 置管技术　护士置管的熟练程度是引起感染的另一个重要因素,局部反复多次穿刺和送管,误伤其他血管或局部血肿形成均可沿导管表面繁殖、迁移,并黏附定植在导管上,而且不易受到宿主吞噬细胞和抗生素的作用,细菌生长繁殖增多并不断释放流入血液,导致 CRBSI 感染率增高。

5. 导管留置时间　CRBSI 的发生与导管留置时间密切相关,导管留置时间越长,感染率越高。PICC 置入血液中纤维蛋白鞘逐渐形成并附着于导管壁,成为病原菌良好的寄生场所。在新生儿重症防护病房,导管留置时间是发生在 CRBSI 的一项重要因素。文献报道,在新生儿重症监护病房 PICC 留置时间超过 35 天时,若仍需进行 PICC 治疗,应更换导管。

6. 患者因素　①年龄因素:有文献报道,年轻人较老年人有更高的发病率,原因包括年轻人较老年人有可能接受较大剂量的化疗及免疫抑制药治疗。PICC 在早产儿的救治中也已普遍使用,有报道极低体重儿 CRBSI 的发生率为12.5%。②疾病因素:如患者患有皮炎、银屑病、烧伤、肝硬化、粒细胞缺乏、获得性免疫低下或接受放化疗等均是促进感染的重要因素。患者患有严重的基础疾病、合并有远处感染、败血症或恶病质等较易发生 CRBSI。血栓形成也是导管血流感染的高危因素。

7. 经 PICC 输注 TPN 或血液制品　TPN 或血液制品中营养液是细菌良好的培养基,长期 TPN 支持治疗易引起患者胃肠道菌群失调,肠道黏膜屏障功能受到损伤,导致肠道细菌易位,肠道寄生菌进入血液循环后即可顺血流道导管表面纤维素膜上定植,从而促使 CRBSI 机会增加。

8. 敷料　尽管氯己定的敷料能使穿刺处皮肤 48 小时甚至更长时间保持无菌,对降低 CRBSI 有益,但因其可引起皮肤真菌感染而被美国 CDC 禁用。敷料是引起 CRBSI 的危险因素之一,使用透明敷料使穿刺点清晰可见,可对外部的液体和微生物起封闭作用。如果透明敷料下放置纱布,则应视同为纱布敷料,需每 48 小时更换。

9. 导管输液接头和冲封管因素 PICC 尾端是引起导管相关血流感染的源头,无针输液接头是微生物最易污染的部位。有研究表明,血管内导管接头微生物污染率高达 31%,且微生物污染率与操作频率之间有密切的关系。Cookson 等研究发现使用机械性无针接头后血流感染发生率显著上升;Brown等报道,无针装置经有效消毒后,可降低经由导管腔内途径造成的血管内导管微生物感染风险。护士正确的冲封管技术对于预防纤维蛋白鞘形成至关重要。

(二)感染途径

CRBSI 是多因素综合的结果,置管处皮肤细菌移行并定植于导管尖端及导管连接处污染是发生感染的主要机制。

1. 皮肤污染 有观点认为细菌从皮肤置管部位沿导管入侵体内是 CRBSI的主要发病机制。大多数 CRBSI 患者导管尖端及穿刺点周围皮肤可培养出相同的细菌。有研究发现,CRBSI 患者皮肤培养阳性率为 53%,一些严重的皮肤感染如烧伤,则阳性率更高。烧伤患者自身抵抗力低下,皮肤创面细菌移位生长及操作不严格都可导致导管感染。

2. 输液接头污染 此观点认为,CRBSI 是细菌沿导管接头进入体内导致感染。研究发现减少接头污染可以减少 CRBSI 的发生。导管接头是导致导管内微生物定植的一个重要原因,尤其是较长时间的留置导管。导管末端连接的肝素帽、正压接头或无针输液接头因护理不当而被污染,或连接输液器时消毒不严格、不彻底,均可将细菌带入管腔而引起感染。导管接头被认为是污染导管内面的起始部位。

3. 液体污染 无菌液体在生产、配制、输注、更换输液的任何一个无菌环节失误或不标准都可能导致细菌随液体沿导管进入人体。输入液体相关感染是指输入被污染的液体引起的感染。从剩余的输入液体和经皮穿刺静脉分别取样进行血培养,如获得同一种类细菌,而无其他感染来源,可确诊输入液体相关感染。此类感染的症状多发生在输液开始后不久,应及时留取残存液体,同时进行液体和血液培养。输液相关的败血症成因是多方面的,主要包括液体本身的因素和操作污染两方面。

4. 内源性污染 如发生 CRBSI 时,导管尖端培养与血培养阳性菌相同,但是拔除导管并不能使感染症状缓解,此时导管尖端的污染细菌可能来自体内其他的感染灶。

5. 导管污染 导管表面受细菌污染,细菌黏附在纤维蛋白鞘或血栓上可导致 CRBSI。

6. 微生物引起导管感染的方式 ①皮肤表面的细菌在穿刺时或之后,

通过皮下致导管皮内段至导管尖端的细菌定植,随后引起局部或全身感染。②另一感染灶的微生物通过血液播散到导管,在导管上黏附定植,引起CRBSI。③微生物污染导管接头和内腔,导管管腔内细菌繁殖,引起感染。其中,前两种属于腔外途径,第三种为腔内途径。在短期留置(<1周)的导管如周围静脉导管、动脉导管和无套囊非隧道式导管中,通过腔外途径感染最为常见;在长期留置(>1周)的导管如带袖套式的隧道式中心静脉导管、皮下输液港和经外周中心静脉导管中,腔内定植为主要机制。致病微生物的附着在发病过程中也起着重要作用。

(三)临床表现

1. **穿刺点局部感染**　在发生穿刺点局部感染时,患者局部有明显的炎症反应,表现为高热,局部红、肿、热、痛,大多数伴有穿刺点脓性分泌物的渗出。

2. **导管相关性败血症**　患者有寒战、高热,甚至感染性休克的表现,关节及心脏可有迁徙性病灶。导管拔除后退热时间为3~24小时,平均10.5小时。

3. **细菌性静脉炎**　表现为局部疼痛、红肿、触痛,可伴有高热、白细胞计数增高,如进行置管静脉B超探查,可有部分患者伴有血栓。

(四)实验室检查

引起CRBSI的常见菌种为凝固性阴性葡萄球菌、金黄色葡萄球菌、念珠菌、棒杆菌、克雷伯菌和肠杆菌。

1. **定量培养**　可疑CRBSI时,拔除PICC,导管节段用肉汤处理并用超声解降,然后将肉汤平铺在培养皿中,细菌生长≥1000CFU即为阳性。

2. **半定量培养**　可疑CRBSI时,拔除PICC,将一段导管盘绕后放置在培养皿中,观察培养皿有无菌落形成,细菌生长≥15CFU即为阳性。

3. **其他定量培养技术**　以上两种方法常常用于CRBSI的诊断,但不能监测导管腔内来源的感染。

4. **可疑CRBSI**　越来越多的学者主张采用不拔除导管的诊断方法,因为部分无法解释的发热,无导管感染的证据,而且很多隧道式导管的患者无须拔管就可以治愈。因此,血培养是常用的诊断CRBSI的方法。

(1)不拔除导管:必须在使用抗生素前同时经中心静脉及周围静脉抽血培养。诊断标准:导管血和外周血培养到同一种细菌,导管血培养的菌落数是外周血培养的5倍以上。因此导管抽血做培养假阳性比较多,所以,从远离导管的外周静脉抽血做比较是必须的。导管阳性结果较外周血出现早2小时,亦可诊断。

(2)拔除导管:当怀疑导管相关感染而拔除导管时,导管培养是诊断

CRBSI 的金标准,对导管尖端及皮下进行定量或半定量培养,多腔导管须对每个导管腔进行培养。肉汤定性培养敏感性高但特异性差,半定量(平皿滚动法)或定量(导管搅动或超声)培养技术是目前最可靠的诊断方法,和定性培养技术相比,其诊断的特异性更高。

(五)临床诊断

1. CRBSI 确诊 具备下述任意一项,即可证明导管为感染来源。①有一次半定量导管培养阳性(每导管节段≥15CFU)或定量导管培养阳性(每导管节段≥1000CFU),同时外周静脉血培养也呈阳性,并与导管节段为同一微生物。②从导管和外周静脉同时抽血做定量培养,两者菌落计数比≥5∶1。③从中心静脉导管和外周静脉同时抽血做定性培养,中心静脉导管血培养阳性出现时间比外周血培养阳性至少早 2 小时。④外周血和导管出口部位脓液培养均为阳性,并为同一株微生物。

2. 临床诊断 具备下述任意一项,提示导管极有可能为感染来源。①具备严重感染的临床表现,并且导管尖端或导管节段的定量或半定量培养阳性,但血培养呈阴性,除了导管无其他感染来源可循,并在拔除导管 48 小时内未用新的抗生素症状好转。②菌血症或真菌血症患者,有发热、寒战和(或)低血压等临床表现且至少 2 个培养皿阳性(其中 1 个来源于外周血)其结果为同一株皮肤共生菌(例如类白喉菌、芽孢杆菌、丙酸菌、凝固酶阴性葡萄球菌、微小球菌和念珠菌等),但导管节段培养阳性,且没有其他可引起血流感染的来源可循。

3. 拟诊 具备下述任意一项,不能排除导管为感染来源。①具有导管相关的严重感染表现,在拔除导管和适当抗生素治疗后症状消退。②菌血症或真菌血症患者,有发热、寒热和(或)低血压等临床表现且至少有 1 个血培养呈阳性(导管血或外周血均可),其结果为皮肤共生菌(例如类白喉菌、芽孢杆菌、丙酸菌、凝固酶阴性葡萄球菌、微小球菌和念珠菌等),但导管节段培养阴性,且没有其他可引起血流感染的来源可循。

(六)预防措施

1. 培训与管理

(1)专业队伍与培训:PICC 专职护士应有能力在操作中预防 PICC 输液引起的感染。缺乏置管和护理经验、护理人员不足、人员流动等均可增加 CRBSI 的发生率的死亡率。而经严格培训和主动教育,强化标准化的无菌操作等干预措施可显著降低 CRBSI 的发生率和死亡率。因此,提倡建立专业化的、固定的 PICC 护理专业门诊队伍。一项研究显示,采用模拟练习对住院医生进行中央导管相关的无菌技术培训,可以有效降低导管相关血流感染。另有研究显示,由受过专门培训的治疗小组进行导管维护有助于降低导管相关的血流感染。

（2）检测与质量管理:质量管理应当包括详细的操作流程、标准化的无菌操作、详实的记录、严格 PICC 应用的感染管理与监控制度及置管后随访等。建议建立包括 PICC 护理门诊、感染科管理专家、临床护理质量监控专家在内的多元化管理队伍,建立本地关于医院获得性血液感染的病因学和发生率相关的数据系统,目的在于检测与总结感染危险因素,及时回顾总结和相关感染危险因素与问题,及时指导临床,以提供快速改进措施,并降低医疗成本。

2. 置管因素

（1）穿刺点选择:PICC 穿刺部位的选择应当充分考虑置管的安全性和适应性,最大限度地避免置管感染、损伤等相关并发症的发生。肘上置管位置不宜太高,因靠近腋窝可增加感染的风险。导管继发血栓形成患者的 CRBSI 发生率为非血栓患者的 2 倍,因而肘上置管优于肘下置管。研究显示,非隧道中央导管插管应依次选择锁骨下静脉、颈静脉和股静脉,以减少中央导管相关感染的风险。

（2）操作的熟练程度与感染:置管困难、体表定位盲穿、操作者技术生疏、操作时间过长等均可增加 PICC 穿刺点局部感染和 CRBSI 的发生率。应用超声引导置管技术进行 PICC 置管的显著优势在于:能快速定位,可为护士提供靶静脉的置管条件,准确了解靶静脉与周围组织之间的关系。进针的深度与准确性可显著增加操作的成功率,提高穿刺速度,减少了穿刺引起的机械损伤并发症,并降低导管相关感染并发症的发生率等。

3. 手卫生　置管及维护护士均应做到在接触患者前后,抓握有创设备之前,从受污染的身体部位移至其他部位前均应进行手部清洁。戴无菌手套前后及接触非常靠近患者的物品之后均应进行手部清洁,在触摸置管部位前后以及置管、重置、触碰、维护导管及更换敷料前后,均应严格执行手卫生程序。在对置管部位进行消毒处理后,不应再触摸该部位,除非采用无菌操作。有研究表明即使进行清洁操作,医务人员的手也会受到金黄色葡萄球菌、肺炎克雷伯菌、肠球菌等的污染。当护士的手部有可见的污染物如血液或体液,或手部暴露与可产生孢子的病原体时,应使用非抗菌或抗菌液体皂及流动水进行手部清洁。护士进行置管、维护、配液及输液操作前应修剪指甲,不可佩戴假指甲。手部清洁应做到标准的七步洗手法,已达到彻底清洁手部的目的。护士有责任教会留置 PICC 患者及家属正确的七步洗手法。选择清洁度高、对皮肤刺激小的产品进行手部清洁,避免使用毛巾及非乙醇溶液消毒巾进行手部清洁。当不能保证或不可获得清洁的流动水时,可使用手部皮肤消毒液。操作中每次更换无菌手套时,取下污染手套后,戴无菌手套前均应洗手,不能因为戴手套而忽略洗手。

4. 无菌操作

(1) 置管时严格无菌操作:研究认为置管位点皮肤的定植超过100CFU/$10cm^2$,相对危险系数为5.5;不严格的置管过程,相对危险系数为2.1。如果在导管置管过程中,进行严格的无菌操作,导管相关感染发生下降6.3倍,说明置管时是否严格无菌操作,与导管相关感染的危险发生显著相关。研究证实,在置管、维护及更换过程中,执行严格的无菌操作有助于降低导管相关血流感染。

(2) 最大范围无菌覆盖:置管护士及助手应戴帽子、口罩,帽子为手术室一次性圆帽,将头发全部遮盖,口罩应遮住口鼻,穿无菌隔离衣,戴无菌手套。置管间、维护间保持清洁,置管护士及患者须穿室内专用消毒拖鞋入内。患者在进入置管间前更换清洁患服,戴圆帽、口罩。非置管间护士一律不能入内。研究显示,非隧道中央导管插管遵循最大无菌屏障可显著减少导管相关感染风险。置管时,无菌孔巾及治疗巾应将患者全部覆盖。维护时应以穿刺点为中心,最大范围覆盖治疗巾,以扩大无菌区域。

(3) 注射药物:输入患者体内的液体应在无菌层流操作柜中进行配制,护士应当使用合适的技术,采用$5\mu m$过滤针头或尽量使用小型号的注射针头将无菌药物从玻璃安瓿瓶中吸取出。无菌配制区仅限有资格的护士进入。应按操作流程对操作台进行消毒,以去除来自操作界面的致热源和内毒素成分。所有药物应在配好的1小时内使用或丢弃。对于多次使用的单包装药品,护士应标记开瓶日期,剩余的药品应参照使用说明进行存放,多次使用的单包装药品仅可用于一名患者。强烈推荐使用已配好的无菌产品,如预充的注射器或装有药物的注射器。药物过期后应立即丢弃。插入针头或打开安瓿瓶前,护士应使用75%的乙醇溶液消毒药物的瓶盖及玻璃安瓿的颈部。

营养液应在层流操作柜进行严格无菌配制,葡萄糖、氨基酸、脂肪乳等营养液是细菌的良好培养基,若将受污染的药液经中心静脉导管输入,细菌就会停留于导管内生长繁殖。故营养液应现配现用,专人负责,配制后24小时内输完。输注时建议使用终端过滤器,选用1.2nm孔径的终端过滤器,不仅有一定的预防感染作用,且不影响输液流速。在药物的配制、转运及使用环节中必须严格遵守无菌原则。

(4) 输液接头:护士应知道污染的风险随着输液附件的增多而增大。从降低污染的风险来看,为减少额外的操作步骤、避免意外脱落或误连接的发生,应降低附加装置的使用。所有的输液接头都应该为鲁尔接口结构并与输液器、PICC匹配,以预防外漏、脱落或误连的发生。发生以下情况时应更换无针输液接头:任何原因导致的无针输液接头脱落;输全血或成分血时,输血装置和附加过滤器应在每一个单位全血或成分血输入后更换 1 次,或每 4 小时更换 1 次;如怀疑被污染、输液接头内有血液残留或系统完整性受损时,应立即更换。每次连接前,均要用乙醇溶液、0.5%~1% 活力碘或葡萄糖醋酸氯己定对无针输液接头进行全面整体的消毒。范围包括肝素帽、正压接头及无针输液接头顶端及周边,对接头进行消毒时强调要有一定的擦拭力量,即摩擦力,这样才能将附着在接头粗糙表面的微生物去除。建议接头擦拭消毒时间为 30 秒,PICC 尾端只能和无菌设备连接。使用三通可增加感染的风险,若必须使用三通时,在使用间歇期,应在三通接口处消毒并用无菌透明塑料覆盖使之密封,每次连接前进行消毒。PICC 尾端和无针连接器是微生物易污染的部位。护士应掌握无针连接管简单和复杂的分类,简单结构的无针输液接头为分体式隔膜设计、直接的液体通道。复杂的无针输液接头有正压功能,因而内部结构复杂,有机械阀设计,有死腔,易残留液体和血液,成为培养基。

(5)过滤器:临床应使用细菌或微粒过滤器、空气消除过滤器及血液和血液制品过滤器;血液及血液制品过滤器应每 4 小时更换 1 次,或与输液装置同步更换;附加的细菌或微粒滞留滤膜及气泡去除过滤器应放置在距离导管插入部位最近的地方。

(6)皮肤消毒:在进行 PICC 置管和更换敷料前,应使用 2% 葡萄糖酸氯己定溶液进行皮肤消毒。若患者禁忌使用氯己定,则可选用 0.5%~1% 活力碘、聚维酮碘或 75% 乙醇溶液。消毒时采用由穿刺点向外环形无缝隙消毒的方法。一项系统评价显示,插管部位皮肤使用氯己定消毒可明显降低中央导管相关血流感染的发生率,认为氯己定是减少导管相关血流感染的一种简单而有效的方法。不要将氯己定应用于 <2 个月婴儿,其安全性和有效性尚未得到验证。置管护士和维护护士应保证在置管前及贴透明膜前皮肤表面的消毒剂已干燥。

5. **避免原位置换 PICC 导管** 如果患者导管达到使用说明书规定的有效期,应选择拔管后重新选择部位置入新的导管,而不是在原位置更换。当护士评估导管功能出现问题而又不能解决时,应拔除导管而不是在原位置更换导管。当遵守无菌技术不能得到保证的情况下(如急诊放置导管),应在 48 小时内更换导管。不要仅因发热而拔除 CVC 或 PICC,应根据临床表现综合评估后再做处理。

6. **抗生素的使用** 对于长期留置 PICC 的患者,采用综合措施仍不能降低 CRBSI,可以考虑使用氯己定,磺胺嘧啶或米诺环素、利福平包裹的 PICC。不要在穿刺点使用抗菌膏或油脂,易导致真菌生长及细菌耐药性的产生,且没有确切证据说明药物特性是否会导致导管老化。有研究资料表明,置管前常规使用抗生素预防 CRBSI 的效果不佳。当发生 CRBSI,且权衡利弊不能拔出

PICC时,可采用以下给药措施。

(1) 全身给予抗生素,如果是多腔导管,应轮流使用所有管腔给药,以确保抗生素进入所有管腔。

(2) 可采用抗生素锁技术,即在全身给药的同时,抽取高浓度的抗生素1~2ml推入PICC内封管,每天开管输液前回抽。一般选择万古霉素,但因为存在过敏及产生耐药性的可能,仍存在争议。也可以通过药敏试验选择敏感的抗生素来封管。抗生素的浓度、治疗持续时间和注入抗生素保留时间尚无定论。

(3) 当血栓合并感染时,应在抗感染治疗的同时给予抗凝及溶栓治疗。

7. **更换敷料** 使用无菌纱布或无菌的透明、半透明敷料覆盖穿刺点,PICC置管术后早期,穿刺点可能会有渗血渗液现象,这些渗血渗液是细菌生长繁殖的良好培养基,为了防止细菌的生长繁殖,置管术后第1天应常规消毒并更换敷料。使用透明敷料者应至少每7天更换,使用纱布覆盖者至少每2天更换。可使用免缝合固定装置(例如施乐扣)降低感染等。每天评估穿刺点有无红、肿、热、痛及分泌物,直接观察穿刺点情况,并通过透明敷料外触诊辨别是否有疼痛。对于使用纱布或不透明敷料的患者,没有感染症状如局部压痛或其他可能CRBSI迹象,如没有到更换时间则不用更换辅料。若患者易出汗或插管部位有血液或组织液渗出,应选用纱布覆盖,直到问题解决。当敷料潮湿、松散或明显污染时应及时更换。避免PICC及敷料覆盖处受潮。在做好防护措施后(例如导管与接口用防透水材料覆盖),国内患者通常采用保鲜膜覆盖,可进行淋浴。

8. **防止导管内血栓形成** PICC管腔内血栓形成是发生CRBSI的重要危险因素,它可使血流中的菌落容易定植在管内壁而致感染。因此,置管期要保持导管通畅,防止导管内血栓形成,尽量避免自PICC采血和输血,以免有较小的血凝块沉积或黏附于导管腔内。输液过程加强巡视,防止导管受压、打折或输液器与导管接头脱开而造成导管内回血。如果使用的输液接头末端是鲁尔接口设计,建议使用预充式冲洗器连接冲洗导管。长期输注脂肪乳、胃肠外营养液等黏稠度较高的液体时,应6~8小时用生理盐水冲管一次。监测中心静脉压时,使用加压袋保持管道通畅及测压装置的密闭性,压力传感器每周更换一次。

9. **导管隧道** 建立导管隧道可以减少中心静脉导管菌落增生,在一项前瞻性的研究中,隧道式导管相关脓毒血症明显低于非隧道式导管。PICC置管护士无论采用传统方法或B超引导的改良塞丁格技术置管,都可以尝试延长皮下进针的距离,以避免导管进入静脉口处与皮肤穿刺点距离太近,引发穿刺点渗血及延迟愈合,使病原菌易于进入静脉,引发CRBSI。

（七）处理措施

当临床出现可能的导管感染表现时,治疗方案主要包括导管本身的处理、全身或局部抗生素使用以及必要的检查和化验,治疗方案的制定除了临床表现、可能导致感染的病原微生物流行病学资料以外,不同导管类型也是必须考虑的问题。

1. PICC 的处理措施 临床拟诊导管相关性感染时,应当先考虑临床相关因素后再做出是否拔除或者更换导管的决定,这些因素主要包括:导管的种类、感染的程度和性质、导管对于患者的意义、再次置管可能性及并发症以及更换导管和置换器可能产生的额外费用等。PICC 相关血液感染在临床出现导管相关性感染表现的早期,通常难以获得即时的病原学证据。因此大多数情况需要医生根据临床经验和有关感染流行病学资料做出判断。有研究显示,仅根据临床症状判断导管相关性感染时,拔出的导管 3/4 被证实是无菌的。

在仅出现发热不合并低血压或脏器功能衰竭时,可以选择保留导管或常规拔出导管,无论选择以上何种措施,均应留取 2 份血液样本进行定量或半定量培养(一份来自导管内、一份来自外周静脉血),以便提高确诊率。

如保留导管的患者出现难以解释的持续性发热或怀疑导管相关感染,即使血培养呈阴性也应该拔除导管。

如果患者合并严重疾病状态(如低血压、低血糖状态和脏器功能不全等),或者在导管穿刺部位出现红、肿、化脓等现象,以及出现无法用其他原因解释的严重感染、感染性休克,应该拔除导管,虽然并不是所有穿刺部位的感染都导致导管相关性感染,但明确增加了导管相关性感染的危险性。

获得病原学资料后,是否拔除导管很大程度上取决于病原微生物的种类、患者的疾病状况,如有无持续感染、复杂性感染的表现等。①凝固酶阴性葡萄球菌,如表葡萄球菌是导致相关感染的常见致病菌,对其相应的临床特点和预后的有一定争议,有待进一步的研究。有报道显示,感染发生后早期拔除导管可以很大程度上缩短菌血症病程。尽管有 46% 的病例在保留导管的条件下也能成功控制感染,但部分病例出现了菌血症的反复。②当有证据表明导管并发金黄色葡萄球菌感染时,应立即拔除导管,可以选择新的部位重新置管,拔除的导管应进行尖端培养。由于金黄色葡萄球菌菌血症发生感染性心内膜炎的高风险性,如无禁忌,有条件时应进行心脏超声检查,以确定是否存在感染性心内膜炎,并根据实际情况制定个体化治疗方案,避免因诊断不明导致延误或者疗程不当。③虽然葡萄球菌是导致导管相关感染最常见的病原微生物,但是仍然有大量其他致病微生物,革兰阴性杆菌、分枝杆菌、真菌等能够导致导管源性感染,因此应该对这些微生物引起足够的重视。对于革兰阴性杆菌导致的导管相关菌血症,研究显示保留导管更易出现菌血症的复发,而在感染后立即拔除导管则能够提高治疗的成功率。④念珠菌血症在血流感染中所占的比例呈明显增加趋势。研究显示,念珠菌血症时保留感染的导管会显著增加持续菌血症的几率及病死率,立即拔除导管可能提高抗真菌的治疗的效果,缩短念珠菌血症的时间,并降低病死率。因此当留置中心静脉导管的患者出现念珠菌菌血症时,应立即拔除导管,同时进行导管尖端与血液样本的定量或半定量培养。

2. 隧道式中心静脉导管与埋置式装置的处理 隧道式导管或特殊的植入装置,移除这些植入设备往往操作复杂,甚至对患者的生命构成威胁,同时由于这些导管本身的感染率也低于非隧道型导管,因此,在出现血源性感染时,需要仔细鉴别,以排除皮肤污染、导管微生物定植或其他可能的感染原因。尤其当培养结果提示为皮肤及黏膜正常定植的微生物时(如凝固酶阴性葡萄球菌),如果临床上没有明显的感染征象,应该重复行血培养。应取外周静脉和导管装置内血标本同时进行定量或半定量培养。之后,再慎重考虑是否需要拔除导管。在最近的一项对经病原学依据确诊的隧道式导管相关菌血症的前瞻性研究当中发现,严重感染与出口局部的感染强烈提示需要拔除导管。虽然有一些研究表明,在应用抗生素的条件下可继续保留导管,但是另有研究证实此时继续保留导管可增加菌血症的复发,甚至增加病死率。总之,目前没有足够的证据表明在明确感染后仍保留隧道式导管是安全的。

在合并严重感染、血流动力学障碍、出口部位感染时应该尽可能拔除导管。若为抢救需要保留导管或者置入装置,同时无严重的感染并发症(非复杂性感染),无隧道及出口部位感染,应该至少采用 7 天的全身抗生素治疗和 1 天的抗生素封管治疗。若出现发热症状持续或者血培养持续阳性及在停用抗生素后感染复发,则明确提示应该拔除导管。同时发现隧道或导管穿刺部位有金黄色葡萄球菌感染的证据,应当移除植入的装置。对于具有真菌感染的高危因素的患者,不能除外导管和相关真菌感染时,应及时去除隧道式中心静脉导管或置入物。

3. 抗生素治疗 一旦怀疑血管内导管相关感染,无论是否拔除导管,均应采集血标本,并立即进行抗生素治疗。根据临床表现和感染的严重程度,以及导管相关感染的病原菌是否明确,可分为经验性抗生素应用、目标性抗生素应用以及 CRBSI 严重并发症的处理。

(1)经验性抗生素应用:鉴于严重患者发生导管相关感染后,易导致感染性休克或加重器官功能损害,早期的经验性药物治疗就显得很有必要。导管相关感染的初始抗生素应用通常起始于经验性治疗,而初始性抗生素药物的选择则需要参照患者疾病的严重程度、可能的病原菌及当时当地病原菌流行病学特征。导管相关感染病原微生物的流行病学调查结果有助于早期经验性抗生素药物的选择。一项3189例次深静脉导管的病原学监测显示,表皮葡萄球菌(15.6%)、金黄色葡萄球菌(13.8%)、铜绿假单胞菌(13.2%)、肺炎克雷伯菌(7.6%)和鲍曼不动杆菌(6.2%)是5种最常见的病原菌。金黄色葡萄球菌中耐甲氧西林金黄色葡萄球菌占到60%~91%,凝固酶阴性葡萄球菌中耐甲氧西林的菌株也达80%以上。因此,鉴于葡萄球菌是导管相关感染最常见的病原菌,且存在高耐药性,多肽类抗生素药物应作为导管相关感染经验性治疗的首选药物。对于危重患者或者免疫功能低下的患者,也应注意覆盖革兰阴性杆菌,而常见的不动杆菌、铜绿假单胞菌、肠杆菌科细胞的耐药性现象非常普遍。根据2005年和2006年中国CHINET细胞耐药性监测结果,碳青霉烯类和头孢哌酮/舒巴坦、哌拉西林/他唑巴坦等抑制剂复合制剂仍对不动杆菌、铜绿假单胞菌、肠杆菌科细胞具有较好的体外抗菌活性。另外,若考虑导管相关感染的病原微生物是真菌时,因真菌菌血症可导致危重患者病死率明显增加,应早期给予积极的经验性抗真菌治疗。初始的抗生素治疗多选用静脉注射途径,在患者病情逐渐稳定并且药敏结果已经获得的情况下,也可以选用口服吸收良好、组织穿透能力强的口服抗生素药物。

(2)目标性抗生素应用及疗程:目标性抗生素治疗可经一步提高导管相关感染的治疗成功率。导管相关感染的病原微生物及抗生素敏感性一旦明确,应根据微生物和药物敏感试验的结果调整抗生素,使经验性治疗尽快转变为目标性治疗。抗生素应用的疗程也是决定疗效的重要因素。一般情况下,抗生素应用的疗程取决于感染的严重程度、是否发生严重并发症及病原菌的种类。

若抗生素治疗反应性好,患者无免疫功能低下、心脏瓣膜病和血管内假体,可进行短疗程(2周以内)治疗。若出现感染性心内膜炎、骨髓炎及感染性血栓性静脉炎等严重并发症,抗生素应用的疗程应该延长(感染性心内膜炎4~6周、骨髓炎6~8周,感染性血栓性静脉炎4~6周)。植入隧道式深静脉导管或置入装置的患者并发导管相关感染,如表现为隧道感染或者植入口脓肿,需要移除导管和置入装置,并且进行7~10天的抗生素治疗。由于凝固酶阴性葡萄球菌,如表皮葡萄球菌致病力相对偏低,单纯拔管后感染有可能得到控制。但多数专家仍建议抗生素治疗5~7天。肿瘤化疗、透析的患者,发生导管相关感染时,如果病原菌为凝固酶阴性葡萄球菌,而且全身情况相对稳定时,可暂不拔管,在全身应用抗生素的同时联合局部抗生素治疗10~14天。但如临床症状恶化或停用抗生素后感染复发,则应拔除导管。金黄色葡萄球菌导致的导管相关感染,一般在拔除导管后必须使用敏感抗生素治疗14天,有研究显示,与疗程大于14天比较,疗程小于14天的患者病死率明显增高。

对甲氧西林敏感的金黄色葡萄球菌导致的导管相关感染,应根据药敏选择耐酶的青霉素或头孢菌素。有研究显示,耐酶的青霉素对细胞的清除优于万古霉素。患者对于 β 内酰胺类药物严重过敏时,可选择糖肽类抗生素或利奈唑胺。存在肾功能损害或者肾损伤危险因素的患者,应用万古霉素治疗时,若有条件应定期监测血药浓度,以指导药物剂量的调整。

一旦诊断为念珠菌性导管相关感染,应立即拔除导管,而且均应进行抗真菌治疗。另有研究显示,导管引发的念珠菌血症,若仅拔除了导管,而没有进行全身性抗真菌治疗,仍有导致真菌感染的可能。对于有微生物学证实的念珠菌感染,应结合药敏结果调整抗真菌药物。抗生素疗程至临床症状和体征消失和最后一次血培养呈阳性后 2 周。

目前缺乏关于评估革兰阴性杆菌感染后抗生素选择和疗程的研究。根据患者感染严重程度,选择敏感的抗生素,必要时联合治疗,一般拔除导管后抗感染治疗 10~14 天。

4. CRBSI 严重并发症的处理

(1)感染性心内膜炎:导管内定植细菌是导致院内发生感染性心内膜炎的重要原因,葡萄球菌是最主要的病原菌。近年来真菌性心内膜炎有增加的趋势。当发生持续的细菌血症或真菌血症时,应去除 PICC 或置入装置。对于存在组织低灌注、器官功能障碍的患者尤为重要。若留置导管的患者出现较长时间的低热,或出现心脏杂音、贫血、脾大、蛋白尿或镜下血尿,应高度怀疑感染性心内膜炎,积极行血培养及超声心动图等检查,并且抗生素药物治疗应大于 4 周。如为真菌性心内膜炎,抗生素药物疗程不低于 6 周,必要时需外科手术治疗。

(2)感染性血栓性静脉炎:感染性血栓性静脉炎是中心静脉或动脉长期置管的严重并发症之一,患者表现为导管拔拔除后仍有全身性感染的表现,而且反复血培养呈阳性。由于血管内血栓与管腔内感染灶在导管拔出之前可能保持完整状态,在拔管之后可能才出现明显的临床症状。感染性血栓性静脉炎若继发于周围静脉,则可能有周围静脉受累的表现,如局部硬结、可触及的条索状改变;外周动脉置管可导致的感染性血栓,可表现为血栓产生的缺血症状和假性动脉瘤。由中心静脉导管引起的感染性血栓性静脉炎,可能出现上肢、颈部、胸部的肿胀。感染性血栓性静脉炎主要由金黄色葡萄球菌引起,其他病原微生物还包括念珠菌和革兰阴性菌。目前没有关于感染性血栓性静脉炎适当疗程的随机研究结果,治疗主要包括拔除导管、抗凝如低分子肝素(中心静脉受累时)、外科切开引流或结扎切除受累的静脉等,不推荐溶栓治疗,抗生素疗程一般为 4~6 周。

(王晓楠　陶静楠)

附:肿瘤导管相关性血栓病例分析

患者,女性,49 岁。右肺低分化鳞癌术后,于 2015 年 4 月 14 日在超声引导下结合塞丁格技术行右上肢贵要静脉顺利置入 PICC(美国巴德 4F),置入体内 45cm,经 X 线透视导管尖端位于右侧第三前肋间隙。患者 5 月 10 日出现右前臂肿胀。体查:右前臂疼痛、肿胀(右上肢臂围 22.5cm、原臂围 20cm)、皮温下降、皮肤发绀,静脉穿刺处稍红肿,B 超示右侧头静脉肘部以上、贵要静脉肘部以上、腋静脉及锁骨下静脉内实性弱回声填充,考虑血栓形成。

血栓形成原因分析:该患者为实体瘤肿瘤患者。置管前血小板计数 389×10^9/L,血浆纤维蛋白原 4.25g/L,属于高危置管患者,虽然置管当天给予干预措施,未能阻止血栓形成。PICC 置管使用塞丁格技术过程中均有可能导致血管内膜损伤。患者化疗期间,饮食差,饮水较少,卧床时间长。

处理措施:立即停止在 PICC 导管输液。血管外科医生会诊,考虑血栓发生在深静脉,有继续向上腔静脉等近心端发展的可能,建议先进行抗凝治疗后拔除导管。健侧肢体静脉输液、5% 葡萄糖 250ml+ 疏血通 6ml 静脉滴注每天 1 次、低分子肝素钠 4250U 皮下注射,每天 2 次、口服阿司匹林肠溶片 100mg,1 次 / 天;口服血塞通软胶囊 2 片,3 次 / 天。喜疗妥软膏厚涂,局部覆盖纱布,纱布外裹保鲜膜,给予湿热毛巾局部热敷。

给予抗凝治疗 10 天,血栓急性期过后,患者知情同意后拔除导管。

(陶静楠　王晓楠　唐晓)

第三篇

肿瘤治疗中的相关问题

第十五章

肿瘤与营养

肿瘤营养疗法（cancer nutrition therapy，CNT）是计划、实施、评价营养干预，以治疗肿瘤及其并发症或身体状况，从而改善肿瘤患者预后的过程，包括营养诊断（筛查／评估）、营养干预、疗效评价（包括随访）三个阶段。其中营养干预的内容包括营养教育和人工营养（肠内营养、肠外营养）。肿瘤营养疗法是与手术、化疗、放疗、靶向治疗、免疫治疗等肿瘤基本治疗方法并重的另外一种治疗方法，它贯穿于肿瘤治疗的全过程，融汇于其他治疗方法之中。营养疗法是在营养支持的基础上发展起来的，当营养支持不仅仅是补充营养素不足，而是被赋予治疗营养不良、调节代谢、调理免疫等使命时，营养支持则升华为营养治疗。

一、基本概念

营养不良、恶病质、肌肉减少症是肿瘤学及营养学常用的名词，它们既相互独立，又相互联系。

（一）营养不良

营养不良是指营养物质摄入不足、过量或比例异常，与机体的营养需求不协调，从而对细胞、组织、器官的形态、组成、功能及临床结局造成不良影响的综合征，包括营养不足和营养过量两个方面，涉及摄入失衡、利用障碍、消耗增加三个环节。美国最新专家共识认为营养不良是一种急性、亚急性或慢性营养状态，包括不同程度的营养过量或营养不足，伴或不伴炎症活动，导致机体组成的改变和功能的降低。

肿瘤营养不良特指营养不足，其发病情况具有如下特征：恶性肿瘤高于良性疾病，实体瘤高于血液肿瘤，消化道肿瘤高于非消化道肿瘤，上消化道肿瘤高于下消化道肿瘤，老人高于非老人。

根据营养素缺乏情况，将营养不足分为三型：①能量缺乏型：以能量摄入不足为主,表现为皮下脂肪、骨骼肌显著消耗和内脏器官萎缩,称为消瘦型营养不足,又称 Marasmus 综合征。②蛋白质缺乏型:蛋白质严重缺乏而能量摄入基本满足者称为水肿型营养不足,又称为 Kwashiorkor 综合征、恶性(蛋白质)营养不良;劣质奶粉(蛋白质不足)造成的大头婴是一种典型的Kwashiorkor 症。③混合型:能量与蛋白质均缺乏者称为混合型营养不良,又称为 Marasmic Kwashiorkor 综合征,即通常所称的蛋白质 - 能量营养不良(protein-energy malnutrition,PEM),是最常见的一种类型。营养不良的诊断方法有多种,包括营养筛查、营养评估及综合测定。临床上常以体重及 BMI 来诊断营养不良,具体如下:①理想体重诊断法:实际体重为理想体重的 90%~109% 为适宜,80%~89% 为轻度营养不良,70%~79% 为中度营养不良,60%~69% 为重度营养不良。② BMI 诊断法:不同种族、不同地区、不同国家的 BMI 诊断标准不尽一致,中国标准如下:BMI<18.5kg/m² 为低体重(营养不良),18.5~23.9kg/m² 为正常,24~27.9kg/m² 为超重,≥28kg/m² 为肥胖。

(二)恶病质

恶病质是以骨骼肌量持续下降为特征的多因素综合征,伴随或不伴随脂肪组织减少,不能被常规的营养治疗逆转,最终导致进行性功能障碍。其病理生理特征为摄食减少,代谢异常等因素综合作用引起的蛋白质及能量负平衡。恶病质是营养不良的特殊形式,经常发生于进展期肿瘤患者。

按病因,恶病质可以分为两类:①原发性恶病质:直接由肿瘤本身引起;②继发性恶病质:由营养不良或基础疾病导致。按照病程,恶病质分为三期,即恶病质前期、恶病质期、恶病质难治期。

肿瘤恶病质诊断标准:①无节食条件下,6个月内体重丢失 >5%,或② BMI<20kg/m²(欧美人)、BMI<18.5kg/m²(中国人)和任何程度的体重丢失 >2%,或③四肢骨骼肌指数符合肌肉减少症标准(男性 <7.26kg/m²,女性 <5.45kg/m²)和任何程度的体重丢失 >2%。

(三)肌肉减少症

2010 年欧洲老人肌肉减少症工作组(EWGSOP)将肌肉减少症定义为:进行性、广泛性的骨骼肌质量及力量下降,以及由此导致的身体残疾、生活质量下降和死亡等不良后果的综合征。根据发病原因,肌肉减少症可以分为原发性肌肉减少症及继发性肌肉减少症,前者特指年龄相关性肌肉减少症(老化肌肉减少),后者包括活动、疾病(如肿瘤)及营养相关性肌肉减少症。原发性肌肉减少症并不必然合并营养不良,营养不良患者也不一定存在肌肉减少。肌肉减少症的具体标准见表 15-1。

表 15-1 EWGSOP 肌肉减少症的诊断标准

以下三条标准符合第 1 条及第 2、3 条中任意一条即可诊断为肌肉减少症

1. 骨骼肌质量减少　未定义 *

2. 骨骼肌力量下降　非利手握力 <40kg（男性），<30kg（女性）

3. 身体活动能力下降　步速 <0.8m/s

注：骨骼肌力量的下降程度与骨骼肌质量减少程度不成正比，轻微的骨骼肌质量减少可表现为严重的力量下降，而轻微的力量下降可能已伴有明显的骨骼肌质量减少

* 尽管 EWGSOP 没有对肌肉量减少进行定义，但是一般可以采用如下标注：①与同年龄、同性别、同种族的正常人相比肌肉量下降 2SD；②四肢骨骼肌指数，男性 <7.26kg/m^2，女性 <5.45kg/m^2

肌肉减少症分为三期，即肌肉减少症前期、肌肉减少症期、严重肌肉减少症期。肌肉减少症前期以肌肉质量减少为特征，肌肉力量及身体活动能力未受影响，此期没有临床表现，只能依靠精确测量肌肉质量而诊断。肌肉减少症期以肌肉质量减少和肌肉力量下降或身体活动能力下降为特征；严重肌肉减少症期表现为肌肉质量、肌肉力量及身体活动能力三者均下降，见表 15-2。

表 15-2 肌肉减少症的分期

分期	骨骼肌质量	骨骼肌力量	身体活动能力
肌肉减少症前期	↓		
肌肉减少症期	↓	↓	或↓
严重肌肉减少症期	↓	↓	↓

二、营养筛查与评估

要进行合理的营养治疗，首先需要了解患者的营养状况。营养评估的目的就是发现营养不良的患者，确定营养治疗的对象，从而保证营养治疗的合理应用，防止应用不足与应用过度。而且，在营养治疗过程中，要不断进行再评估，了解营养治疗效果，以便及时调整治疗方案。

目前临床上常用的营养筛查与评估工具包括：营养风险筛查 2002（NRS 2002）、主观整体评估（SGA）、患者主观整体评估（PG-SGA）、微型营养评估（MNA）、营养不良通用筛查工具（MUST）等。

PG-SGA 是在 SGA 基础上发展而成的，是专门为肿瘤患者设计的营养状况评估方法，由患者自我评估部分及医务人员评估部分两部分组成，具体内容包括体重、摄食情况、症状、活动和身体功能、疾病与营养需求的关系、代谢方面的需要、体格检查等 7 个方面，前 4 个方面由患者自己评估，后 3 个方面由

医务人员评估,总体评估结果分为定量评估和定性评估两种。定性评估将肿瘤患者的营养状况分为 A(营养良好)、B(可疑或中度营养不良)、C(重度营养不良)三个等级。定量评估为将 7 个方面的计分相加,得出一个最后积分,根据积分将患者分为 0~1 分(无营养不良)、2~3 分(可疑营养不良)、4~8 分(中度营养不良)、≥9 分(重度营养不良)。临床研究提示,PG-SGA 是一种有效的肿瘤患者特异性营养状况评估工具,因而得到美国营养师协会等单位的大力推荐,是 ADA 推荐用于肿瘤患者营养评估的首选方法,中国抗癌协会肿瘤营养与支持治疗专业委员会推荐使用。

　　所有肿瘤患者入院后应该常规进行营养评估,以了解患者的营养状况,从而确立营养诊断。一个完整的肿瘤患者的入院诊断应该常规包括肿瘤诊断及营养诊断两个方面。中国抗癌协会肿瘤营养与支持治疗专业委员会推荐的肿瘤患者营养疗法临床径路如下:肿瘤患者入院后应该常规进行营养筛查/评估,根据 PG-SGA 积分多少将患者分为无营养不良、可疑营养不良、中度营养不良及重度营养不良四类。无营养不良者,不需要营养干预,直接进行抗肿瘤治疗;可疑营养不良者,在营养教育的同时,实施抗肿瘤治疗;中度营养不良者,在人工营养(EN、PN)的同时,实施抗肿瘤治疗;重度营养不良者,应该先进行人工营养(EN、PN)1~2 周,然后在继续营养治疗的同时,进行抗肿瘤治疗。无论有无营养不良,所有患者在完成 1 个疗程的抗肿瘤治疗后,应该重新进行营养评估。

三、营 养 干 预

　　鉴于营养不良在肿瘤人群中的普遍性以及营养不良的严重后果,因此,营养疗法应该成为肿瘤治疗的基础措施与常规手段,应用于肿瘤患者的全程治疗。既要保证肿瘤患者营养平衡,维护患者的正常生理功能;同时又要选择性饥饿肿瘤细胞,从而抑制或减缓肿瘤进程。营养疗法的最高目标是代谢调节、控制肿瘤、提高生活质量、延长生存时间,基本要求是满足肿瘤患者目标需要量的 70% 以上能量需求及 100% 蛋白质需求。

(一)肿瘤营养治疗的原则

　　1. **适应证**　肿瘤营养疗法的目的并非仅仅提供能量及营养素、治疗营养不良,其更加重要的目标在于调节代谢、控制肿瘤。由于所有荷瘤患者均需要代谢调节治疗,所以,其适应证为:①荷瘤肿瘤患者;②营养不良的患者。

　　2. **能量与蛋白质**　理想的肿瘤患者的营养治疗应该实现两个达标:即能量达标、蛋白质达标。研究发现:单纯能量达标,而蛋白质未达标,不能降低病死率。低氮、低能量营养支持带来的能量赤字及负氮平衡,高能量营养支持带来的高代谢负担均不利于肿瘤患者。

ESPEN 2009 年指南建议:肿瘤患者能量摄入推荐量与普通健康人无异,即卧床患者 20~25kcal/(kg·d),活动患者 25~30kcal/(kg·d)。同时区分肠外营养与肠内营养,建议采用 20~25kcal/(kg·d) 计算非蛋白质能量(肠外营养),25~30kcal/(kg·d) 计算总能量(肠内营养)。应该考虑患者的应激系数和活动系数。由于 REE 升高及放疗、化疗、手术等应激因素的存在,肿瘤患者的实际能量需求常常超过普通健康人,营养治疗的能量最少应该满足患者需要量的 70% 以上。

蛋白质需要量应该满足机体 100% 的需求,推荐范围最少为 1g/(kg·d),到目标需要量的 1.2~2g/(kg·d)之间。肿瘤恶病质患者蛋白质的总摄入量(静脉+口服)应该达到 1.8~2g/(kg·d),BCAA 应该达到≥0.6g/(kg·d),EAA 应该增加到≥1.2g/(kg·d)。严重营养不良肿瘤患者的短期冲击营养治疗阶段,蛋白质给予量应该达到 2g/(kg·d);轻、中度营养不良肿瘤患者的长期营养补充治疗阶段,蛋白质给予量应该达到 1.5g/(kg·d)[(1.25~1.7g/(kg·d)]。高蛋白饮食对肿瘤患者有益。

非荷瘤状态下三大营养素的供能比例与健康人相同,为:碳水化合物 50%~55%、脂肪 25%~30%、蛋白质 15%;荷瘤患者应该减少碳水化合物在总能量中的供能比例,提高蛋白质、脂肪的供能比例。按照需要量 100% 补充矿物质及维生素,根据实际情况可调整其中部分微量营养素的用量,见表 15-3。

表 15-3　三大营养素供能比例

类别	非荷瘤患者	荷瘤患者
肠内营养	C:F:P=(50~55):(25~30):15	C:F:P=(30~50):(40~25):(15~30)
肠外营养	C:F=70:30	C:F=(40~60):(60~40)

注:C:碳水化合物;F:脂肪;P:蛋白质

3. **营养不良的五阶梯治疗模式**　营养不良的规范治疗应该遵循五阶梯治疗原则:首先选择营养教育,然后依次向上晋级选择口服营养补充、完全肠内营养(total enteral nutrition,TEN)、部分肠外营养(partial parenteral nutrition,PPN)、全肠外营养(total parenteral nutrition,TPN)。参照 ESPEN 指南建议,当下一阶梯不能满足 60% 目标能量需求 3~5 天时,应该选择上一阶梯。

由于肿瘤本身的原因、治疗不良反应的影响,肿瘤患者常常不想口服、不愿口服、不能口服、不足口服,此时,通过肠外途径补充口服摄入不足的部分,称为补充性肠外营养,又称部分肠外营养。SPN 或 PPN 在肿瘤尤其是终末期肿瘤、肿瘤手术后、肿瘤放疗、肿瘤化疗中扮演重要角色,有时甚至起决定作用。研究发现:在等氮等能量条件下,与 TEN 相比,PEN+PPN 能够显著改善进展期肿瘤患者的 BMI、生活质量及生存时间。肠外营养推荐以全合一(AIO)的方式输注,长期使用肠外营养时推荐使用经外周静脉穿刺置入中心静脉导管、中心静脉导管或输液港,后者更好。输液港可以长期留置,以备后用,不影响患者的形象,不妨碍患者的日常生活及社会活动如洗浴、社交、工作,从而提高患者的生活质量。

4. 制剂选择

非荷瘤状态下,肿瘤患者的营养治疗配方与良性疾病患者无明显差异;荷瘤状态下,配方有别于良性疾病。

(1)糖/脂肪比例:生理条件下,非蛋白质能量的分配一般为葡萄糖/脂肪 =60%~70%/40%~30%;荷瘤状态下尤其是进展期、终末期肿瘤患者,推荐高脂肪低碳水化合物配方,二者比例可以达到 1:1,甚至脂肪供能更多。

(2)脂肪制剂:中/长链脂肪乳剂可能更加适合肿瘤患者,尤其是肝功能障碍患者。ω-9 单不饱和脂肪酸(橄榄油)具有免疫中性及低致炎反应特征,对免疫功能及肝功能影响较小;其维生素 E 含量丰富,降低了脂质过氧化反应。ω-3PUFA 有助于降低心血管疾病风险、抑制炎症反应,动物实验证明其具有抑制肿瘤生长的直接作用。

(3)蛋白质/氨基酸制剂:含有 35% 以上 BCAA 的氨基酸制剂被很多专家推荐用于肿瘤患者,认为可以改善肿瘤患者的肌肉减少,维护肝脏功能,平衡芳香族氨基酸,改善厌食与早饱。整蛋白型制剂适用于绝大多数肿瘤患者,短肽制剂含水解蛋白无需消化,吸收较快,对消化功能受损伤的患者如手术后早期、放化疗患者、老年患者有益。

(4)药理营养:在肿瘤患者营养配方中添加精氨酸、ω-3 PUFA、核苷酸、谷氨酰胺等成分,组成免疫调节配方已成为研究的热点,较多的研究结果显示免疫调节配方对肿瘤患者有正面影响,一般推荐上述四种成分联合使用。单独使用的效果有待证实。

(二)不同情况下的营养治疗

ASPEN、ESPEN、CSPEN 及中国抗癌协会肿瘤营养与支持治疗专业委员会(CSONSC),对肿瘤患者的营养治疗提出了指南性意见,可用于指导不同情况下的营养治疗。

1. 非终末期手术患者　肿瘤患者围术期营养治疗的适应证可参照非肿瘤患者围术期的营养治疗。营养治疗不是接受外科大手术的肿瘤患者的常规措施。

中度营养不良计划实施大手术患者或重度营养不良患者建议在手术前接受营养治疗 1~2 周,即使手术延迟也是值得的。预期术后 7 天以上仍然无法通过正常饮食满足营养需求的患者,以及经口进食不能满足 60% 需要量 1 周以上的患者,应给予术后营养治疗。

开腹大手术患者,无论其营养状况如何,均推荐手术前使用免疫营养 5~7 天,并持续到手术后 7 天或患者经口摄食 >60% 需要量时为止。免疫增强型肠内营养应同时包含 ω-3 PUFA、精氨酸和核苷酸三类底物。单独添加上述三类营养物中的任一种或两种,其作用需要进一步研究。

需行手术治疗的患者,若合并下列情况之一:6 个月内体重丢失 >10%~15%,或 BMI<18.5kg/m^2,或 PG-SGA 达到 C 级,或无肝功能不全患者的血清白蛋白 <30g/L,营养治疗可以改善患者的临床结局(降低感染率,缩短住院时间)。这些患者应在术前给予营养治疗 10~14 天,即使手术因此而推迟也是值得的(该条意见中"营养"系指肠内营养)。

任何情况下,只要肠内途径可用,应优先使用肠内营养。手术后应尽早(24 小时内)开始肠内营养。

2. **非终末期放、化疗患者** 放疗、化疗及联合放 / 化疗患者不常规推荐营养治疗,因为常规营养治疗对放 / 化疗治疗效果及不良反应的正面影响尚未得到有效证据支持。

放疗、化疗伴有明显不良反应的患者,如果已有明显营养不良,则应在放、化疗的同时进行营养治疗;放疗或化疗严重影响摄食并预期持续时间大于 1 周,而放、化疗不能终止,或即使终止后较长时间仍然不能恢复足够饮食者,应给予营养治疗。

肿瘤放疗和(或)化疗致摄入减少以及体重丢失时,强化营养咨询可使大多数患者摄入量增多、体重增加,肠内营养可以改善患者营养状况。头颈部肿瘤、吞咽困难、口腔黏膜炎患者管饲比口服更有效。

肠内营养时使用普通标准营养剂,ω-3 PUFA 强化型肠内营养配方对改善恶病质可能有益,但对一般情况及营养状态的作用有争议。

无证据表明营养治疗促进肿瘤生长,在临床实际工作中不必考虑这个理论问题。

3. **终末期患者** 终末期肿瘤患者的营养治疗是一个复杂问题,涉及面广。考虑到疾病无法逆转且患者不能从中获益,而营养治疗可能会带来一些并发症,因而,国外指南不推荐使用营养治疗。但是在国内,受传统观念与文化的影响,终末期肿瘤患者的营养治疗在很大程度上已经不再是循证医学或卫生资源的问题,而是一个复杂的伦理、情感问题,常常被患者家属的要求所左右。①个体化评估,制订合理方案,选择合适的配方与途径。②营养治疗可能提高部分终末期肿瘤患者生活质量。③患者接近生命终点时,已不需要给予任何形式的营养治疗,仅需提供适当的水和食物以减少饥饿感。

四、疗效评价与随访

(一)疗效评价

实施营养干预的时机是越早越好,考虑到营养干预的临床效果出现较慢,建议以 4 周为 1 个疗程。营养干预的疗效评价指标分为三类:①快速变化指标:为实验室参数,如血常规、电解质、肝功能、肾功能、炎症参数(IL-1、IL-6、TNF、CRP)、营养套餐(白蛋白、前白蛋白、转铁蛋白、视黄醇结合蛋白、游离脂肪酸)、血乳酸等,每周检测 1~2 次。②中速变化指标:人体测量参数、人体成分分析、生活质量评估、体能评估、肿瘤病灶评估(双径法)、PET-CT 代谢活性。每 4~12 周评估 1 次。③慢速变化指标:生存时间,每年评估一次。

(二)随访

所有肿瘤患者出院后均应该定期(至少每 3 个月 1 次)到医院营养门诊或接受电话营养随访。

(三)实施人员

参与实施肿瘤营养治疗的所有医务人员均必须接受肿瘤营养专业培训,经考试合格持证上岗,每年应该接受肿瘤营养继续教育至少 10 个学时。营养评估、疗效评价与随访由肿瘤营养培训资质的临床医生、护士和营养师实施;营养干预由肿瘤营养培训资质的营养师和临床医生实施。

五、饮 食 指 导

饮食指导可以增加患者食物摄入量,避免肿瘤治疗过程中出现的体重丢失或者导致治疗的中断。如果饮食指导不能满足需求,需要开始人工营养(ONS,管饲,PN)。制订一份食物计划表,将每天的食物分成 5~6 餐,以小分量的形式提供营养丰富的食物,患者更容易接受小分量的食物。在愉快的环境、与愉悦的对象、充足的时间享用制作精良、丰富多样、美味可口的食物。

患者常合并一些症状,具体的饮食建议如下:①食欲缺乏:膳食和饮品需富含营养,提供小分量,充分利用患者具有食欲的时间段。②吞咽困难:调整食物的质地,通过小分量来缓解吞咽不适及避免疲劳,因为后者可以加重吞咽困难,增加误吸的风险;确保患者在用餐时具有合适的体位,从而有利于食物的蠕动;避免食物堆积在口腔中。如果患者对液体吞咽困难,摄食可以胶状或乳脂类的为主;相反,如果对固体吞咽困难,可准备质地柔软的食物。③黏膜炎:细嚼慢咽,同时使用常温食品;保持口腔卫生;摄入柔软、光滑或者捣碎的混合有水分或汤汁的食物;避免辛辣刺激饮食,比如瓜果皮、辛辣的、酸的或煎炸的食物。这些建议旨在避免黏膜的疼痛,缓解因唾液腺分泌减少引起的口腔干燥等不适,同时改善食物的风味。

六、家居康复指导

肿瘤患者出院后(家居)康复建议如下:①保持理想体重,使之不低于正常范围的下限值,每2周定时(早晨起床排便后空腹)称重一次并记录。任何不明原因(非自主性)的体重丢失 >2% 时,应该及时回医院复诊。②节制能量,每餐 7~8 分饱最好,不能过多,也不能过少,非肥胖患者以体重不下降为标准,但是切忌饥饿。③增加蛋白质摄入量,乳、蛋、鱼、肉、豆是优质蛋白质来源。总体上说,动物蛋白质优于植物蛋白质,乳清蛋白优于酪蛋白。荤素搭配(荤:素 =1/3:2/3)。控制红肉(猪肉、牛肉、羊肉)及加工肉(如香肠、火腿)摄入。④增加水果蔬菜摄入量,每天蔬菜 + 水果共要求摄入 5 份(蔬菜 1 份 =100g,水果 1 份 =1 个),要求色彩缤纷,种类繁多;增加全谷物、豆类摄入。⑤改变生活习惯,戒绝烟草,限制饮酒(如果饮酒,每天白酒男性不超过 100ml,女性不超过 50ml),保持充足睡眠。不能以保健品代替营养素,保健品在营养良好的条件下才能更好地发挥作用。避免含糖饮品,避免过咸食物及盐加工食物(如腌肉、腌制蔬菜),养成口服营养补充习惯。⑥积极运动,每周不少于 5 次,每天 30~50 分钟的中等强度运动,以出汗为好。即使是卧床患者也建议进行适合的运动(包括手、腿、头颈部及躯干的活动)。肌肉减少的老年患者提倡抗阻运动。⑦重返社会,重返生活。鼓励患者积极参加社会、社交活动,尽快重新回到工作岗位上去,在社会中发挥自己的作用。⑧高度重视躯体症状及体征的任何异常变化,及时返回医院复诊;积极寻求心理支持,包括抗焦虑药物的使用。控制疼痛。

肿瘤相关性营养不良是多种因素共同作用的结果,包括肿瘤的全身和局部影响、宿主对肿瘤的反应以及抗肿瘤治疗的干扰,而摄入减少、吸收障碍、代谢紊乱、静息能量消耗增加是营养不良的主要原因。肿瘤患者更容易发生营养不良,营养不良比例更高。营养不良的肿瘤患者对放疗、化疗及手术的耐受力下降,对抗治疗反应的敏感性降低。营养不良的肿瘤患者并存病及并发症更多,因而医疗花费更高,生存时间更短。因此,肿瘤患者更加需要营养治疗,营养治疗对肿瘤患者意义重大。对肿瘤患者应该常规进行营养评估,尽早发现营养不良,及时给予营养治疗。营养治疗应该成为肿瘤患者的最基本、最必需的基础治疗措施。营养支持小组应该成为肿瘤多学科协作组的核心成员。防治肿瘤营养不良要多管齐下:确切的抗癌治疗是前提,规范的营养治疗是根本,合理的代谢调节是核心,有效的炎症抑制是关键,适度的氧化修饰是基础。

（石汉平）

第十六章

肿瘤患者人文关怀

人文关怀就是对人的生存状况的关怀、对人的尊严与符合人性的生活条件的肯定，对人类的解放与自由的追求。一句话，人文关怀就是关注人的生存与发展。就是关心人、爱护人、尊重人，是社会文明进步的标志，是人类自觉意识提高的反映。

现代医学模式已从"生物医学"模式转变为"生物—心理—社会"模式，从以疾病为中心向以患者为中心发展，更加重视人的心理、社会状态的变化，注重人文关怀的具体实施。人文关怀是对人的生存状况的关注，是对人的尊重与符合人性的生活条件的肯定及人类自身解放、自由的追求的实现，表现为普遍的人类自我关怀。

医学人文关怀又有其特殊的内涵，表现为在良好的医疗专业技术基础上，关心、关注患者的生存质量、健康、情感、人格、命运，维护患者的尊严，不仅要为患者提供良好的医疗技术，同时还提供人文的、精神的、情感的服务。医学人文关怀是一个动态的、历史的、开放的概念，就如同健康与疾病概念是动态的、历史的、开放的一样，其在深层次上反映的是对人的生命的尊重。

影响患者就医满意度的诸多因素中，居于前四位的因素分别是诊治医术（占 30.1%）、人文关怀（占 26.8%）、诊疗费用（占 18.4%）、后勤保障（占 14.7%）。由此可见，人作为医学行为的对象，对其进行人文关怀是除了诊疗技术之外，医疗过程是最主要的因素。患者从入院到出院的整个医疗过程是医院质量管理的核心，是包括人文关怀在内的核心管理。对肿瘤患者的人文关怀就是要从生活质量、生存时间、生命活着的实际意义来关怀、爱护、鼓励，使肿瘤患者树立起重生信心，用积极的态度，乐观、快乐的对待生命。

一、肿瘤患者常表现的不良情绪和心理问题

1. **恐惧**　绝大多数患者认为得了癌症就是患了绝症,不可医治,意味着生命的终点即将到来。整个人内心充满着对死亡的恐惧。加之在放射治疗、化疗药物治疗后的不良反应至身体不适感和身体状况下降,特别是中晚期伴有癌痛的患者,多有痛不欲生的感受。诸多因素加重了患者的绝望心理和恐惧感。

2. **多虑、焦虑**　癌症患者受疾病本身、家庭、社会和经济条件等因素的影响,往往对疾病的认识不足或估计过度,过分关注病情变化,对自身和环境变化过于敏感,情绪容易波动。特别是恶性肿瘤患者的病情往往进展较快,随着各种症状和体征的日益明显,在进行治疗期间若没有取得显著的疗效就会对治疗方法及疾病的预后产生怀疑,出现多疑、焦虑的心理,加之治疗的效果不明显,有些恶性肿瘤患者因无法承担昂贵的治疗费用而产生了绝望的心理。悲观的情绪越来越强烈,患者常表现出极大的痛苦,出现抱怨、易躁、易怒,经常斥责医护人员和家属,甚至拒绝治疗。

3. **抑郁、悲观心理**　肿瘤患者在进行长期的放、化疗后,因为不良反应逐渐加重而出现了严重的抑郁心理、睡眠障碍、食欲下降、对日常生活缺乏兴趣等情况,常常处于长时间的悲伤、沮丧、苦闷,具体表现为思维迟缓和思想贫乏。患者难以从悲伤的心境中自拔,也难以接受别人帮助而摆脱苦恼,有极少数患者产生自杀的念头或自杀。研究发现,人患癌症之后,感情容易变得脆弱,癌症患者抑郁反应发生率在 56.57%,明显高于我国正常人群抑郁发生率 15.1%~22.5%,说明癌症患者心理障碍程度较正常人群严重得多。

4. **孤独、自卑心理**　患者确诊恶性肿瘤后,常因担心受到他人歧视、感到自己被纳入特殊群体而倍感孤独。另外,肿瘤患者在进行化疗后出现的外貌改变(如脱发等)也会对其心理产生极大的影响,使其产生自卑心理。出现消极处事,主动回避正常的社会活动,不愿与人交往,把自己与世隔绝。或因为有时亲属探望少了,感到人情淡漠,认为是别人疏远了自己,产生被社会和人群遗弃的孤独感。尤其是老年肿瘤患者,多为老年丧偶或家人身体虚弱不能陪伴,加上子女工作繁忙,无法常来看望,患者常感觉孤独无助、空虚、寂寞,表现出明显的忧郁和悲哀。

5. **积极、乐观心理**　少部分恶性肿瘤患者在患病后可保持平和乐观的情绪,并能以积极的心态配合临床治疗,甚至有要求过度医疗的愿望。

二、人 文 关 怀

针对肿瘤患者不同方面的需要和各种不良情绪和心理问题,需要给予人

文关怀,才能使其从各种不良情绪和严重的心理障碍中解救出来,积极配合治疗,正确面对家庭和社会。

1. 提供良好的人文环境 肿瘤患者需要一个温馨、舒适、整洁、美观、充满人性和人情味的环境,医护人员应该营造这样一个人文环境来让患者切切实实感受关心与尊重,让患者在医院有家的归属感。

2. 提供社会心理支持 患者在治疗期间是最需要亲人照顾和关怀的时候,要耐心劝导家属能利用多的时间来陪伴患者,对患者提出的各种要求应尽量满足。同时安慰家属并叮嘱他们不要以低沉的情绪影响患者,尽量要克制自己情绪,在患者面前保持良好的心境与患者共渡难关。动员更多的患者朋友来看望患者,鼓励他们参加社会活动,使其感到没有被社会所抛弃,从而走出孤独、自卑的心理状况。

3. 加强医患沟通

充分尊重患者及家人的知情权,医患沟通要以患者为中心,充分尊重患者及家属的知情权。主管医生要认真、客观地评估患者的病情,告知患者或其家属知晓患者的病情,让患者及家属对病情及治疗有所了解,给他们提供有关健康教育的材料,介绍进行治疗的必要性、目前给患者所进行的治疗方案、治疗费用、治疗过程中可能出现的不适反应、注意事项及应对措施等,并给予患者及家属对治疗方案充分的选择权。

在规范化治疗疾病的同时,要重视患者及其家属心态的调整。根据患者的不同年龄、职业和知识水平,合理地、有步骤地向患者及家属普及肿瘤的相关知识,使其明白疾病的正常发展规律,充分调动患者及家属的积极性,降低其对疾病的恐惧,配合完成治疗。同时要合理引导家属给予患者恰当的情感支持,既不过分关注导致情感压力,又不因悲观失望而消极冷漠。对有家族性患肿瘤家庭,针对其他成员,可以提供患病风险监测的指导及相对的预防措施,同时可给予适当心理支持,尤其是对那些已表现出精神紧张、抑郁或心理压力过大的家族成员。

严重的心理问题可抑制免疫功能等生理效应,从而加速肿瘤的发生和演进,必要时需要肿瘤科、心理科医生共同制定心理支持方案,帮助患者及家族成员调整好心理状态。加强医患沟通,构建和谐的医患关系,对缓解患者的恐惧、孤独、焦虑、多虑心理有很大的帮助或有效方法。

4. 加强护患沟通 肿瘤患者更容易较正常人及其他患者出现心理障碍,护理人员更应该注重加强与患者进行沟通交流。要用平华朴实的语言,用"三心"(爱心、细心、耐心)与患者敞开心扉交谈,站在患者的角度理解患者的痛苦与要求,时刻把握患者的心理活动,及时满足患者的要求,给患者更多的人文关怀,用"心"服务。护理人员要通过爱心与真诚取得患者的信任,建立良好的医患关系。要耐心、和蔼地解答患者的任何问题,多陪患者谈心,做患者的知心人,使其放松思想,减轻精神压力。

护理人员要精心照护,练就熟练的护理技能,从细节上认真细致的照护、关心患者,让患者有信赖感、亲切感。对临终的患者,让亲友随时探护或守护在患者的身旁,使患者在充满人情的气氛中与家人共度有限时光,再现人与人之间的温情,从而使临终患者看到自身的价值和意义。

5. **丰富患者的日常生活**　要尽可能地丰富患者及陪护家属的日常生活,引导培养患者的生活乐趣,通过"移情易志"达到改善其生活状态的目的,使患者以最佳生理及心理状态进行治疗,也使家属能够以比较积极向上的心态去帮助患者。对于生活能够自理、活动自如的患者,护理工作者可以带领患者及陪护家属进行太极拳、气功等传统保健功法的习练,让患者在轻松愉快的气氛下达到强身健体的效果,同时转移患者的注意力,使其从疾病的沉重心情中走出来。

对于生活不能自理的终晚期患者,除了要特别注意褥疮、感染、癌痛等常见问题外,更要争取患者家属的陪护。此时家属的陪护不但是很好的心理安慰,更可以通过交流调节患者呆板的生活状态,提高了患者的生活质量。

6. **定期随访**　在患者出院时,要做好出院宣教,除对其出院后的饮食、营养及锻炼方法进行指导以外,还应鼓励患者设计自己的康复计划,选择符合自己的康复方式,鼓励患者做一些有益的工作,培养好的生活方式,积极地面对生活。在随访期间内,应定期以打电话或发短信的方式联系患者,询问其病情及生活情况,让患者真正感受到医护人员发自内心的关怀,把医护人员当做自己的亲人。

7. **开展辞世教育**　让患者及家属树立起癌症不等于死亡的一种积极心态,持此态度的癌症患者往往有较长的存活期和较高的生活质量。同时,应该看到,"向生而死,回归自然"是一切生命不可违背的规律,每个个体生命都是整个人类生命长河中的一瞬,尊重生命包括死亡。让患者及家属正确、客观地看待、认识生命。

在医疗过程中,除了对患者本人的诊疗和护理外,还要关注其他家庭成员的生理及心理状况。在对患者肿瘤常规诊疗及护理的同时,医护人员更要注重给予患者及家庭成员尽可能多的人文关怀。充满人文关怀的诊疗及护理可能会有效缓解患者本人及家庭成员的精神和心理压力,增强其战胜肿瘤的信心,对疾病的预防、治疗和康复均有益处。

（张建华）

第十七章

实体肿瘤疗效评价标准

化疗药物应用于治疗肿瘤 50 多年,在部分肿瘤患者身上观察到其能导致肿瘤缩小从而延长患者存活时间甚至能完全治愈肿瘤。然而,恶性肿瘤的治疗仍是一个世界性的难题,对绝大多数恶性肿瘤并没有完全有效的治疗方法。因此,必须评估肿瘤治疗方法的有效性和相对获益,包括肿瘤体积缩小程度和肿瘤播散程度的评估。

影像学是比较理想的肿瘤治疗反应评估方法,通过影像学方法能获得比临床症状、体征更为客观和更具有可重复性的肿瘤测量数据,能比通过总生存率、无疾病生存率等临床终点和其他生物学标志更早地观察肿瘤治疗反应,从而能在肿瘤相关临床试验中缩小样本量、缩短试验时间。鉴于获取肿瘤治疗反应信息的重要性以及影像学在此方面的独特作用,肿瘤学家和影像学家们致力于制定一系列实体肿瘤测量的国际标准并通过影像学数据对肿瘤治疗反应进行分类。1979~1981 年,世界卫生组织制定了一套影像评估标准用于检测临床试验中肿瘤患者对治疗的反应,该标准基于对病灶最大径的测量。2000 年,欧洲癌症研究及治疗组织和美国癌症研究所共同出版了一套新的肿瘤反应评估标准——RECIST 标准(1.0 版),2009 年 RECIST 标准 1.1 版面世。

如今,除了种类繁多的化疗药物,新的靶向治疗药物也逐渐应用于肿瘤治疗。靶向药物的药理机制很复杂,因此从前的"肿瘤缩小 = 治疗有效"的公式已经不再适用。相反,靶向药物并不一定能让肿瘤缩小,却比能使肿瘤缩小的化疗药物更大程度地提高患者的存活率和生存质量。另外,有证据表明部分分子靶向药物能明显抑制肿瘤生长,尽管传统影像学上观察到肿瘤体积并没有缩小甚至反而增大。因此,在临床实践中判断肿瘤治疗是否有效变得更有挑战。随着肿瘤治疗药物的不断开发,这个问题被逐渐放大。对肿瘤单一径线的评估已经不再适用,甚至会误导临床决策,这一共识激励着肿瘤学家和影像学家们建立更多简洁有效的肿瘤治疗反应评估标准。

一、传统肿瘤影像评估标准

(一) WHO 标准

该标准基于二维影像图像的直观测量,用肿瘤病灶最大径线及其最大垂直径线的乘积代表肿瘤面积,如有多个病灶,则取所有病灶的两径线乘积之和。根据治疗后肿瘤面积相对于基线肿瘤面积的变化百分比[(治疗后肿瘤面积 - 基线肿瘤面积)/ 基线肿瘤面积] × 100%],将肿瘤治疗反应分为四类:

完全缓解(CR):所有存活肿瘤完全消失,没有新发病灶,至少维持 4 周。

部分缓解(PR):所有目标病灶两径线乘积缩小 ≥50%,至少维持 4 周。

病变进展(PD):所有目标病灶两径线乘积增大 ≥25%,或在治疗区域有新病灶出现。

病变稳定(SD):所有不符合 CR/PR/PD 的情况。

WHO 标准在各类临床试验中应用已超过 20 年,但它仍有一些局限性:①该标准既没有规定影像检查方法,也没有规定目标测量病灶的数目和最小病灶的大小,如果采用重复性差的影像技术或者病灶太小时,评估结果的可重复性就会受到影响;②该标准规定的疾病进展(PD)的截断值(病灶两径线乘积增加 ≥25%)相对偏低,可能导致低估和误判了治疗的无效性。因此,这 20 多年来,该标准不断被建议修改,直到 2000 年,新的国际认可的影像评估标准建立。

(二) RECIST 1.0

2000 年,欧洲癌症研究及治疗组织联合美国、加拿大癌症研究所共同推出了 RECIST 标准(1.0 版)。对比 WHO 标准,RECIST 标准从二维(2D)测量转变为更简易明确的一维(1D)测量,横轴位图像上的两径线乘积被放弃,肿瘤的评估仅基于病灶最大径线的变化。RECIST 1.0 对多发病灶的测量方法进行了规定。此外,RECIST 1.0 明确了评估采用的影像学方法。

1. 肿瘤病灶的测量

(1) 肿瘤病灶基线的定义:肿瘤病灶基线分为:①可测量病灶(至少有一个可测量病灶):用常规技术,病灶直径 ≥20mm 或螺旋 CT≥10mm 的可以精确测量的病灶。②不可测量病灶:所有其他病变(包括小病灶即常规技术长径 <20mm 或螺旋 CT<10mm)包括骨病灶、脑膜病变、腹水、胸水、心包积液、炎症乳腺癌、皮肤或肺的癌性淋巴管炎、影像学不能确诊和随诊的腹部肿块和囊性病灶。

（2）测量方法：基线和随诊应用同样的技术和方法评估病灶。临床表浅病灶如可扪及的淋巴结或皮肤结节可作为可测量病灶，皮肤病灶应用有标尺大小的彩色照片。胸部 X 线片：有清晰明确的病灶可作为可测量病灶，但最好用 CT 扫描。CT 和 MRI：对于判断可测量的目标病灶评价疗效，CT 和 MRI 是目前最好的并可重复随诊的方法。对于胸、腹、盆腔，CT 和 MRI 用 10mm 或更薄的层厚扫描，螺旋 CT 用 5mm 层厚连续扫描，而头颈部及特殊部位要用特殊的方案。超声检查：当研究的终点是客观肿瘤疗效时，超声波不能用于测量肿瘤病灶，仅可用于测量表浅可扪及的淋巴结、皮下结节和甲状腺结节，亦可用于确认临床查体后浅表病灶的完全消失。内窥镜和腹腔镜：作为客观肿瘤疗效评价至今尚未广泛充分的应用，仅在有争议的病灶或有明确验证目的的高水平的研究中心应用。这种方法取得的活检标本可证实病理组织上的 CR。肿瘤标志物：不能单独应用判断疗效。但治疗前肿瘤标志物高于正常水平时，临床评价 CR 时，所有的标志物需恢复正常。疾病进展的要求是肿瘤标志物的增加必须伴有可见病灶进展。细胞学和病理组织学：在少数病例，细胞学和病理组织学可用于鉴别 CR 和 PR，区分治疗后的良性病变还是残存的恶性病变。治疗中出现的任何渗出，需细胞学区别肿瘤的缓解、稳定及进展。

2. 肿瘤缓解的评价

（1）肿瘤病灶基线的评价：要确立基线的全部肿瘤负荷，对此在其后的测量中进行比较，可测量的目标病灶至少有一个，如是有限的孤立的病灶需组织病理学证实。可测量的目标病灶：应代表所有累及的器官，每个脏器最多 5 个病灶，全部病灶总数最多 10 个作为目标病灶，并在基线时测量并记录。目标病灶应根据病灶长径大小和可准确重复测量性来选择。所有目标病灶的长度总和，作为有效缓解记录的参考基线。非目标病灶：所有其他病灶应作为非目标病灶并在基线上记录，不需测量的病灶在随诊期间要注意其存在或消失。

（2）缓解的标准：目标病灶的评价 CR：所有目标病灶消失。PR：基线病灶长径总和缩小≥30%。PD：基线病灶长径总和增加≥20% 或出现新病灶。SD：基线病灶长径总和有缩小但未达 PR 或有增加但未达 PD。非目标病灶的评价 CR：所有非目标病灶消失和肿瘤标志物水平正常。SD：一个或多个非目标病灶和（或）肿瘤标志物高于正常持续存在。PD：出现一个或多个新病灶和（或）存在非目标病灶进展。

3. 总的疗效评价

见表 17-1。

表 17-1 总疗效评价

目标病灶	非目标病灶	新病灶	总疗效
CR	CR	无	CR
CR	未达 CR/SD	无	PR
PR	无 PD	无	PR
SD	无 PD	无	SD
PD	任何	有/无	PD
任何	PD	有/无	PD
任何	任何	有	PD

（1）最佳缓解评估：最佳缓解评估是指治疗开始后最小的测量记录直到疾病进展/复发（最小测量记录作为进展的参考）；虽然没有 PD 证据，但因全身情况恶化而停止治疗者应为"症状恶化"，并在停止治疗后详细记录肿瘤客观进展情况。要明确早期进展、早期死亡及不能评价的患者。在某些情况下，很难辨别残存肿瘤病灶和正常组织，评价 CR 时，在 4 周后确认前，应使用细针穿刺或活检检查残存病灶。

（2）肿瘤重新评价的频率：肿瘤重新评价的频率决定于治疗方案，实际上治疗的获益时间是不清楚的，每 2 周期（6~8 周）的重新评价是合理的，在特殊的情况下应调整为更短或更长的时间。治疗结束后，需重新评价肿瘤决定于临床试验的终点，是缓解率还是到出现事件时间（TTE）即到进展/死亡时间（TTP/TTD），如为 TTP/TTD，需要常规重复的评估，对二次评估间隔时间没有严格的规定。

（3）确认：客观疗效确认的目的是避免 RR 的偏高，CR、PR 肿瘤测量的变化必须反复判断证实，必须在首次评价至少 4 周后复核确认，由试验方案决定的更长时间的确认同样也是合适的。SD 患者在治疗后最少间隔 6~8 周，病灶测量至少有一次 SD。对于以无进展生存期（PFS）和总生存期（OS）为终点的临床研究并不需要反复确证肿瘤大小的变化。

（4）缓解期：是从首次测量 CR 或 PR 时直到首次疾病复发或进展时。

（5）稳定期：是从治疗开始到疾病进展的时间，SD 期与临床的相关性因不同的肿瘤类型、不同的分化程度而变化。缓解期、稳定期以及 PFS 受基线评价后随诊频率的影响，由于受到疾病的类型、分期、治疗周期及临床实践等多种因素的影响，至今尚不能确定基本的随诊频率，这在一定程度上影响了试验终点的准确度。

（6）PFS/TTP：在一些情况下（如脑肿瘤或非细胞毒药物的研究）可考虑作

为研究的终点,尤其是非细胞毒作用机制的生物药物的初步评估。

（7）独立的专家委员会:对于 CR、PR 是主要的研究终点,强调所有缓解都必须经过研究外的独立专家委员会检查。

4. 结果报告

试验中的所有患者包括偏离了治疗方案或不合格的患者,必须判断治疗的疗效(ITT),每个患者都必须按如下分类:CR、PR、SD、PD、死于肿瘤、死于毒性、死于其他肿瘤、不明(没有足够的资料评估)。所有符合标准合格的患者都应包括在 RR 的分析中,所有 PD 和死亡都应考虑为治疗失败。结论是基于符合标准的患者,其后的进一步分析可在患者的不同亚群中,并提供 95% 的可信限间隔。

5. WHO 与 RECIST 疗效评价标准比较

见表 17-2。

表 17-2　WHO 与 RECIST 疗效评价标准比较

疗效	WHO （两个最大垂直径乘积变化）	RECIST （最长径总和变化）
CR	全部病灶消失维持 4 周	全部病灶消失维持 4 周
PR	缩小 50% 维持 4 周	缩小 30% 维持 4 周
SD	非 PR/PD	非 PR/PD
PD	增加 25% 病灶增加前非 CR/PR/SD	增加 20% 病灶增加前非 CR/PR/SD

（三）RECIST 1.1

RECIST 1.0 标准面世将近 10 年之后,在大量试验研究的基础上,2009 年推出了新版实体瘤疗效评价标准(RECIST 1.1)。相对于 1.0 版,1.1 版有以下变化:

靶病灶数目从 10 个减少到 5 个(每个器官由最多 5 个减至 2 个)。

靶病灶定义为螺旋 CT 或 MRI 上最大直径≥10mm,胸部 X 线片上最大直径≥20mm 的病灶。

纳入了对淋巴结的评价:短径≥15mm 的淋巴结被认为是可测量和可评价的靶病灶,短径≥10mm 而 <15mm 的淋巴结归为非靶病灶,短径 <10mm 的淋巴结被认为是正常组织。

判断完全缓解(CR)除了所有靶病灶消失之外,还须包括所有淋巴结短径缩小至 10mm 以下。

为避免过高估计疾病进展程度,判断疾病进展(PD)的条件除了原先定义的靶病灶直径总和须增加 20% 外,其绝对值也须增加 5mm。

详细阐述了何为不可测量病灶/非靶病灶的"明确进展",这也是初版 RECIST 指南中令人困惑之处。

包含了新的影像学附录,内有更新了的病灶最佳解剖学评价的推荐,包括:为获得较高的可重复性,推荐基线扫描和随访评估使用相同的影像学方法和技术参数;为避免部分容积效应,要求 CT 或 MRI 的扫描层厚不超过靶病灶最小径线的一半。

有一节专门介绍新病灶的检测,包括 ^{18}F-FDG-PET 扫描结果评价的解读。

二、常用影像检查设备及其新技术在肿瘤治疗后评估中的应用

(一) CT

CT 是目前临床应用最广泛的影像检查技术,在肿瘤治疗后疗效评估中发挥着重要作用,一般要求采用 16 层以上螺旋 CT 进行,而新的双源/能量 CT 为肿瘤疗效评估提供了新的思路和方法。

1. CT 灌注　CT 灌注是一种功能成像,通过静脉团注碘对比剂后,对相应组织器官进行连续多次同层扫描,获取动态数据,经过数学模型计算得到灌注参数,可以评价活体组织的微循环状况,反映组织器官的生理和代谢变化,能够在肿瘤形态没有变化或变化很小时反映出病变的生理病理变化,这些变化在评价肿瘤治疗效果时理论上比传统影像学方法更早、更准确地反映病变的变化。已有学者采用 CT 灌注评估肿瘤治疗疗效的研究结果见诸报道。

随着 CT 技术的飞速发展,CT 灌注扫描不再仅仅局限于一个或少数几个层面,而是能够覆盖更大的范围——整个肿瘤组织甚至整个器官,并能进行三维灌注扫描,这一进步使得 CT 灌注对肿瘤治疗后的疗效评估更加全面、准确。

2. 3D 容积测量　众所周知,大多数实体肿瘤是一个三维结构。因此,测量肿瘤大小时采用的径线越多,则越接近肿瘤的真实情况。目前的多层螺旋 CT 和磁共振、三维超声一样,都能进行三维测量,但最大的挑战是测量结果的可重复性。因为测量三维结构时采用的径线越多,测量误差越大,所以对肿瘤进行三维测量比测量肿瘤最大径线和肿瘤面积的可重复性更差。因此,评价肿瘤治疗效果时测量肿瘤的三维体积比测量肿瘤最大径线和肿瘤面积更能真实反映肿瘤形态的变化,但是简单的三径线乘积并不能提供具有较好重复性的数据,对肿瘤三维体积的测量需要依靠更先进的工具,比如计算机软件。目

前有研究报道采用计算机软件评价肿瘤治疗后体积变化的情况,但这些报道中采用的大多数还是半自动的测量方法,还需要人为干预,这些方法都还需要进一步改进,才能获得具有足够可重复性的数据。

(二) MRI

磁共振成像技术由于软硬件技术的不断完善,临床应用越来越广泛,已经成为临床医学一种最重要的无创性的成像方法,在肿瘤疗效评估中也发挥着重要作用。常规磁共振成像能够准确地显示人体形态学的变化,对于中枢神经系统及软组织肿瘤的评价有着明显的优势。而 20 世纪 90 年代初期出现的功能磁共振成像则能够显示人体的生理及病理生理过程,能够提供动态和功能方面的信息,对肿瘤治疗后早期疗效评价有重要价值。

1. DCE-MRI　动态增强 MRI 和 CT 灌注类似,静脉团注对比剂后,对靶器官组织进行连续多次扫描,通过数学模型计算出相关参数和曲线,用于评价组织器官及病灶的微循环情况。然而,目前大多数 DCE-MRI 的研究局限于乳腺癌,少数报道见于对子宫肿瘤和前列腺病变的研究,DCE-MRI 在其他肿瘤方面的应用远不如 CT 灌注那么普及。这可能与 MRI 扫描时间长、费用昂贵以及临床医师对 MRI 成像技术的认识不够有关。总而言之,DCE-MRI 在肿瘤疗效评价方面还有很大的潜能有待开发。

2. DWI　扩散加权成像是一种重要的非对比增强磁共振功能成像技术,是唯一能够检测活体组织内水分子扩散运动的无创性方法。其成像时间短,敏感性高,不需注射对比剂。目前广泛应用于体部肿瘤的诊断、鉴别诊断、分期及疗效评估。肿瘤治疗有效时,出现细胞坏死、凋亡及胞膜溶解,将导致其微环境的改变。而这些改变与肿瘤组织内的水扩散程度呈负相关,此时 ADC 值增高;相反,细胞体积增大或数量增多致水扩散程度减低,则 ADC 值降低,这种情况多见于肿瘤进展、纤维化或细胞水肿。因此,DWI 可作为判断肿瘤对治疗方案反应性的早期、敏感指标。研究报道 DWI 评价乳腺癌新辅助化疗疗效优于 DCE-MRI,两者的敏感度类似,但 DWI 的特异度高于 DCE-MRI,两者间有统计学差异。其他一些报道也证实,胃肠道恶性肿瘤经放化疗有效时,扩散加权成像能在肿瘤形态发生改变前更早地观察到 ADC 值的升高。对肺癌化疗后疗效评估的研究表明,ADC 值可以对肺癌化疗早期疗效进行监测。另外,全身扩散加权成像有可能取代 PET-CT。

3. MRS　磁共振波谱成像是利用核磁共振现象和化学位移作用成像的,不同化合物中相同原子的进动不同,相应地在 MRS 频率轴上的不同位置形成不同代谢峰,峰下面积大小反映不同化合物的浓度,并可以进行定量分析。因此,MRS 不仅可以真实地反映出组织的化学和分子构成,还可以借此研究组织的代谢情况。有一些报道表明 MRS 可以用于预测、监测肿瘤治疗疗效。

然而,必须指出因为波谱成像时间很长,扫描过程中患者移动造成的伪影多,而且后期处理过程复杂耗时,尤其是多体素波谱,磁共振波谱成像目前仅仅用于试验探索,并不能广泛应用于临床工作及大型多中心试验研究中。

(三) 超声

传统超声检查由于其结果高度依赖检查者的手法和临床经验,可重复性较差,因而并不用于评价肿瘤治疗疗效。尽管对某一已知的病灶可用超声重复检查,但超声检查是实时检查,整个检查过程在下一次复查时不能完整呈现,这就使得病灶的前后对比变得困难和不准确。另外,对于肝脏和腹部的病灶,某些解剖结构由于肠气的遮盖不能充分显示,这也给肿瘤的评估带来了困难。

彩色多普勒超声能提供一些肿瘤血供的数据,例如血流速度、谱线、阻力指数等,从而对肿瘤的大血管进行整体评价。但是多普勒成像并不能检测肿瘤的微循环状况,也不能充分评价肿瘤的血管生成情况,因此并不能监测肿瘤的早期治疗反应。RECIST1.1 指南推荐对于超声发现的病灶,应采用 CT 或 MRI 确认。

随着超声对比剂的产生,超声检查在肿瘤治疗后评估中的应用有了新的进展。超声对比剂是由气体微泡和外部包裹的膜物质组成。该对比剂的特点是几乎全部在血管内循环而不进入组织间隙,而且气体微泡的直径很小,只有几微米,使得超声造影能够特异、敏感地显示微米级血管血流。

1. CEUS　超声造影提供了一种准确测量肿瘤微血管密度的方法。另外,超声造影和 CT、MRI 增强扫描一样能有效的发现肿瘤治疗后坏死区域内残留的活性肿瘤组织。超声造影也已成功用于监测肿瘤射频消融治疗,能够有效检测治疗后残存的肿瘤组织。在肝脏病变的研究中,常规超声检查难以显示化疗后的肝脏占位病变,而超声造影则能有效显示化疗前后的肝脏占位病变,从而对病灶进行随访观察和疗效评估。

2. DCE-US　实时动态超声造影联合定量分析方法应用数学模型,根据感兴趣区内对比剂回声信号强度大小的变化,建立对比剂时间 - 信号强度曲线。由于其结合了造影的动态过程和造影强度变化过程,以量化方式反映器官组织血流特点和血管特性,对血流动力学改变作出评价,可客观、准确地反映组织中血流灌注改变情况。此外,其他相应定量参数如灌注峰值强度、达峰时间、平均通过时间等均可较好反映组织血流灌注信息。

上述时间 - 信号强度曲线和参数也能用于评价肿瘤治疗后的早期反应。肿瘤血管生成和抗血管生成治疗可引起组织血流灌注改变,从而使超声造影定量分析技术在肿瘤血管靶向治疗疗效评估方面有较大发展潜力。研究发现，肿瘤抗血管生成治疗前的血流灌注程度与肿瘤对治疗的反应成正相关。在肿瘤形态还没有明显变化的时候，动态超声造影就能早期提示肿瘤内血流灌注的变化。

（四）PET

正电子发射计算机断层显像 / 计算机断层摄影术（PET-CT）是目前十分先进的核医学影像设备与技术，能在分子水平上反映人体组织的生理、病理、生化、代谢等功能性变化和体内受体的分布情况。作为葡萄糖的类似物，^{18}F-FDG PET/CT 可以反映体内葡萄糖的利用状况。绝大多数恶性肿瘤细胞具有高代谢的特点，恶性肿瘤细胞的异常增殖需要葡萄糖的过度利用，恶性肿瘤细胞中葡萄糖转运信息核糖核酸表达增高，导致肿瘤细胞内能大量聚集 ^{18}F-FDG。部分研究证明 ^{18}F-FDG 的浓度与肿瘤细胞的数量具有明显的相关性。

在恶性肿瘤的分期方面，PET/CT 优于其他影像学方法。大约 40% 的淋巴瘤在进行 PET/CT 检查后会改变分期——主要是升期。约 30% 的非小细胞肺癌和 35% 的结直肠癌患者通过 PET/CT 检查后会改变其临床治疗策略——主要是避免不必要的手术。

PET-CT 在肿瘤疗效评估方面的应用也很广泛，尤其是对恶性淋巴瘤、结直肠癌、头颈部肿瘤、乳腺癌、食管癌、胰腺癌、宫颈癌以及肉瘤、黑色素瘤等的疗效评估。2009 年出版的 RECIST1.1 指南中将 ^{18}F-FDG PET 纳入作为一种检测或排除新发病灶的影像学方法。

然而，^{18}F-FDG 高摄取并不局限于肿瘤细胞，也可见于一些生理情况、炎性细胞以及巨噬细胞，因此 ^{18}F-FDG PET 的特异性受到限制，有时候很难将肿瘤组织和炎症、肉芽肿性病变以及坏死组织周围的巨噬细胞浸润鉴别开来，肿瘤组织的 ^{18}F-FDG 摄取也会因为其内的炎性成分或放疗后的炎性改变而被高估。其他一些因素如治疗后肿瘤体积、灌注、细胞数量、增殖活性、葡萄糖利用率等的变化也会影响到肿瘤组织的 ^{18}F-FDG 摄取。因此，临床上一些用 PET 评价肿瘤治疗反应的研究采取了一种实用的方法：将肿瘤 ^{18}F-FDG 摄取的变化与临床结局及病理诊断结合起来。

目前广泛使用的反映组织或病灶 ^{18}F-FDG 摄取的参数是 SUV 值，它是一个半定量参数，是指局部组织 / 病灶摄取的显像剂的放射性活度与全身平均注射活度的比值。SUV 等于病灶的放射性浓度除以注射剂量再除以体重。在肿瘤评估中肿瘤的整体 SUV 值和最大 SUV 值同样重要。测量肿瘤的最大 SUV 值是比较简单的方法，容易操作，结果易于解释，而且已被证实能有效鉴别肿瘤的良恶性。而测量肿瘤整体 SUV 值的方法仍在研究发展中。

PET 能检测到的肿瘤最小径线大约在 4~10mm（约 10^8~10^9 个细胞），这就意味着肿瘤治疗后 PET 检查阴性可能是肿瘤细胞全部消失，也可能是仍有少量（最多 10^7 个）肿瘤细胞存活。相反，如果排除了炎症的干扰，治疗后 PET 阳性则意味着仍有肿瘤组织存活。在对非细胞毒性药物的疗效评估中发现，PET 检查转阴往往早于肿瘤形态学的改变，这提示 PET 可用于肿瘤的早期疗效评价。PET 在肿瘤领域的发展前景主要依靠新的示踪剂的发展。

（廖承德）

第十八章

癌性疼痛

一、概　述

　　癌性疼痛是恶性肿瘤患者常见和最痛苦的症状之一,研究表明疼痛会严重影响肿瘤患者的生存质量,例如疲乏、失眠、恶心,并严重影响患者情绪,产生抑郁、焦虑、愤怒和绝望等负面心理状态,从而影响癌症治疗效果。疼痛可加重病情、加速疾病进展、恶化生理功能,甚至被迫中断抗肿瘤治疗。因此,癌痛治疗和抗肿瘤治疗同等重要,必须早期进行。1995 年,美国疼痛学会主席 James Campbe 提出将疼痛列为继呼吸、体温、脉搏和血压之后的第五大生命体征,在 2002 年第十届 IASP 年会上,与会专家达成基本共识:慢性疼痛是一种疾病。

　　国际癌症研究机构发表的《2014 年世界癌症报告》显示,2014 年,全球新增癌症病例达到 1400 多万例,并预计在未来 20 年达到每年 2200 万的水平。报告显示,中国新诊断癌症病例为 307 万,占全球总数的 21.8%。其中约 50% 以上的癌症患者会出现不同程度的疼痛,晚期癌症中 - 重度疼痛发生率更是高达 80%。疼痛是癌症患者特别是中晚期癌症患者的主要症状,它比死亡更令患者恐惧和不安。疼痛对健康状况、躯体功能、角色功能、情绪功能、社会功能等均可产生不同程度的影响,从而全面影响患者的生活质量。

　　癌性疼痛是由于癌肿进展压迫脏器或脏器包膜膨大、压迫、侵犯神经而引起的疼痛。这种疼痛一旦出现,如不加治疗,可能会持续下去一直到患者死亡。癌症患者的生存期越长,也就意味着患者的疼痛时间越长。癌痛患者常存在多源性、多部位及多种性质的疼痛。国外有调查显示,81% 的癌症患者有两种或两种以上不同的疼痛,34% 的患者有三种疼痛,这反映了癌痛治疗的复杂性,也为癌痛的综合治疗提供了依据。

二、癌痛的诊断、分类与评估

(一) 癌痛的诊断

癌痛的诊断主要依据患者的临床表现,需结合病史、体格检查和实验室检查。患者的病史包括疼痛部位、疼痛时间、疼痛性质及可能改变疼痛的因素。疼痛部位是病变部位的,多为躯体疼痛或外周神经介导的疼痛;而疼痛部位不是病变部位的,多考虑内脏疼痛、中枢性疼痛或神经病理性疼痛,应当依据神经分布和内脏反射的区域寻找病变的部位。如臂丛压迫引起的上肢疼痛、肝脏或胰腺肿瘤引起的后背疼痛以及患肢痛等。全面的体格检查和针对主诉的重点检查,尤其是神经系统、运动系统和消化系统的检查有助于判断疼痛的病因、机制和性质。实验室检查和影像学检查不仅有助于病因和解剖结构的诊断,还可提供机体功能和器官功能状态,为疼痛治疗提供依据。疼痛的诊断还应当包括患者的心理状态、社会因素、环境因素。因此,要寻找疼痛背后的真正病因,准确的进行诊断和鉴别诊断,为有效的治疗提供依据。

(二) 癌痛的分类

临床上通常将癌痛分为两个主要类型:伤害感受性疼痛和神经病理性疼痛。伤害感受性疼痛又可分为躯体伤害感受性疼痛和内脏伤害感受性疼痛,神经病理性疼痛可分为周围性和中枢性疼痛。伤害感受性疼痛是完整的伤害感受器感受到有害刺激引起的反应,疼痛的感知与组织损伤有关。躯体伤害感受性疼痛能精确定位,主诉为刀割样、搏动性和压迫样疼痛,此种疼痛常见于手术过程或源自肿瘤骨转移。内脏伤害感受性疼痛常常更加弥散,表现为钝痛以及痉挛痛,常常继发于胸腹部脏器的压迫、浸润或牵张。神经病理性疼痛系肿瘤的压迫、浸润、缺血以及抗肿瘤治疗导致的神经系统本身的损伤或功能障碍。神经病理性疼痛通常定位较差,多较为持续,也可表现为间断性针刺、刀割、电击以及撕裂感,或表现为感觉迟钝、感觉麻木伴刺痛、感觉过敏(痛觉敏化)或者感觉异常(非伤害性刺激如抚摸也能引起疼痛,通常称为触痛或痛觉超敏)。大部分肿瘤患者常同时具有上述两种类型的疼痛。

(三) 癌痛的评估

疼痛评估是进行有效、合理疼痛治疗的前提。准确地评估疼痛是有效缓解和控制疼痛的基础,临床上疼痛评估不足是疼痛得不到有效治疗的原因之一。疼痛强度评估有以下原则:

1. 相信患者的主诉　疼痛是一种主观的感觉和个体化的感受,疼痛的感受和表述具有明显的个体差异。患者的生理功能状态、社会经历、家庭背景、对疼痛的认识和交流均对疼痛的感受和表述有一定的影响,因此疼痛的评估应该以患者自我评估为主。

2. 全面评估疼痛　疼痛的评估应获得详尽可信的疼痛主诉病史,包括疼痛的部位、疼痛的程度、疼痛的性质、疼痛发作的时间、持续的时间、疼痛的频率、疼痛缓解和加重的因素、疼痛治疗的经过和效果。疼痛对患者的影响,包括对睡眠、饮食、躯体活动、与他人的关系、情绪、注意力的影响以及患者对治疗的迫切程度等。还需进行全面的体格检查及神经学检查,评估患者的精神心理状况和疼痛严重程度。

疼痛强度的评估方法有数字分级法(NRS)、视觉模拟法(VAS)、根据主诉疼痛的程度分级法(VRS)等。对于儿童、老年人以及存在语言或文化差异或其他交流障碍的患者,可选择面部表情疼痛评分量表。依靠患者主观感受进行数字标识的"数字分级法"(NRS 法),以其简便适用、可重复性强的优势得到业内广泛认可,在今后相当一段时间内仍然是临床常用的疼痛评估工具。欧洲肿瘤姑息治疗委员会(EPCRC)建议:最好由患者本人(不要他人代劳)用NRS 法评估癌痛程度,采用 0~10 的数字表述,其指导语为:数字 0 代表"无痛",数字 10 代表"能想象到的最严重疼痛"。基于 0~10 数字评分量表对疼痛强度进行了三级分类:重度疼痛(7~10);中度疼痛(4~6);而轻度疼痛(1~3)。这样,就尽可能保证了各地对 NRS 疼痛评估法在理解上没有歧义。

3. 动态评估疼痛　由于疼痛是随疾病的进展不断变化的,因此疼痛的治疗过程需要动态的评估,以便观察病情变化、治疗效果和药物的不良反应,并及时调整治疗方案。

三、癌痛的治疗

疼痛已被列为人类第五大生命体征。控制疼痛是医生的责任,也是患者的基本权利。治疗癌症疼痛要像重视化疗、放疗、手术的规范化治疗一样去执行规范化的疼痛处理,应早期、持续、有效地消除疼痛,最大限度地提高生活质量。早期积极控制疼痛可以避免外周和中枢途径的敏化,避免疼痛发展成为难治性神经病理性疼痛,使疼痛更容易控制。有研究表明,全面进行癌痛治疗将有助于延长患者的生存。

(一)癌痛的药物治疗

1986 年,世界卫生组织使用包括中文在内的 26 种不同文字颁布了《癌痛治疗指南》，这是癌痛治疗领域一个具有里程碑意义的重要文件。其要点为：将癌症患者的疼痛程度划分为轻、中、重不同阶梯，再根据不同阶梯选择以阿片类药物为核心的相应的止痛药物，给患者以全程、充分的镇痛治疗。该癌症镇痛指南在我国被形象地称为"三阶梯癌痛治疗原则"，这个权威性文件首次在全球范围推出了简单有效、易于普及的癌痛治疗方案，强调了阿片类药物在癌痛治疗中的重要作用，迅即获得各国政府和医疗行政部门以及医务人员的认可，并得到了普遍推广，使亿万癌痛患者从中获益。20多年来，世界范围内的以吗啡为代表的麻醉性止痛药的医药用量，已从《指南》颁布前1984年的大约1000kg，迅速增长到近50 000kg；我国的吗啡医药用量也从4kg增加到2012年的1278kg。

1. "三阶梯镇痛方案"基本原则

（1）口服/无创给药：口服是止痛药最好的给药途径，方便易行，剂量易于调整，血药浓度稳定，不易产生耐药和药物依赖，患者可自行使用，依从性好。也可经皮肤或黏膜给药。

（2）按时给药：按时用药指止痛剂应有规律地"按时"给予，而不是需要时才给。以维持稳定和有效的血药浓度，减少血药浓度的峰谷波动，以持续的解除疼痛。

（3）按阶梯给药：按阶梯给药，指镇痛药物的选择应依疼痛程度，由轻到重选择不同强度的镇痛药物。如首次就诊时的疼痛是中至重度，可直接应用阿片类药物镇痛，而不是机械地从第一阶梯开始应用镇痛药物。

（4）个体化给药：阿片类药物无理想标准用药剂量，存在明显个体差异，能使疼痛得到缓解的剂量即是正确的剂量。选用阿片类药物，应从小剂量开始，逐渐增加剂量直到缓解疼痛又无明显不良反应的用药剂量。

（5）注意具体细节：有效的疼痛控制取决医生、护士、患者的共同合作。对使用止痛药的患者，应密切观察疼痛缓解程度和身体反应及时采取必要措施，减少药物的不良反应，提高镇痛治疗效果。

WHO指南中，一阶梯的代表药物为阿司匹林和对乙酰氨基酚。目前各指南推荐的一阶梯可选药物的大体顺序为乙酰水杨酸（阿司匹林）、其他非甾体类止痛剂（NSAIDs）和对乙酰氨基酚。NSAIDs具有解热、镇痛、抗炎三大作用，尤其适合炎性疼痛，如骨关节炎、肿瘤骨转移引起的骨痛等。因其长期服用易导致胃肠道出血、肾功能损伤，并增加心血管事件的风险，所以有高危因素的患者（老年患者、既往有溃疡病史、肾脏疾患、高血压等）使用此类药物时应慎重，注意监测血肌酐、便潜血及血压。在非炎性疼痛时，最好选择对乙酰氨基酚。值得注意的是，因阿司匹林在作用机制及不良反应方面与其他非甾体类止痛药物有不同之处，所以多数指南在推荐一阶梯药物时，都把阿司匹林和其他 NSAIDs 作为两类药物单独列出。尽管循证医学证据没有发现任何一类 NSAIDs 的止痛效果优于另一类,但多数研究结果表明:绝大多数 NSAID 都比普通阿司匹林耐受性好。因此,目前阿司匹林在一阶梯中的作用正逐渐被弱化。和 NSAIDs 相比,对乙酰氨基酚胃肠道出血风险低,也不抑制血小板聚集,更安全。但该药没有抗炎作用,所以适用于非炎性疼痛,有使用 NSAIDs 禁忌证的患者也可采用。长期大量使用对乙酰氨基酚应注意肝脏毒性。美国 FDA 对其限制也越来越严格,一般限于其较低剂量短期使用,我国的指南中建议对乙酰氨基酚每天用量在 4g 以下,或与阿片类药物配合使用。

多年来,阿片类药物的安全性已经得到充分证明,对阿片类药物治疗癌性疼痛完全可以通过使用剂量的不同,体现其对不同程度疼痛治疗的个体化。意即在一定条件下,如:非甾体类固醇药物无效、过敏、脏器毒性较严重时,不但对第三阶梯的适宜患者可以选择大剂量阿片类药物进行治疗,而且可以对适宜患者,使用低剂量阿片类药物进行第一、二两个阶梯的止痛治疗。曾经被作为第 2 阶梯标准用药的可待因,在体内还要"去甲基"转换为吗啡而发挥止痛作用,因部分肝功能较差或先天缺乏去甲基功能的患者,可待因的代谢转化缺如,使其在体内无法发挥作用。越来越多的研究指出,应该用低剂量吗啡或其他阿片类药物替代可待因,用于第 2 阶梯止痛。吗啡用于癌痛治疗的成功,使医药学家更多地探讨除吗啡以外的其他阿片类药物治疗癌痛的可能性,无论是美国国立综合癌症网络(NCCN)还是欧洲姑息治疗委员会(EAPC)近年都提出,在吗啡仍然是经典癌痛治疗药物的同时,还推荐对适宜的病例选择使用羟考酮缓释片、氢吗啡酮、美沙酮等强阿片类药物止痛。对部分适合的病例,也可以采用芬太尼透皮贴剂作为癌痛的二线用药,以取得良好的止痛效果。

2. **阿片类药物的用药原则、处方、滴定及维持** 在开始治疗时,应尽量明确潜在的疼痛机制,并诊断是否存在疼痛综合征。最佳镇痛药的选择依赖于患者的疼痛强度、当前的镇痛治疗以及伴随的疾病。吗啡、羟考酮、芬太尼均是国内常用的阿片类药物。应当遵循个体化原则来确定阿片类药物的起始剂量、频率以及滴定,以取得疼痛缓解和药物不良反应之间的平衡。

对于阿片类药物未耐受的患者,吗啡通常被认为是首选。建议的口服初始剂量为 5~15mg 硫酸吗啡或等效药物,或者 2~5mg 静脉注射硫酸吗啡或等效剂量。应每 60 分钟对口服阿片类药物和每 15 分钟对静脉给阿片药的疗效和不良反应进行再评估,以确定后续药物剂量。单纯阿片受体激动剂(如吗啡、羟考酮和芬太尼)是治疗癌症疼痛的最常见药物。首选半衰期较短的阿片受体激动剂(吗啡、羟考酮和芬太尼),它们较长半衰期止痛药(美沙酮和左啡诺)更易被滴定。芬太尼透皮贴没有作为快速滴定阿片药的指征,仅被推荐在其他阿片类药物控制疼痛后使用。静脉注射芬太尼和芬太尼透皮贴可以等效使用 1∶1 转换比例。吗啡应避免用于患有肾病及肝功能不全的患者。吗啡的活性代谢产物,吗啡 -6- 葡糖苷酸,起到止痛作用,并可在肾功能不全的患者体内蓄积,加重不良反应。美沙酮药代动力学的个体差异很大(半衰期长,从 8~120 小时不等),使得它很难用于癌症患者。由于半衰期长、效能高、药代动力学个体差异大,应当以低于预期的剂量开始使用美沙酮,在滴定期间缓慢加量,同时预备足够的短效药物以控制爆发痛。

以下药物不被推荐用于癌痛患者:①混合激动 - 拮抗剂(如布托啡诺、喷他佐辛);②丙氧酚及异丙嗪;③安慰剂。对于某些疼痛,混合激动 - 拮抗剂有一定的疗效,并可能用于接受纯阿片受体拮抗剂治疗的患者的阿片类药物撤退用药。异丙嗪(度冷丁)和丙氧酚是慢性疼痛的禁忌用药,尤其对于肾功能不全或脱水的患者,因为其在肾脏清除代谢过程中蓄积可能导致神经毒性或心律不齐。在止痛治疗中使用安慰剂不符合伦理。

3. 阿片类药物维持治疗的原则　对于持续性疼痛,应当按时给予镇痛药物,同时处方短效药物治疗突发痛。慢性持续性疼痛经过短效阿片类药物治疗得到控制后,应将固定的短效剂量转化成缓释或长效阿片药物作为基础镇痛剂量给予。对于无法通过缓释阿片类药物缓解的疼痛,包括爆发痛或急性加重的疼痛、与活动或体位相关的疼痛、或在给药间期末出现的疼痛,给予解救剂量的短效阿片类药物进行解救治疗。如果可能,应使用同一种类的短效和缓释剂型阿片类药物;每 1 小时使用 24 小时口服剂量的 10%~20% 作为即释药物的解救剂量,持续需要反复解救的患者可能意味着需要调整按时给予的基础给药剂量。如果患者持续需要使用短效阿片类药物,或按时给药的阿片类药物剂量在峰值,或用药结束时仍无法缓解疼痛,可增加缓释阿片类药物的剂量。

4. 阿片药物轮换　没有一种阿片类药物对所有患者都理想。如果阿片类药物的不良反应明显,可改换为等效剂量的其他阿片类药物,来取得镇痛效果和不良反应之间的平衡。这种方法被称为阿片类药物转换或轮换,是目前被广泛接受的用于镇痛疗效不佳的治疗手段。重要的是,在口服和肠外给药进行转换时,必须考虑相对效能,以避免药物过量或用量不够。

5. 癌性神经病理性疼痛的药物治疗　癌性神经病理性疼痛的患者阿片类药物是一线用药,对于无法通过阿片类药物充分缓解疼痛的神经病理性疼痛患者,可以加用辅助止痛药。临床上,辅助止痛药包括不同的药物种类:抗惊厥药物(例如加巴喷丁、普瑞巴林);抗抑郁药(如三环类抗抑郁药);皮质激素以及局部麻醉药(如利多卡因贴)。

抗惊厥药:加巴喷丁起始剂量为每晚 100~300mg,增加到每天 900~3600mg,分为 2 次或 3 次使用。每隔 3 天剂量增加 50%~100%。对于老年人、身体虚弱或者肾功能不全的患者增量要缓慢。普瑞巴林起始剂量为 50mg，每天 3 次；增加到 100mg，每天 3 次。对于老年人或肾功能不全的患者剂量需减少。

抗抑郁药：镇痛效果不依赖其抗抑郁活性，有效的镇痛剂量常常低于治疗抑郁的所需剂量。镇痛作用通常起效较早。三环类抗抑郁药物（如：阿米替林、丙咪嗪、去甲替林、地昔帕明）从小剂量起始，如果患者耐受良好，每隔 3~5 天增加一次剂量（比如，阿米替林的起始剂量为每晚 6.25~12.5mg，增加到每晚 25~50mg）。要注意抗胆碱药物的不良作用，比如镇静、口干、尿潴留。其他用药：文拉法辛起始剂量 50~75mg/ 天，增加到 75~225mg/ 天；度洛西汀起始剂量 30~60mg/ 天，增加到 60~120mg/ 天；安非他酮起始剂量 100~150mg/ 天，增加到 150~450mg/ 天。

局部用药：如 5% 利多卡因贴片每天用于疼痛部位，系统吸收最少；1% 双氯芬酸钠凝胶每天 4 次；或双氯芬酸钠贴剂 180mg，每天 1 贴或 2 贴。

皮质激素：此类药物半衰期长，每天使用 1 次，用于神经病理性疼痛和骨转移痛的急性处理。长期使用不良反应明显。

（二）癌痛的微创治疗

应用 WHO“三阶梯”止痛治疗方案可使 80% 左右的患者疼痛缓解，但仍有 20% 左右的患者疼痛不能缓解或因药物的不良反应明显不能耐受。包括神经病理性疼痛、内脏疼痛、骨转移疼痛、交感神经参与的疼痛综合征及多源性、多部位疼痛；或患者出现了消化、呼吸、循环、泌尿系统的功能异常，或有明显的心理因素。对于这类患者需要考虑应用有创的治疗方法控制疼痛。

1. **神经阻滞治疗**　针对疼痛部位的神经应用局麻药进行阻滞，使该神经支配的区域疼痛消失。可考虑行局部阻滞、神经干阻滞、硬膜外阻滞和星状神经节阻滞。癌痛治疗中，神经阻滞往往只用于诊断性治疗，如果阻滞后疼痛消失，即考虑行神经毁损术。

2. **患者自控镇痛**　患者自控镇痛（PCA）目前已广泛用于癌痛治疗。PCA 镇痛剂量容易控制，起效迅速，临床上常用皮下、静脉通路行 PCA 镇痛。

（1）皮下 PCA 泵控制疼痛：优点：仅需要小针头，输注部位要求不高，不需要特别观察。缺点：输注剂量受限，需要不断更换输注部位。适应证：不适宜胃肠道给药者，经胃肠道给药效果差，或不良反应明显、不能耐受者，大剂量口服用药依从性差者。

（2）静脉 PCA 泵控制疼痛：优点：药物直接进入循环，起效快，效果确切，首过作用小，容量不受限制。缺点：需要维持静脉液路，费用增加，需要密切观察患者，需要适当的穿刺部位。适应证：与皮下给药相同，但全身水肿、凝血功能异常或末梢循环差者更适宜静脉输注给药。另外,需要快速滴定和调整剂量,治疗爆发痛,优化阿片类药物治疗预防骨转移相关的疼痛时也适宜静脉输注给药。

3. **椎管内**(硬膜外 / 鞘内)**给药镇痛**　椎管内给药镇痛方法是通过微创介入植入镇痛泵行靶向药物输注,根据患者疼痛的程度编制给药程序,将少量止疼药物直接送达疼痛靶心,就可有效控制疼痛。相对于口服及注射(肌注和静脉注射)等全身用药的方法,靶向药物输注属于局部给药,因此止痛更有针对性,效果更确切。且同等疗效下,这种疗法(鞘内)所使用的药量只有口服药量的 1/300,可大大降低使用止痛药物的不良反应。该疗法使镇痛药物与脑内受体的结合降至最低,从而可能避免全身给药的不良反应。对于无法耐受由于阿片类药物全身用药导致的过度镇静,精神错乱或疼痛未充分控制的患者,应考虑鞘内给药。

适应证:因为药物毒性或镇痛效果不满意,而无法耐受传统疼痛治疗。经规范的 WHO 三阶梯治疗后,仍持续疼痛症状,最少预期寿命≥3 个月。尽管口服吗啡(或其他镇痛药物)剂量达到 200mg/ 天或等量,视觉模拟评分(VAS)仍≥5。骨盆肿瘤患者后期可能会神经受压,应考虑对其进行鞘内给药早期评估。

术前准备:必要的辅助检查:如血常规、凝血功能、心电图、X 线、CT、MRI等以及疼痛、心理、功能的评估。教育患者要有合理的期望值及对治疗的了解和配合。

鞘内药物输注治疗的优势:镇痛药物用量小,相当于口服剂量 1/300,不良反应少而轻微,而且可根据患者疼痛模式选择不同的输注模式。在国内外疼痛学领域,对恶性肿瘤和非恶性肿瘤患者的顽固性疼痛治疗,使用药物输注系统进行椎管内吗啡类药物给药,已受到普遍认可。

4. **神经毁损**　一些患者尽管接受了药物治疗,但疼痛仍未得到充分控制,或由于不良反应而无法耐受阿片类药物治疗方案。还有的患者可能喜欢介入治疗而不是长期给药方案。神经毁损的指征包括用于疼痛能被神经阻滞缓解的患者(例如胰腺 / 上腹部的腹腔神经丛阻滞,上腹部的胃周神经丛阻滞,肋间神经或周围神经)。神经毁损可分为躯体神经的毁损和内脏神经的毁损。主要适用于癌痛部位局限、神经支配明确的疼痛患者。毁损的方法有化学性(神经毒性或破坏药物,如多柔比星、亚甲蓝、无水乙醇、酚制剂)和物理性(射频、激光)。毁损支配相应疼痛部位的神经纤维、神经干、神经节以达到长期的镇痛目的。神经毁损控制疼痛,应当慎重选择患者,严格控制毁损范围,充分认识其不良反应,并且事先要向患者及其家属交代清楚。

临床上常用的神经毁损治疗有:①脊神经根或神经干的毁损:根据疼痛的部位选择支配该部位的神经根或神经干,注入局麻药行诊断性阻滞,如疼痛缓解,注入神经破坏药或用射频毁损该神经根或神经干,以达到长期镇痛的效果。②内脏神经丛的毁损:可在影像学引导下神经丛穿刺,注入局麻药行诊断性阻滞,如疼痛缓解,注入神经破坏药(无水乙醇、苯酚)毁损该神经丛。如上腹部的内脏痛可行腹腔神经丛的毁损;下腹部的内脏痛可行下腹下神经丛毁损。③交感神经节的毁损:对于交感神经参与的疼痛,可行交感神经节的毁损。如直肠癌侵犯奇神经节,引起的肛门坠胀感,可行奇神经节的毁损,以减轻痛苦。

四、癌痛治疗中常见不良反应及处理

便秘、恶心和呕吐、瘙痒、谵妄、呼吸抑制、运动及认知功能不全以及过度镇静在阿片类药物使用过程中都相当常见,尤其当服用了多种药物时。每种不良反应都需要仔细地评估及使用不同的治疗方法。常用阿片类药物不良反应的处理措施应该在开始进行阿片类药物治疗时同步进行。

(一)便秘

在阿片类药物治疗过程中通常会出现便秘,推荐预防性使用通便药。可考虑刺激性泻剂 ± 大便软化剂(比如番泻叶 ± 多库酯,每天早晨 2 片;最多每天 8~12 片),当阿片类药物剂量增加时,也要增加缓泻剂的剂量,并维持足够液体摄入,维持足够膳食纤维摄入。如果可以应适当锻炼身体。如果便秘加重,需评估便秘病因和严重程度,排除肠梗阻。根据需要使用大便软化剂和缓泻剂,以保证每 1~2 天有一次非强迫性排便,考虑辅助镇痛用药以减少阿片类药物的用量。如果便秘持续存在,再次评估便秘病因和严重程度,检查影响因素。考虑增加其他药物,比如氢氧化镁、比沙可啶,每天口服,或者每天给予 1 次直肠栓剂;乳果糖 30~60ml/ 天;磷酸钠溶液、生理盐水或者自来水灌肠。考虑使用胃肠动力药物(比如甲氧氯普胺 10~20mg,每天 4 次)。当晚期癌症患者由于阿片类药物导致便秘,对缓泻剂反应不明显,可考虑使用甲基纳曲酮 0.15mg/kg 皮下注射,最多每天 1 次。考虑通过神经轴索镇痛或者神经毁损术来尽可能降低阿片类药物用量。

(二)恶心

对有阿片药物呕吐史的患者,强烈推荐给予预防性止吐药。如果恶心加重,评估是否存在其他导致恶心的病因(比如便秘、中枢神经系统疾病、化疗、放疗、高钙血症)考虑使用氟哌啶醇,每 6~8 小时口服 0.5~1mg,或甲氧氯普胺,每 6 小时口服 10~20mg,如果恶心无好转,应按时给予止吐药 1 周,然后改为按需给药。考虑使用 5- 羟色胺拮抗剂（比如：格雷司琼、昂丹司琼、多拉司琼）。如果恶心症状持续超过 1 周，需重新评估恶心的病因和严重程度，考虑更换阿片类药物。如果在尝试了几种阿片类药物并采取了上述措施后，恶心仍持续存在，需重新评估恶心的病因和严重程度，考虑通过神经轴索镇痛或者神经毁损术来尽可能减少阿片类药物的用量。

（三）瘙痒

评估是否存在其他病因（其他药物引起等），如果瘙痒加重，可考虑使用抗组胺药物，如苯海拉明，或者异丙嗪；如果症状持续存在，考虑改用另一种阿片类药物。考虑加入镇痛疗法：纳布芬 0.5~1mg，每 6 小时静脉注射。考虑持续输入纳洛酮用于缓解瘙痒，同时不降低镇痛药的疗效。

（四）谵妄

评估引起谵妄的其他原因（比如，高钙血症、CNS 病变、肿瘤转移、其他精神活性药物等），如果无法确诊病因，考虑更换阿片类药物。考虑使用非阿片类镇痛药以减少阿片类药物的剂量。考虑使用氟哌啶醇，每 4~6 小时口服或静脉注射 0.5~2mg；或者奥氮平，每 6~8 小时口服或舌下给药 2.5~5mg；或利培酮 0.25~0.5mg，每天 1~2 次。

（五）运动及认知损伤

稳定剂量的阿片类药物（>2 周）不太可能对精神运动和认知功能产生影响，但是在镇痛及滴定过程中应当监测这些功能。

（六）呼吸抑制

疼痛是呼吸抑制的天然拮抗剂，当出现呼吸抑制时，应首先唤醒患者，给予疼痛刺激，可诱发呼吸。如果出现严重呼吸异常或急性意识障碍，考虑给予纳洛酮。在 9ml 生理盐水中稀释 1 安瓿纳洛酮（0.4mg/1ml），总体积为 10ml。每隔 30~60 秒给予患者 1~2ml（0.04~0.08mg），直至症状改善。做好重复给药的准备（阿片类药物的半衰期通常长于纳洛酮）。如果 10 分钟内无效，而纳洛酮总剂量达到了 1mg，考虑导致神智改变的其他原因。

（七）过度镇静

如果在开始使用阿片类药物后发生镇静，并且持续超过 1 周，评估导致过度镇静的其他原因（比如 CNS 病变、其他可致镇静药物、高钙血症，脱水、败血症、缺氧）。如果维持较低剂量可控制疼痛，则减少阿片类药物的剂量。考虑更换阿片类药物及使用非阿片类镇痛药,以降低阿片类药物的用量。考虑减少每次给药剂量,增加给药频率,以降低阿片类药物峰浓度。考虑使用咖啡因 100~200mg 口服,每 6 小时 1 次;哌甲酯,每天 1~3 次,每次 5~10mg;口服右旋安非他明 5~10mg,每天 1~3 次;或者莫达非尼,每天 100~200mg。在使用中枢神经刺激剂用于过度镇静时,减少早晨和午后的用药,以避免在夜间出现失眠。如果在更换了阿片类药物并采取了上述措施后,镇静仍持续存在,重新评估镇静的病因和严重程度,考虑通过神经轴索镇痛或者神经毁损术来尽可能减少阿片类药物的剂量。

五、其 他 方 法

(一) 心理治疗

心理治疗虽然不能替代药物和其他方法治疗疼痛,但却是疼痛综合治疗的重要组成部分。社会心理支持的必要性在于确保患者在进行相关疼痛控制时遇到麻烦(例如:担心成瘾或不良反应,无法购买阿片类药物)或需要协助处理其他问题(例如:抑郁,功能状态急剧下降)时能够得到适当的帮助。心理治疗不仅能缓解疼痛,在观察和分析疼痛的病因、经历、行为、诊断、治疗和预后等方面也有重要意义。通过心理学分析提醒医护人员、家属及患者不仅要关注疾病和疼痛,更要关注患者本身。

(二) 患者教育

在癌痛规范化治疗中,做好患者健康教育,是提高癌痛控制效果核心内容之一。向患者及其家属传达"疼痛不需忍受、可以治疗"的信息,可消除对应用麻醉品的恐惧态度,积极配合治疗。评估患者和家属的文化程度,以确保其理解宣教内容。在癌症治疗中,观察护理和宣传是重要环节,体现了以疾病为中心向以患者为中心的改变,符合"生物 - 心理 - 社会"的当代医学模式。患者和家属的认知行为因素在疼痛控制中起着重要的作用。加强医患间的沟通,让癌痛患者建立正确的认知,这对患者癌痛控制的效果有很大的影响。自我促进的疼痛控制方案与癌痛教育项目可以增加患者癌痛管理的知识,提高患者对疼痛控制的正确认知,减轻患者对药物成瘾性、生理依赖性、耐受性等方面的顾虑,有利于提高癌痛规范化治疗的总体质量。

(三) 门诊癌痛患者的规范化管理

成人癌痛门诊规范化诊疗体系包含以下几个主要组成:①门诊办公室设

专人负责建立成人癌痛患者的特殊病历;②常规、量化、全面、动态地评估癌痛;③癌痛的规范化治疗;④向患者提供社会心理支持、向患者及家属提供宣传教育;⑤设专人负责管理、审核麻醉药品及处方;⑥设立家庭护理中心和随访制度。

　　门诊癌痛患者的规范化管理存在的问题:①患者癌痛实时评估困难:疼痛是一种主观的感受,最准确、最有效的评估方法是患者的描述。但实际工作中发现癌症家属来癌痛门诊代诊情况普遍,大部分家属不能准确描述患者的疼痛程度、不良反应和治疗效果。②随访工作完成情况不理想:由于病情危重或者行动困难,患者常常不能亲自复诊,增加了评估癌痛的难度。完善癌痛门诊规范化诊疗体系,提高门诊癌痛诊疗服务质量,还需要在诊疗实践中不断探索。

（毛勇）

第十九章
癌痛患者的护理

　　癌症患者中有 30%~60% 伴有不同程度的疼痛,近半数患者癌痛未能得到满意的缓解。近年来,疼痛护理越来越被重视和关注,疼痛已被作为"第五生命体征"来评估和处理。欧美国家的疼痛研究发生了两次转变:一是从疼痛控制转变为疼痛管理;二是癌痛管理专业的组成人员从以麻醉医生为主体的模式转向以护士为主体的模式,护士在癌痛管理中独特的关键作用正日益显现出来。护士是患者疼痛状态的主要评估者、镇痛措施的具体落实者、其他专业人员的协作者、癌痛患者及家属的教育者和指导者,同时也是癌痛患者权益的维护者。

一、癌痛的评估

(一)癌痛评估概述

　　癌痛是一种主观的感受,有别于其他四项生命体征,2013 年 NCCN 癌症疼痛治疗指南中,特别强调了对癌痛的评估,包括初始评估、综合评估和动态评估,癌痛的评估是满意控制癌痛、提高患者生活质量的最关键一步。护士不仅要客观地判断疼痛是否存在,还要确定疼痛的程度,用药前必须根据个体疼痛特点做出准确的判断,采取相应的措施,才能有效地减轻患者的痛苦。

　　疼痛患者入院以后,主管护士要评估疼痛的一般情况,评估疼痛对患者功能活动的影响,评估疼痛对患者心理情绪的影响,评估患者对疼痛治疗的态度和治疗依从性,评估社会家庭支持系统在疼痛治疗控制中的作用。要将以上的评估内容记录在护理记录单中,同时要教会患者正确使用疼痛评估量表,以备在疼痛的连续治疗过程中,患者能够准确的汇报自己的疼痛,为医生调整止痛药物提供很好的依据。

（二）癌痛评估的原则

癌痛是患者的主观感受，因此对于意识清醒的患者而言，癌痛评估的金标准是患者的主诉，要鼓励患者说出疼痛，要认真询问、耐心观察和了解患者的疼痛状况，为疼痛控制提供依据。而对于儿童和一些无法自我表达疼痛的患者，应该鼓励家属和照顾者描述疼痛程度，或通过患者的表情、行为表现来评估疼痛。癌痛评估是合理、有效进行止痛治疗的前提。癌症疼痛评估应当遵循"常规、量化、全面、动态"评估的原则。

1. **常规评估原则**

癌痛常规评估是指医护人员主动询问癌症患者有无疼痛，评估疼痛病情，并进行相应的病历记录，评估应当在患者入院后 8 小时内完成。对于有疼痛症状的癌症患者，应当将疼痛评估列入护理常规监测和记录的内容。疼痛常规评估应当鉴别疼痛爆发性发作的原因，例如需要特殊处理的病理性骨折、脑转移、感染以及肠梗阻等急症所致的疼痛。

2. **量化评估原则**　　癌痛量化评估是指使用疼痛程度评估量表等量化标准来评估患者疼痛主观感受程度，需要患者密切配合。量化评估疼痛时，应当重点评估最近 24 小时内患者最严重和最轻的疼痛程度，以及通常情况的疼痛程度。量化评估应当在患者入院后 8 小时内完成。

3. **全面评估原则**　　癌痛全面评估是指对癌症患者疼痛病情及相关病情进行全面评估，包括疼痛病因及类型、疼痛发作情况、止痛治疗情况、重要器官功能情况、心理精神情况、家庭及社会支持情况，以及既往史（如精神病史，药物滥用史）等。应当在患者入院后 24 小时内进行首次全面评估，在治疗过程中，应当在给予止痛治疗 3 天内或达到稳定缓解状态时进行再次全面评估，原则上不少于 2 次/月。

癌痛全面评估通常使用《简明疼痛评估量表（BPI）》，评估疼痛及其对患者情绪、睡眠、活动能力、食欲、日常生活、行走能力、与他人交往等生活质量的影响。应当重视和鼓励患者描述对止痛治疗的需求及顾虑，并根据患者病情和意愿，制定患者功能和生活质量最优化目标，进行个体化的疼痛治疗。

参与癌痛治疗的医护人员应注意综合评估癌痛的情况，在询问过程中可以按照"促发和缓解因素→癌痛的性质→癌痛的部位及范围→癌痛的严重程度→癌痛的时间因素（包括减轻或加重的时间，疼痛发作、疼痛持续的时间）"的顺序获得相关信息。除此之外，还应询问癌痛的病史、发作的原因、癌痛的伴随症状、癌痛对日常生活的影响、患者的既往病史、以前癌痛的诊断和治疗效果等。另外，还需要考虑患者的精神状态及有关心理社会因素。绝大多数癌痛患者都存在不同程度的恐惧、愤怒、抑郁、焦虑和孤独等心理障碍。如果不能发现这些心理障碍,并努力加以解除,即使给患者足量的镇痛剂,其痛苦仍得不到满意的解除。

4. 动态评估原则 癌痛动态评估是指持续、动态地评估癌痛患者的疼痛变化情况,包括评估疼痛程度、性质变化情况,爆发性疼痛发作时,疼痛减轻及加重因素,以及止痛治疗的不良反应等。动态评估对于药物止痛治疗剂量滴定尤为重要。在止痛治疗期间,应当记录用药种类及剂量滴定、疼痛程度及病情变化。

(三)癌痛的全面评估措施

在对患者进行初步癌痛评估以后,需要根据患者疼痛情况、治疗计划等实施动态常规的癌痛评估。评估的时机:①患者主诉出现新的疼痛;②进行新的操作时,如患者疼痛程度增加,之前的疼痛治疗措施效果不佳时;③在疼痛治疗措施达到峰值效果后;④对于一些长时间存在的疼痛,如术后疼痛、慢性疼痛需要根据疼痛情况规律地进行评估。

(四)再评估的内容

①现在的癌痛程度、性质和部位;②过去 24 小时最严重的疼痛程度;③癌痛缓解的程度;④治疗方案实施中存在的障碍;⑤癌痛对日常生活、睡眠和情绪的影响;⑥癌痛治疗的不良反应。

(五)癌痛评估的常用工具

使用疼痛评估工具有助于医护人员了解患者的癌痛情况。目前疼痛评估工具的种类繁多,大致分为单维疼痛评估工具和多维疼痛评估工具两类。单维疼痛评估工具是基于患者的自我疼痛感觉来测量患者疼痛的典型方法。优点是简单、易用和直观。多维度评估量表是对疼痛体验的若干组成部分进行评估,包括患者生活的多个方面的观察,如情绪、精神、日常活动、人际关系、睡眠质量等。疼痛评估工具的选择,在临床实践中,衡量疼痛的程度在很大程度上是依赖于患者和医生或护士之间的语言交流。

1. 0~5 描述性疼痛量表(VRS) 此量表亦称"口头叙述法",对于每个疼痛分级都有描述,用无痛、轻度疼痛、中度疼痛、重度疼痛、剧烈疼痛及无法忍受的疼痛来帮助患者描述自己的疼痛。此量表容易被患者理解,但精确度不够,有时患者很难找出与自己的疼痛程度相对应的评分。

0 级:无痛。1 级:轻度疼痛;可忍受,能正常生活睡眠。2 级:中度疼痛;轻微干扰睡眠,需用镇痛剂。3 级:重度疼痛;干扰睡眠,需用镇痛剂。4 级:剧烈疼痛;干扰睡眠较重,伴有其他症状。5 级:无法忍受;严重干扰睡眠,伴有其他症状或被动体位。

2. **0~10 数字疼痛量表**（NRS）　此量表亦称"数字评估法"，在直线上由 0 到 10 共 11 个点进行十等分，0 代表无痛，10 代表患者能想象的最剧烈疼痛，由患者根据自己的疼痛程度在此直线上做标记打分。为了便于对比研究，一般将 NRS 量表中的 0、1~3、4~6、7~10 级分别对应 VRS 量表中的 0、1、2、3 级。此表便于医务人员掌握，容易被患者理解，便于记录。目前是临床上应用较为广泛的量表，但此量表使用时个体随意性较大，尤其是在癌痛治疗专业背景不强的环境中应用，有时会出现困难。

3. **视觉模拟评分量表**（VAS）　亦即"视觉类比量表"，也是目前较为常用的评估工具，该表在纸上画一条粗直线，通常为 10cm，在线的两端分别附注文字说明，一端为"无痛"，另一端为"最剧烈的疼痛"，患者根据自己所感受的疼痛程度，在直线上某一点作记号以表示疼痛的强度。从起点至记号处的距离长度就是疼痛的量。但该刻度较为抽象，较不适合于文化程度较低或认知损害者。

4. **Wong-Banker 面部表情量表**　该方法 1990 年开始用于临床评估，是用 6 种面部表情从微笑、悲伤至痛苦得哭泣的图画来表达疼痛程度的，疼痛评估时要求患者选择一张最能表达其疼痛的脸谱。这种评估方法简单、直观、形象易于掌握，不需要任何附加设备，特别适用于急性疼痛者、老人、小儿、文化程度较低者、表达能力丧失者及认知功能障碍者。

5. **多维度评估量表**　癌痛体验是一种多方面的、复杂的、综合的主观感受，单维度的评估量表不能综合测量疼痛体验的各个方面。多维度评估量表则包括了疼痛体验的若干组成部分。由于多维度评估工具可能需要更多的时间进行管理、完成、评分和解释，因此，常用于疼痛的研究。多维度评估量表评估疼痛对患者生活的多个方面的影响（例如：情绪、精神、日常活动、人际关系、睡眠质量等）。多维度评估量表种类较多，如简明疼痛调查表（BPI）包括了有关疼痛原因、疼痛性质、对生活的影响、疼痛的部位等评估，以及上述 NRS 描述疼痛程度，从多方面进行评价。它是一种快速多维的测痛与评价方法。该调查表一般需要 5~15 分钟完成。

（六）疼痛的行为测定法

由于疼痛对人体的生理和心理都造成一定的影响，所以疼痛患者经常表现出一些行为和举止的改变，主要有以下几个方面：①反射性痛行为，如惊恐、呻吟、叹气。②自发反应，为了躲避或减轻疼痛而产生的主动行为，如抚摸疼痛部位，护卫身体某些部位或区域，或将身体固定于某种特殊姿势等。③功能限制和功能障碍，如静止不动，过多的躺卧等被动行为。④睡眠习惯的改变。

医护人员可以通过观察患者的行为表现来评估疼痛,主要使用于语言沟通障碍或意识障碍的患者。常用的评估工具有疼痛行为量表(BPS),重症监护疼痛观察工具(CPOT)。

二、癌痛评估的记录

(一)疼痛护理单

①新入院的疼痛患者在入院 8 小时内进行疼痛评估及记录,并将疼痛评分报告医生。②眉栏:根据患者住院证实际内容填写。③疼痛分类及疼痛情况:在所选择的分类、情况项目前"□"里打"√"。④疼痛部位:A 表示第一个疼痛部位,B 表示第二个疼痛部位,C 及 D 以此类推,在 A、B、C、D 代码后空白处用墨蓝笔填写疼痛部位,如果疼痛部位超过四个,则在 D 后依次填写 E、F 等。⑤疼痛评估量表选择:在所选择量表前"□"里打"√"。⑥护理措施:日期/时间:填写相应疼痛评估日期及时间,中间用"/"区分,斜线上方填写"月、日"如 5 月 19 日用"5.19"表示,日期每日只需填写一次,斜线下方填写"时间点",具体到分,依次按评估实际填写,如 08:06。部位:根据疼痛部位所填写用"ABCD代码表示,有一个部位则写"A",有两个部位则写"A.B",有多个部位则以此类推。超过 2 个部位则转行填写。活动情况:用"自动、被动、被迫"等词语表示,与病情观察护理记录单填写一致。疼痛评分:填写"疼痛评估量表"所评估得分,用阿拉伯数字"0-10"填写,如"A"部位评分为"7"分,"B"部位评分为"8"分,则书写为"7   8"。多部位评分则以此类推,转行书写。安慰患者、解释病情、卧床休息、患肢体位摆放、分散注意力、通知医生及拒绝治疗:根据实际所采取的措施项目下方打"√"。遵医嘱止痛药:根据医嘱及执行情况在相应栏目内填写给药的时间、药品名称、剂量、途径,如:"08:22 吗啡注射液 10mg im"。每 4 小时评估及记录 1 次,用药(缓释片除外)后 30~60 分钟对止痛效果进行评估及记录,若有爆发痛及时评估、报告、遵医嘱处理并记录。缓释片用药后 3~4 小时评估记录即可。评分为 7~10 分者,除用药后 30~60 分钟对止痛效果进行评估及记录外,每 2 小时评估记录 1 次,直至评分 <7 分后,改为每 4 小时评估及记录 1 次,评分为 0 分后,连续再评估 3 天,评估及记录点为 06:00,每天画一次(06:00),但患者有特殊情况(疼痛变化)则应及时评估、遵医嘱处理及记录。22:00 后至 06:00 前为了不影响患者休息,可以不评估及记录。如果患者有特殊情况(疼痛变化)则应及时评估、遵医嘱处理、并记录。临时医嘱:按时间准确及时记录,在"遵医嘱止痛药"相应栏目内填写,如:"08:22 吗啡注射液 10mg im"。长期医嘱:qd、bid、tid 等,只要每天记录首次用药时间即可,其

余时间不用记录。如:"11:00 盐酸吗啡缓释片 10mg Q12h p.o"、"20:00 洛芬待因片 1 片 tid p.o"特殊用药:"如地佐辛 20mg wlb"只需首次用药时记录 1 次。若长期医嘱用药更改剂量,应及时记录更改后用药情况。

(二)肿瘤患者生活质量(QOL)评估表

①疼痛患者入院时由患者(患者家属)完成,或由经过规范化培训的责任护士(接诊护士)协助患者(患者家属)完成。②眉栏:根据患者住院证实际内容填写。③ A~L 共有 12 题,每题共有 5 个选项。每题依据患者实际情况,在相应选项序号上用"×"做好标识。各选项评分为:1)表示所得分为 1 分;2)表示所得分为 2 分;3)表示所得分为 3 分;4)表示所得分为 4 分;5)表示所得分为 5 分。把每题所得分数用阿拉伯数字"1、2、3、4、5"填写在每题前"□"内。总得分:把每题所得分数相加,把所加总分用阿拉伯数字"1、2、3、4、5……"填写在总得分后"_____"上。分级:用"良好、较好、一般、差、极差词语表示。参照"分级标准(总分 60 分),良好:≤20 分;较好:21~30 分;一般:31~40 分;差:41~50 分";极差:51~60 分。

(三)疼痛调查表

①疼痛患者入院后 24~48 小时内完成次调查表,经过规范化培训的责任护士(接诊护士)协助患者(患者家属)完成。②眉栏:根据患者住院证实际内容填写。③第"一"项:患者有除轻微的头痛、扭伤和牙痛外的不常见疼痛则在"有"上用"√"表示。④第"二"项:在所列图中用阴影标出感到疼痛的部位,并在最痛的部位用"×"做好标识。⑤"三、四、五、六、八、九"题,圈出符合疼痛患者情况的数字。⑥第"七"题:根据患者正接受的药物及疼痛治疗方法如实用词语填写。

(四)体温单

①"疼痛强度"栏目内用蓝色"温脉仪笔芯",即"体温笔"画"●",相邻两个"●"点之间用蓝线"_____"连接。②疼痛强度所对应数值与疼痛护理单所评估的疼痛评分数值一致。③ 06:00 疼痛强度在体温单 06:00 所对应纵列画"●",10:00 疼痛强度在体温单 10:00 所对应纵列画"●",14:00 疼痛强度在体温单 14:00 所对应纵列画"●",18:00 疼痛强度在体温单 18:00 所对应纵列画"●"。④疼痛强度"0"分"●"画在所对应小方框正中,"1"分"●"画在小方框虚线上,2~10 分以此类推,患者疼痛强度为 1~3 分者,每天在 06:00 记录一次;疼痛强度为 4~6 分者,每四小时连续(评估)记录(及画三测单)各一次,记录时间为评估时间,并与三测单所列时间点对应;疼痛评分为 7~10 分

者,每两小时评估一次,直至评分 <7 分,改为每四小时评估一次,三测单四小时连续记录一次,共记录 6 次,其余时间如有特殊情况及时评估并记录在疼痛护理单上。⑤多部位疼痛患者画最疼痛部位评分。⑥疼痛评估方法与疼痛护理单评估方法一致,在相应项目后"□"内用"√"表示。如果所选择评估方法未在列出项目里,则用笔填写在"FLACC"后空白处。⑦疼痛性质与医生疼痛评估单一致,在相应项目后"□"内用"√"表示。

三、癌痛的规范化治疗

癌痛的规范化治疗是近年来姑息医学界所倡导的镇痛治疗理念,强调规范化才能有效提高癌痛的诊疗水平,减少癌痛处理过程中可能出现的并发症。

明确治疗目的,癌痛规范化治疗的目的包括缓解疼痛、改善功能,以提高患者生活质量。其中包括身体状态、精神状态、家庭、社会关系等的维护和改善。掌握正确的癌痛评估方法,即对癌痛的定期再评估。制定治疗计划和目标。

遵循口服药治疗原则:治疗计划的制定,需要全面考虑疼痛强度、类型,患者的基础健康状态、并发或合并疾病,患者对镇痛效果的期望以及对生活质量的要求。

重视不良反应的处理:镇痛药物与控制不良反应的药物应合理配伍、同等考虑,决不能等患者耐受不了时才考虑处理。

在癌痛治疗过程中,不能忽视对心理、精神问题的识别与处理。

目标:有效消除癌痛,最大程度减少药物不良反应,把癌痛及治疗带来的心理负担降到最低,全面提高患者的生活质量。

药物治疗的基本原则:选用药物治疗癌痛时,多种药物的联合应用、多种给药途径的交替使用可取长补短,提高疗效。但在药物选择上应予以重视,避免盲目联合用药,根据癌痛程度,用合理的药物、合理的剂量来达到满意的镇痛效果。

四、癌痛的护理措施

疼痛是个体经受或叙述有严重不适或不舒服的感觉,如不给予必要的控制则会带来食欲降低、营养不良、活动受限、影响睡眠等问题,使已经衰弱的患者更加衰弱。大多数癌痛是可以安全、有效地得到缓解的。

(一)控制疼痛

由于部分患者知识的缺乏,不能确切的表达疼痛,因此护理人员首先应鼓励患者会表达疼痛的部位和强弱、疼痛的性质(持续性、间歇性、局限性、弥漫性、刺痛、灼痛、锐痛、钝痛等)以及疼痛的经过、造成疼痛加重和减轻的因素。教会患者会叙述疼痛等级、性质、规律,评估患者对疼痛的反应,使用止痛药的效果、不良反应,造成疼痛增强或减轻的影响因素,以便确定减轻疼痛的有效计划。注意观察患者由于疼痛所致生命体征的改变、心率改变、血压升高、患者的面容、体位、行动方式、注意力、对外界刺激反应和对日常生活的影响,心理及性格的改变(焦虑、恐惧、愤怒、悲哀、倦怠、孤独、绝望)、社会地位的丧失及社会活动的影响。制定护理的目标,使患者相信医务人员相信他的疼痛确实存在,并能实施有效的止痛方法,维持减轻的状态。

治疗疼痛的目标分三个阶段来实现:第一目标,保证患者在夜晚安静入眠不感到疼痛;第二目标,在患者安静时疼痛能消失;第三目标,患者在直立或活动时疼痛消失。

要协助家属对患者的疼痛做出积极反应,纠正一些错误概念,如对疼痛表示怀疑,怕成瘾而不给药等,在采取一些止疼措施时尽可能取得家属的合作,同时对家属的关心与参与进行鼓励和赞扬。在疼痛解除后,鼓励患者总结经验,不管患者表现如何,对他能忍受疼痛加以肯定和赞扬同时,注意进行有关的健康教育。若患者必须卧床,要尽可能布置环境,如鼓励家属将居室用花、植物和画进行布置,鼓励家属穿颜色鲜艳的衣服,给患者提供音乐和合适的娱乐节目,当疼痛处于最低水平时,协助患者做出每天的活动计划,鼓励患者每天进行一种活动,最好是户外活动。

(二)药物止痛:按三级阶梯给药

1. **了解常用止痛药物分类和作用机制**　止疼药物的种类繁多,一般可分为非阿片类和阿片类药物。非阿片药物又称非麻醉性止疼药,以阿司匹林、扑热息痛、布洛芬、吲哚美辛为代表药物,主要用于轻度疼痛,尤其是骨和软组织疼痛的治疗。阿片类药物又称麻醉性止疼药,根据其作用强度可分为弱阿片和强阿片两类。

第一阶梯:轻度疼痛给予非阿片类(非甾体类抗炎药)加减辅助止痛药。注意:非甾体类止痛药存在最大有效剂量(天花板效应)的问题。常用药物包括对乙酰氨基酚、阿司匹林、双氯芬酸盐、加合百服宁、布洛芬、芬必得(布洛芬缓释胶囊)、吲哚美辛、吲哚美辛、意施丁(吲哚美辛控释片)等。

第二阶梯:中度疼痛给予弱阿片类加减非甾体类抗炎药和辅助止痛药。弱阿片类药物也存在天花板效应。常用药物有可待因、布桂嗪、曲马朵、奇曼丁(曲马朵缓释片)、双克因(可待因控释片)等。

第三阶梯:重度疼痛给予阿片类加减非甾体类抗炎药和辅助止痛药。强阿片类药物无天花板效应,但可产生耐受,需适当增加剂量以克服耐受现象。常用药物有吗啡片、美菲康(吗啡缓释片)、美施康定(吗啡控释片,可直肠给药)等。

2. **指导患者正确用药** 使用药物时要注意选择最佳的用药途径,如口服、肌肉注射、静脉、直肠用药。很多患者入院以后要求使用针剂止疼,认为起效快、效果好,护士要教育患者尽量首选口服给药,告诉患者口服是一种无创伤的给药途径,相对安全。另外口服给药患者可以自己控制,增加患者在治疗中的主动性。给药前应测量生命体征,特别是呼吸次数,应了解药物的作用,以及可能与其他药物间发生的拮抗作用,为了提高给药效果,应该对用药后的反应进行观察,对住院患者给药后半小时应了解效果,要求患者对用药前后的情况进行比较,指出疼痛加强的时间,如果需要改变剂量或改变用药的间隔时间应征求医生的意见。经皮给药也是一种无创伤的给药途径,一般用于相对稳定的疼痛治疗。应尽量避免肌肉注射。

对疼痛的处理应采取主动预防用药,止痛剂应有规律按时给予,而不是必要时才给,下一次用药应在前一次药物药效消失之前给予,以达到持续镇痛的效果。目前疼痛治疗药物根据药物的释放速度,可分为剂式制剂和控缓释制剂两种。很多患者认为只有疼痛无法忍受时,才需要服用止疼药,这是临床中最常见的误区。事实上规范化的给药方法,对于持续性疼痛的控制要按时给予控缓释制剂,出现爆发疼痛时,要给予剂式制剂。只有按时服用控缓释制剂,才能使止疼药物在体内保持稳定的血药浓度,从而保证疼痛得到持续缓解。

透皮贴剂是一类止疼药,它的用药途径是经皮吸收,目前临床常用的是芬太尼透皮贴剂,它用于疼痛相对稳定的维持用药。药物经皮肤持续释放,一次用药维持药物作用时间可以达 72 小时。护理中要注意选择合适的粘贴部位,一般选择躯体平坦干燥体毛少的部位,如前胸、后背、上臂和大腿内侧。粘贴前要用清水清洁皮肤,不要用肥皂或者酒精擦拭,待皮肤干燥以后,打开药物的密封袋,取出贴剂,先撕下保护膜,手不要接触到粘贴层,将贴剂平整的贴于皮肤上,并用手掌按压 30 秒,以保证贴剂的边缘紧贴皮肤。每 72 小时要定时更换贴剂,更换时要重新选择粘贴部位。贴剂局部不要直接接触热源,因为温度升高会增加芬太尼的通透性,增加药物释放的速度,缩短药物持续作用的时间。

(三) 保证营养

由于肿瘤疼痛、活动受限、恶心、呕吐、肠蠕动减弱、恶病质等易造成患者的营养不良。疼痛影响患者对营养物质的消化、吸收、利用率降低。因此在护理中要注意评估者是否有食欲缺乏、厌食、摄入量不足、体重减轻达原体重的 10%~20% 甚至更低、是否存在活动时心率增快,血清蛋白数值的降低,水及电解质代谢失调。为患者确立可实现的护理目标,识别导致营养状态下降的有关因素,增加营养的摄取以适应新陈代谢的需要。做好计划护理,按医嘱在进食前半小时给予止疼剂,提供令人愉快的、舒畅的进餐环境。如桌上放一盆鲜花,减少餐前治疗,指导患者在可能情况下避开烹调气味,建议在厌食期间不要烹调过多食物。吗啡类药物服药前几天内易引起恶心、呕吐,应取得患者的理解,鼓励患者少量多次进食碎冰或清凉饮料和气味较小的冷食,必要时给予止吐剂。饭后 2 小时避免平卧位。改进饮食,刺激食欲,增加蛋白质的摄取量,允许按个人嗜好选择食物的品种,鼓励家属携带患者特别喜好的家制食品,传授制作食品的技术,在患者能忍受疼痛的范围内尽可能地进食。

(四)保证患者充分的睡眠

睡眠不足是指由于因睡眠(中断或不足)引起了不适或干扰了生活方式。疼痛的患者由于疾病的困扰、疼痛的存在以及使用镇痛药的不良反应使患者不能维持正常的睡眠。要注意评估患者的面部表情、眼圈是否发黑、眼睑下垂、经常打呵欠或常变换体位,有无难以入睡和维持正常的睡眠状态(常醒或醒得过早、昼夜颠倒的睡眠情况)。帮助患者找出影响睡眠的相关因素,去除致痛因素,增加白天的活动量,建立起规律的生活。如疼痛影响睡眠,应适当的调整止疼药物的剂量和时间,达到有效的止痛目的,必要时服用一些镇静催眠的药物,帮助患者入眠。去除妨碍睡眠的其他因素,例如药物的不良反应,呼吸困难、排泄障碍、恶心、呕吐、瘙痒感、疾病的困扰、心理恐惧、绝望。为患者营造舒适的入眠环境,避免光和噪音的干扰,睡前可饮用热饮料,用热水泡脚或使用其他的干预疗法,以促进睡眠。

(五)皮肤的护理

疼痛患者是癌症末期的伴随症状,患者的活动能力低下、长期卧床、营养不良、加之皮肤潮湿、排泄物分泌物的污染容易发生褥疮。褥疮一旦形成会迅速扩展,进一步增加患者的痛苦和营养消耗,因此护理中应注意评估患者的易受压部位,特别是骨隆突处,有无持续的压迫、红肿热痛及溃疡和糜烂。

预防褥疮的基本原则:减轻局部压力;保持患者衣物清洁干燥,如病情允许,应鼓励患者起床活动或按时扶患者坐起;对长期卧床的危重患者应设翻身卡,定时更换体位并记录。对极度衰弱者可在骶尾处垫以鸭绒垫或通气性好材料的棉圈将骶尾部悬空,以防受压;保持床单位的平整、清洁干燥,用红花酒精等活血化瘀的药物按摩受压部位。对大小便失禁患者应准备一次性尿垫,注意定时清洗,涂以护臀膏保护。褥疮已经形成,应防止继续受压。褥疮分四期应采取有效措施控制其向深度发展。可使用溃疡贴、渗出贴等材料,促进褥疮的早期愈合。

（六）阿片类药物不良反应的护理

阿片类药物最常见的不良反应是便秘、恶心、呕吐和镇静以及尿潴留、呼吸抑制、瘙痒等,因患者对于阿片类药物的反应个体差异大,所以护理中应注意观察,并对于一些不可避免的不良反应给予预防性的治疗和护理。

1. **便秘**　使用阿片类药物最常见且顽固的不良反应是便秘,发生率为90%~100%。开始使用麻醉止疼药前,应了解患者以往排便习惯和使用缓泻剂的状况,每天记录排便情况。鼓励患者多饮水,进富含维生素的食品,多吃蔬菜、水果和适量的粗粮。每日清晨用温开水冲服一些蜂蜜有一定帮助。鼓励患者尽可能起床活动及自理生活每日按时如厕,养成定时排便的习惯。注意评估患者的大便情况,轻度便秘可通过调整饮食,口服通便药物治疗。当大便硬、成形、每周在 3 次以下、腹胀、有直肠充盈感、可触及硬便、有排便不尽的感觉及排便的疼痛时,应为患者制定可实现的目标,使排便时能减轻疼痛。使用药物治疗包括:刺激性导泻药物如番泻叶、20% 甘露醇等;润滑剂如液状石蜡;中药制剂如通便灵、麻仁胶囊等,或给予开塞露、直肠栓剂。口服泻药最好在睡前服用。大便嵌塞时,可行油类保留灌肠或戴手套将干便抠出。

2. **恶心、呕吐**　由于药物刺激大脑的中枢化学感受器,使前庭敏感性增加及胃排空迟缓,一般用药后数天至 1 周恶心和呕吐会逐渐减轻。在护理中要指导患者不要因怕恶心而不服药。必要时在服用一定剂量后加服镇吐药,恶心呕吐的预防和治疗同样重要,要控制恶心呕吐需要联合用药。可使用如下的预防和治疗方法:预防时服用多潘立酮 20mg+ 甲氧氯普胺 20mg,可以减轻恶心呕吐的发生率和程度。对于患者存在的恶心呕吐,加用维生素 B_6 200mg 静脉点滴,必要时辅助甲氧氯普胺 10~20mg 肌肉注射,如仍无效可以改用 5- 羟色胺拮抗剂(如昂丹司琼)等。如持续恶心,应与医生研究此药是否适合或更换另一种不易引起恶心的药物或使用栓剂给药代替口服。

鼓励患者可服用冰块或清凉液体减少不愉快的气味和情景,减少对呕吐中枢的刺激,呕吐后及时漱口。指导患者进行深呼吸和主动吞咽来抑制呕吐反射,进食后坐立一段时间而不要马上躺下;每次少量进食,减慢进食速度;餐前后 1 小时避免饮水,少吃甜食及煎炸的含脂肪食物。应为患者创造适宜的进餐环境,使患者心情舒畅、衣着松软、空气清新。

3. **用药后的镇静状态**　在患者开始用药的前几日有出现过度镇静的可能,增加药量时也可能出现。由于药物作用于中枢神经系统,可出现暂时性镇静作用,常在开始服药后 2~3 天出现,而后逐渐消失。轻度嗜睡的患者疼痛缓解满意,无其他不能耐受的不良反应,应鼓励患者继续坚持用药。如果患者嗜睡明显并有严重的不良反应,应调整给药剂量和次数,减少每次用药量。出现严重的过度镇静时,首先需要停药观察患者的呼吸情况,做好拮抗呼吸抑制的准备。护理中要做好对患者和家属的解释工作,注意患者的安全。

4. 呼吸抑制　呼吸抑制是妨碍患者足量用药的重要障碍之一,患者长期服用阿片类药物产生了耐受,不会导致呼吸抑制。疼痛的存在对呼吸抑制本身就是生理拮抗剂。在患者首次使用阿片类药物及增加给药剂量时应加强症状观察。应该注意的是在使用其他方法将疼痛缓解,但仍按原剂量给药,很可能导致呼吸抑制,及时减少药量是防止出现此类问题的主要方法。

5. 尿潴留　阿片类药物很少引起尿潴留,有前列腺增生的老年男性患者易于发生。一般治疗前列腺的药物可以缓解尿潴留,诱导排尿可以对部分患者有效。针灸可以治疗尿潴留,必要时进行导尿,保留 2~3 天,往往在拔出尿管后可以自行排尿。

6. 急性中毒　长期服用阿片类药物很少出现中毒反应,从未用过阿片类药物的患者,当服用吗啡 120mg 或注射吗啡 30mg 时,会出现急性中毒症状,患者神志不清或昏迷、呼吸次数减少、血压下降、瞳孔缩小。治疗主要使用纳洛酮拮抗呼吸抑制。护理中应注意观察,采取相应的护理。

（七）心理护理

疼痛不仅给躯体带来不适,而且还会引起一系列心理的变化。由于疼痛患者的知识不足、伴随末期症状、希望的丧失、对死亡的恐惧、家庭经济等社会环境变化,患者易出现焦虑、恐惧、悲哀、绝望等各种心理反应,因此在护理中应注意评估患者的各种表现,如是否有面色改变、目光呆滞、心率加快、血压增加、睡眠紊乱、心悸、出汗、疲乏,是否有精神不能集中、坐立不安以及腹泻。患者是否精神紧张、易怒、焦躁、易激动、易失去控制。护理人员不能以自己的体验来评判患者的感受,应尊重并接受患者对疼痛的反应,若发现患者出现上述问题,应先给予心理疏导,必要时遵医嘱采取抗焦虑、抗抑郁、镇定安神等治疗措施。通过心理疏导建立友好的护患关系,听取患者详尽的叙述,解答患者疑问,满足患者心理需求。

解释疼痛的原因、机制,介绍减轻疼痛的措施,有助于减轻患者焦虑、恐惧等负性情绪,从而缓解疼痛压力。针对患者的不同表现,要采取相应的心理疏导方式,充分控制疼痛,减轻患者痛苦,增加患者在心理上和生理上的舒适感。要传达给患者一种富于感情的同情感。例如:文静的仪态、抚摸、允许喊叫、谈话等,消除过多的刺激。尽可能地满足患者对舒适的需要,如帮助变换体位,减少压迫;做好各项清洁卫生护理;保持室内环境舒适。

配合使用一次干预技术,例如:松弛术,分散注意力的方法。采用心理治疗,消除患者的不安和无助感,对绝望的患者要注意安全,积极地进行有效的心理疏导,及时发现自杀倾向,保证患者安全。当患者出现吗啡类药物不良反应时,应及时给予必要的说明,减轻患者及家属的不安,并进行相应的护理措施。做好家属的工作,积极争取家属的支持。鼓励患者对外界的环境发生兴趣,限制与其他有焦虑的患者或家人接触。帮助患者寻求家庭及社会支持系统给予患者战胜疼痛的信心。鼓励患者参加有兴趣的活动:看报、听音乐、与家人交谈、深呼吸、放松按摩等,分散患者对疼痛的注意力,减轻疼痛。

（八）非药物止痛疗法

1. **皮肤抚触法**　给予患者的疼痛部位的皮肤适当抚触能减轻疼痛,改善局部的血液循环,促进代谢产物的排泄,使肌肉充分松弛,减轻疼痛。全身放松可给患者带来轻快、愉悦感受,肌肉松弛还可缓解疼痛。放松训练时可辅导患者闭目放松,做叹气、打呵欠等动作,随后屈髋屈膝平卧,放松腹肌、背肌、足部肌肉,做缓慢的腹式呼吸。或让患者在安静环境下闭目,进行深而慢的吸气和呼气,缓解患者的紧张和焦虑。

2. **冷热疗法**　利用高于或低于人体温度的物质作用于人体表面可以改变机体各系统体液循环,减轻疼痛。可采用热水袋、热水浴、局部冷敷等方法。

3. **音乐疗法**　音乐能使人身心放松,消除不良体验,分散患者注意力。

4. **中医疗法**　活血化瘀,疏通经络,有较好的止痛效果,可采取针灸、按摩等方法,达到止痛目的。

5. **心理关怀**　帮助患者克服紧张、焦虑情绪,进行自我调节,充分调动患者自身的积极性,配合止痛治疗和必要的康复训练。对患者的整体疼痛控制有益。认知 - 行为训练内容复杂,转移止痛法、放松训练、催眠法和认知重建是慢性癌痛治疗时常采用的方法。转移止痛法辅助止痛时可以让患者采用舒适的体位,闭目回忆自己的童年趣事或自己愿意想的任何事情或经还可看一些笑话、幽默小说,听一段相声取乐,达到转移止痛目的。

（陈媛）

第二十章

肿瘤急症的处理及护理

肿瘤急症是指癌瘤患者在患病过程中,发生的一切危象或严重并发症。这些急症如不及时得到处理,往往会导致严重后果,甚至导致死亡。肿瘤急症大致可分为三类:第一类是因为肿瘤的团块部分或全部压迫到人体的某个器官所造成。第二类是因为肿瘤分泌某种激素类似物,造成人体代谢失衡。第三类肿瘤急症是由治疗引发的。随着肿瘤放疗、化疗及外科手术水平的不断提高,癌症患者的生存期逐渐延长,由此而引发的肿瘤急症也在相应增加。

目前对肿瘤急症及其范畴的认识尚不一致,下列一些病症需要紧急处理:急性肿瘤溶解综合征;上腔静脉综合征;癌性胸腹水;恶性心包积液;脊髓压迫症;急性代谢紊乱(如高钙血症和低钠血症);严重感染;消化道反复、大量出血;呼吸衰竭;颅内压增高症;肠梗阻;DIC 等。肿瘤急症一旦出现,若及时发现,采取恰当而迅速的治疗,不仅可减轻患者的痛苦,而且可赢得进一步治疗的时间,并可能改善生活质量和延长生存期。

一、上腔静脉阻塞综合征

上腔静脉阻塞综合征(SVCS)是由于多种原因引起上腔静脉完全性或部分性阻塞,致使上腔静脉系统血液回流受阻,导致上肢、颈和颜面部发绀、水肿以及上半身浅静脉曲张的一组临床综合征。据统计97% 有 SVCS 的患者为癌瘤,其中 75% 为肺癌,特别是小细胞肺癌,良性病变引起者仅占 3%。肺癌和恶性淋巴瘤患者 SVCS 的发病率为3%~8%。引起 SVCS 的良性病变常见的甲状腺肿、慢性纵隔炎、原发性上腔静脉血栓形成等。发生的原因在于肿瘤本身或其转移之淋巴结病灶压迫上腔静脉,甚至造成上腔静脉内形成血栓。

（一）临床表现

上腔静脉发生部分或全部阻塞部时患者会发生包括面部特别是眼睛、颈部、上肢水肿等，患者还会出现头痛、流眼泪、呼吸困难，更严重者会因脑部严重充血、水肿导致意识不清、癫痫等症状。SVCS 的临床症状和体征取决于起病缓急、梗阻部位、阻塞程度和侧支循环形成情况，其主要表现是：呼吸困难、端坐呼吸；颜面部、颈部、胸壁和上肢水肿，皮肤呈紫红色，皮下血管明显扩张；声音嘶哑、咳嗽、咳痰、吞咽困难；静脉压升高，上半身浅静脉曲张，而下半身仍正常；如静脉压明显升高，继发颅内高压，可出现中枢神经系统症状，包括头痛、呕吐、视力下降、意识改变等。常见体征：颈静脉怒张、胸部浅表静脉扩张、上肢水肿、球结膜水肿、发绀、呼吸急促、嗜睡、Horner 征、神志异常等。上述症状和体征可因患者前倾、弯腰或平卧而加重。

（二）治疗及处理

在诊断上胸部 X 线及 CT 结合患者的症状即可正确的诊断，治疗以针对引发癌症做治疗，包括化学治疗、放射治疗等。

患者应卧床，抬高床头部及吸氧，降低心脏输出和降低静脉压。利尿剂和限制盐的摄入能使水肿减轻。激素能抑制正常组织内的炎性反应从而减轻压迫。采用下肢输液以避免加重症状。使用止痛与镇静剂，可能减轻胸痛及呼吸困难而致的焦虑与不适。抗凝或溶栓治疗（不常规应用）适用于因静脉置管所致 SVCS 或静脉血栓。

放疗是治疗 SVCS 最常用和最有效的方法，它可与利尿，激素或化疗同时进行。在放疗的 1~3 天，SVCS 可能会加重。经短时间、大剂量放疗，50% 患者在 2 周内有所改善。对化疗敏感的恶性淋巴瘤、肺小细胞未分化癌以及生殖细胞肿瘤可先采用化学治疗，首程化疗剂量宜大，化疗可避免放疗开始时的暂时性水肿致病情一过性加重。绝大多数 SVCS 可用放疗或化疗缓解，只有应用放疗或（和）化疗未获满意效果之后方考虑手术。

若放、化疗后复发或无效者，可考虑经皮下放置可自行扩张的金属支架，扩张腔静脉。可在放化疗前、中或后进行。放入上腔静脉支架能使 95% 的患者上腔静脉阻塞的症状缓解。支架置入的并发症发生率为 3%~7%，包括感染、肺栓塞、支架移位、穿刺部位血肿、出血以及穿孔等。

（三）上腔静脉阻塞综合征的护理

病房环境宜安静、舒适。责任护士需向患者及家属详细讲解疾病的治疗和预后，取得支持与配合。患者取舒适卧位，抬高床头 30°~40°，采取头高脚低位,使其膈肌下降,胸腔扩大,有利于增加肺通气量,改善呼吸困难。吸氧以减少心输出量,降低静脉压力。

限制液体和食物中钠盐的摄入,以减少液体潴留,减轻水肿。鼓励患者进食富含蛋白质、碳水化合物及维生素的食物。

避免在指趾端进行侵入性和压迫性的操作,避免上肢输液和右上肢测量血压,推荐选择股静脉置管化疗。特别是不可选用右侧臂静脉,因其血流缓慢到药物刺激加重,甚至引起血栓形成或静脉炎。宜选用下肢静脉输液,如下肢静脉穿刺有困难,可选用上肢静脉,但宜抬高液体瓶,点滴速度要慢。采用股静脉穿刺置管的方法,置管后保持导管的通畅,每天补液后用 125U/ml 的肝素盐水 6~8ml 冲洗,避免血栓的形成。每周更换肝素帽 1 次,更换敷贴 2 次。

监测生命体征变化,通过听诊心音、呼吸音,及时发现心、肺功能的异常。准确记录出入量,维持液体平衡。做好患者的心理护理。必要时遵医嘱予以止痛剂与镇静剂,避免患者精神紧张。保证患者安全,尤其对意识障碍的患者,应防止损伤。面颈部肿胀及结膜充血使皮肤及黏膜抵抗力降低,易受损伤和感染,加强皮肤和黏膜护理,保持床铺整洁,眼睛分泌物多时应及时处理干净。

上腔静脉阻塞综合征属肿瘤急症,病情发展迅速,症状明显。护理难度系数大,患者心理负担较重。因此,在做好基础护理、心理护理的同时,护理工作关键是围绕治疗的多个环节严格执行医嘱,如严密观察治疗后病情变化及用药的反应等。还要根据 SVCS 的发病特点进行针对性的护理,如注意保持呼吸道通畅,防止痰液阻塞引起窒息。要注意血管的选择和保护,经常检查患肢足背动脉搏动强度,及时了解血管通畅度和血液循环情况,尽可能减少穿刺次数。化疗期间加强巡视,防止外渗,避免长期制动,以预防和减少并发症的发生。

二、急性肿瘤溶解综合征

急性肿瘤溶解综合征(TLS)是指由抗癌治疗引起肿瘤细胞短期内大量溶解,释放细胞内代谢产物,引起以高尿酸血症、高血钾、高血磷、低血钙和急性肾衰竭为主要表现的一组临床综合征。可发生于任何肿瘤细胞增殖速度快及治疗后肿瘤细胞大量死亡的患者,一般常见于急性白血病、高度恶性淋巴瘤,较少见于实体瘤患者,如小细胞肺癌、生殖细胞恶性肿瘤等。

(一)急性肿瘤溶解综合征的特征

急性肿瘤溶解综合征可见高尿酸血症、高钾血症、高磷血症而导致的低钙血症等代谢异常。少数严重者还可发生急性肾衰竭、严重的心律失常如室速和室颤。

1. **高尿酸血症**　嘌呤物质分解为尿酸,由尿和粪便排出。体内尿酸有两个来源分别是从核酸和氨基酸分解而来。其次是从食物中核苷酸中分解而来。化疗后,大量肿瘤细胞溶解,核酸分解而使尿酸生成大大增多。体内尿酸大部分是以游离尿酸盐形式随尿排出,其等电点为 5.14,达等电点时,尿酸几乎以游离形式存在,而在肾小管尤其是集合管腔内 pH 值接近 5.10,肾排泄尿酸有赖于肾小球过滤、近曲小管分泌和重吸收,排出量与尿酸在尿中的溶解度有直接关系。当肾脏不能清除过多尿酸,尤其是尿 pH 值低时,尿酸则以尿酸结晶的形式存在而很少溶解。尿酸结晶在肾远曲小管、肾集合管、肾盂、肾盏及输尿管迅速沉积,或形成尿酸盐结石,导致严重尿路堵塞而致急性肾功能不全,表现为少尿、无尿并迅速发展为氮质血症,如不及时处理,病情恶化可危及生命。

2. **高钾、高磷、低钙血症**　化疗后细胞迅速溶解,大量钾进入血液,形成高钾血症。另外 ATLS 发生代谢性酸中毒,使 K^+-H^+ 交换增加,未裂解的细胞中钾离子大量转移至细胞外,以及肾功能不全使钾排出减少均可导致高钾血症。肿瘤细胞溶解,大量无机盐释放致高磷血症。血磷增高多伴有血钙降低,高磷酸血症与高尿酸血症症状相似。

3. **代谢性酸中毒**　ATLS 常伴有代谢性酸中毒,其机制是:肿瘤负荷增加,氧消耗增加,肿瘤患者血黏稠度增高,微循环障碍,组织灌流不畅,形成低氧血症,使糖代谢中间产物不能进入三羧循环被氧化,而停滞在丙酮酸阶段并转化为乳酸。高热、严重感染可因分解代谢亢进而产生过多的酸性物质。肿瘤细胞的溶解,释放出大量磷酸,加之排泄受阻,从而使机体内非挥发性酸增多。肾功能不全时,肾脏排出磷酸盐、乙酰乙酸等非挥发性酸能力不足,肾小管分泌 H^+ 和合成氨的能力下降,HCO_3^- 重吸收减少。

4. **急性肾功能不全**　肾功能不全是 ATLS 最严重的并发症,并且是导致死亡的主要原因。发生肾功能不全可能与血容量减少及尿酸结晶或磷酸钙沉积堵塞肾小管导致肾功能急性损害有关。但引起肾血流量减少的影响因子仍不明。恶性肿瘤患者血容量减少的原因主要与患者的消化道症状有关,加之在接受放疗或化疗期间,消化功能进一步紊乱,如恶心、呕吐、食欲下降,经口摄入量减少,血容量减少,有效循环血量随之减少,而引起肾脏缺血,肾血灌注量减少,肾小球滤过率降低,引起少尿、无尿,肌酐、尿素氮升高。

(二)临床表现

轻症者可无明显不适感,临床症状与代谢异常程度有关。急性发症者,多以发高热起病(39~40℃)。高尿酸血症:早期胃肠道症状,如恶心、呕吐、腹泻、食欲减退；晚期肾功能异常，如腰部疼痛、少尿、无尿、尿液浓度增高或有沉淀物产生。患者出现血尿、尿酸增高、肾功能不全，偶有痛风发作。高钾血症：心脏异常 T 波变高变窄、室性心动过速等，甚至心跳停止。肌肉无力、感觉异常、肌肉痉挛、胃肠道功能障碍。高磷血症及低钙血症：神经肌肉兴奋性增高、手足抽搐、皮肤瘙痒、眼和关节炎症、肾功能损害。代谢性酸中毒：疲乏、呼吸增快、严重者可出现恶心呕吐、嗜睡、昏迷。氮质血症和肾功能不全：少尿、无尿，血肌酐和尿素氮迅速增高。

（三）治疗原则

鉴定高危患者并立即开始预防性治疗；尽早识别肾代谢并发症，并迅速实施包括血液透析在内的支持治疗。治疗方法包括服用别嘌呤醇、碱化尿液、补液和甘露醇、呋塞米等，经常监测出入液量、血清尿酸、电解质、尿素氮和肌酐。

一般治疗：心电监护，每 12~24 小时监测肾功能、电解质直到正常。

静脉水化：24~48 小时内开始静脉补液水化，稀释血液中的各种离子浓度，增加肾血流量，液体量大于 3000ml/ 天；必要时予以利尿剂，保持尿量 3000ml/ 天以上。如单独静脉利尿剂不能保证足够尿量，可以考虑静脉使用甘露醇 200~500mg/kg（静脉补液可以增加肾小球滤过率，防止尿酸结晶沉积）。

碱化尿液：静脉滴注 5% 碳酸氢钠 100~150ml/ 天；口服氢氧化铝片 600mg，3 次 / 天。使尿 pH 值维持在 7.0~7.5 之间，一旦高尿酸血症纠正，应停止碱化尿液。

纠正电解质紊乱：高磷者补液利尿，口服氢氧化铝凝胶 50mg/（kg·次），每 8 小时 1 次，抑制肠道磷吸收；低钙者通常无需补钙，补钙有可能加重钙磷的沉积而造成肾功能损害，仅在出现低钙症状时需要补钙；高钾者补碱，出现高钾血症或低钙血症者，应做心电图检查，并长期监测心律，直至高钾血症得到纠正。对继发于高钾血症和低钙血症的潜在性心律失常，可以通过静脉给予钙剂保护心肌。

控制尿酸：①别嘌呤醇：肿瘤开始治疗前 24~48 小时，口服 300~500mg/（m²·d），静脉注射 40~150mg/（m²·8h），肾功能受损时应减少其用量。②尿酸氧化酶：可以直接降解尿酸，不会造成尿酸前体黄嘌呤的堆积，尿酸氧化酶可使尿酸氧化成尿囊素，其溶解度是尿酸的 5~10 倍，不仅可以预防高尿酸血症，还可用于治疗尿酸性肾病。③基因重组尿酸盐氧化酶：从黄曲霉菌中克隆 cDNA 利用酵母菌株生产出基因重组的尿酸盐氧化酶纯蛋白拉布立酶治疗尿酸具有更好的疗效，且比非尿酸盐氧化酶过敏反应更低。

并发症的治疗：注意预防感染和药物引起的过敏反应以及呼吸窘迫综合征的发生。

透析：对出现严重的肾功能不全，电解质紊乱及符合下列之一者应尽早进行血液或腹膜透析。①血钾≥6.5mmol/L；②持续性高尿酸血症≥0.6mmol/L；③血磷 >0.1g/L ④血尿素氮 21.4~28.6mmol/L，血清肌酐 442μmol/L 以上；⑤少尿 2 天以上伴有液体过多、血钙低者。

（四）急性肿瘤溶解综合征的护理

重视该病的各种临床表现极其严重后果，对可疑的病例应尽早做血生化和心电图检查，及早发现，及早采取措施。遵医嘱服用别嘌醇，以抑制次黄嘌呤氧化酶，减少尿酸的产生。水化治疗，使尿液保持在 2000ml/24h 以上，防止尿酸在尿中过度饱和。碱化尿液，保持 pH≥7，遵医嘱每天口服碳酸氢钠 6~8g，以提高尿酸的溶解度。指导患者每天饮水 2000ml 以上，指导进食含碱性的食物如苏打饼干、新鲜蔬菜水果，增加尿碱性。指导患者进食低钾、低嘌呤、低磷、优质低蛋白的饮食，加强患者的饮食宣传教育，并提高患者及家属对肿瘤患者饮食的认识。

加强基础护理，保持床单元、皮肤清洁，避免刺激。向患者和家属讲解疾病基本知识，介绍治疗步骤，减轻焦虑心理。提前给急性肿瘤溶解综合征患者讲解关于治疗过程中出现的副反应知识，可有效地减轻患者的应激反应。提高患者和家属对急性肿瘤溶解综合征的认知适应能力，从而减轻患者的负面情绪和心理负担，调动患者主动配合医生治疗，充分发挥患者战胜疾病的主观能动性。每天观察体重和尿量的变化，严格记录出入量。监测心电图的变化，观察神经及脑血管情况，是否有肌肉痉挛及抽搐。

三、高 钙 血 症

血清钙 >2.75mmol/L 称为高钙血症。癌症最常见的代谢并发症之一就是高钙血症，发生率约为 5%~20%。高钙血症也是肿瘤急症之一，许多癌症包括肺癌、乳腺、多发性骨髓瘤、淋巴瘤等都可能发生高血钙症。患者不一定有骨转移，因为有些癌细胞会分泌一种类似副甲状腺素的物质，直接引发高血钙。

（一）临床表现

随着血钙的增加，症状逐渐加重。①神经肌肉表现：乏力、肌无力、嗜睡、意识模糊、癫痫发作、昏迷。②消化道表现：恶心、呕吐、厌食、腹胀、便秘、溃疡、急性胰腺炎。③心血管表现：心动过缓、心电图显示 P-R 段延长、Q-T 间期缩短、T 波增宽，甚至因心律失常、心搏骤停而猝死。④泌尿系表现：多尿、尿路结石、肾功能不全。患者可能发生的症状表现包括多尿、口渴、脱水、体重下降、恶心、呕吐、便秘、全身虚弱无力、皮肤痒等,更严重者甚至发生心律不齐或意识改变、昏迷等。血液检查配合临床症状即可诊断高血钙症。

(二)处理

应尽快给予患者大量输液,并给予利尿剂,将钙从尿中排出。同时可用双磷酸盐类药物降低骨骼中蚀骨细胞的活性,还可用类固醇等其他药物。根据原发癌的特点和分期、过去治疗史及患者一般情况来决定治疗方案。

(三)高钙血症的护理

对存在危险因素或有早期表现的患者,护士应向患者及家属解释高钙血症的症状和体征及治疗方法,使其有心理准备,以减轻焦虑。准确记录出入量,维持体液平衡。监测生命体征、意识状态、心电图及腱反应、肌张力等变化,如有异常及时通知医生予以处理。遵医嘱给予止吐药、抗心律失常药、利尿剂及降血钙的药物。了解患者血清钙和磷酸盐的状况,掌握患者病情以利于配合治疗。鼓励患者适当活动,有利于防止过多的钙丢失,但因这类患者易出现骨折,所以活动时一定要保证患者的安全,防止损伤。对体质弱及意识障碍的患者,护士应给予被动性功能锻炼。

四、恶性心包积液

恶性心包积液指的是恶性肿瘤引起的心包腔液体过度积聚,出现气急、端坐呼吸、咳嗽、胸痛、肺充血、肝大和下肢水肿,发生心包界增大,心音减弱,并出现奇脉和颈静脉怒张,X线检查可见烧瓶状心脏(积液大于250ml)等表现,是晚期癌症患者常见并发症之一。晚期恶性肿瘤合并转移到心包和心脏者占0.1%~21%,肿瘤细胞的转移是肿瘤恶性的最本质的表现。侵犯心脏或心包最常见的恶性肿瘤有肺癌、乳腺癌、白血病、胃肠道肿瘤。一旦出现恶性心包积液,必然影响患者的生活质量,若不予以及时治疗,常因心包压塞导致患者在短期内死亡。因此,需要高度重视并及时采取正确的治疗措施。

(一)临床表现

恶性心包积液症状出现的快慢,取决于液体积聚的速度。少量心包积液症状不明显。常见的症状:呼吸困难、端坐呼吸、乏力、咳嗽、胸痛、心悸、焦虑、意识错乱、少尿及水肿等。查体可见心动过速、心音减弱、心界扩大、颈静脉怒张、周围性水肿和心包摩擦音。如果出现心包压塞,可能出现低血压、休克、心律不齐、中心静脉压升高。奇脉的出现是心包压塞的标志。三分之一的恶性心包积液患者死因为心包压塞。

二维超声心动图检查是诊断心包积液的标准方法,能清晰显示圆周型或分隔的心包积液。心电图检查示低电压和广泛 ST-T 改变。胸部 X 线检查能提示心影增大。CT、MRI 等可明确心包积液量和了解肺部病变。根据症状、体征、影像学检查、心包积液细胞学检查或心包活检,可明确诊断。

(二)处理

全身治疗需将心包积液作为全身疾病的一部分进行治疗,对急性白血病、恶性淋巴瘤、小细胞肺癌和乳腺癌所致的心包积液可能有效。局部治疗的目的是使心包减压,并防止液体进一步积聚,治疗方法包括心包针吸术、心包导管引流术、注入细胞毒性药物、放疗及不同程度的心包切除术。

(三)恶性心包积液的护理

嘱患者卧床休息,以减少机体的耗氧量。抬高床头 30°~45°,并给予吸氧。给予镇静和止痛药,减轻患者的疼痛与焦虑。监测生命体征、EKG、血流动力学及血气、电解质等的变化,及时发现异常情况。遵医嘱补充适量液体,维持血容量与体液平衡,准确记录出入量。遵医嘱应用升压药、利尿药并维持血压平稳。向患者和家属解释治疗的方法及目的,鼓励患者表达内心的恐惧与焦虑。

五、脊 髓 压 迫

脊髓压迫(SCC)是指由脊椎或椎管内占位病变引起脊髓、脊神经根及供应血管的压迫,造成脊髓功能障碍的临床综合征,也是肿瘤患者最严重的并发症之一。在各种类型的肿瘤中,较易出现 SCC 的是乳腺癌、肺癌、淋巴瘤、多发性骨髓瘤、前列腺癌、肾癌和肉瘤等。SCC 发展快,是内科急症,如延误治疗常常导致不可逆的麻痹和括约肌失控。一旦发生瘫痪则很难再恢复功能,故早期诊断和处理非常重要。

(一)临床表现

①背痛:95% 患者首先出现中央背部疼痛,随体位改变而加剧,常呈神经根痛,向一侧或双侧躯干放射。②运动障碍:初起时为一侧或双侧下肢软弱或乏力,有时伴有足下垂,症状可迅速加剧,以致截瘫。③感觉改变:常有脊髓压迫水平以下的感觉改变,如麻木、刺痛及感觉异常。④括约肌功能障碍:多出现在后期,如便秘、尿潴留、大小便失禁等。

（二）处理

早期诊断、早期治疗是提高疗效的关键。治疗上一般可采取放疗、手术、手术＋放疗、化疗等治疗方案。

（三）脊髓压迫的护理

早期确诊对治疗脊髓压迫具有重要作用,应密切监测患者病情,以早期发现脊髓压迫的前驱症状,如背痛、下肢无力等。嘱患者卧床休息,躯体尽量伸直,可防止椎体挛缩。移动或搬运患者时,尽量保持患者躯体伸直呈一直线,平行移动,以免脊椎屈曲。由于患者活动受限,应协助其每日进行适当活动,同时保证患者安全,防止损伤。患者长期卧床,应经常协助翻身、拍背、咳痰、深呼吸等,防止肺不张。对存在大小便失禁或尿潴留的患者除采用对症治疗外,还应加强基础护理,提供舒适的环境。加强皮肤护理,防止压疮形成。向患者及家属解释治疗的方法,并共同参与制定及实施护理计划。鼓励患者尽早进行康复锻炼,以促进其恢复最佳的功能状态。

（姚萍　陶静楠）

第二十一章

化疗药物外渗的处理

化疗是治疗和控制恶性肿瘤三大主要手段之一,但在使用过程中不可避免会引起全身毒性和局部毒性反应。化疗药物外渗是指化疗药物输注过程中渗出或渗漏到皮下组织中,经外周静脉给药造成化疗药物外渗的发生率为0.1%~6%。由于多疗程治疗和强刺激性化疗药物的使用,导致静脉物理性损伤并留下瘢痕,容易导致化疗药物渗漏到血管周围组织引起局部疼痛,组织及血管坏死、溃疡,侵蚀广泛,严重者导致肌腱、神经不可逆损伤,甚至致残。故采取措施保护血管、防止静脉损伤的发生,促进因化疗药物渗漏损伤伤口的愈合,既有利于患者疾病治疗计划的顺利进行,也可满足患者身心健康的需要。

一、化疗药物外渗病因病理

化疗药物外渗是指化疗药物在静脉输注过程中渗出或渗漏到皮下组织中。与细胞DNA结合的药物可导致组织细胞坏死,细胞坏死后,含有化疗药物的DNA会被释放出来,进入邻近组织细胞,再度与细胞内DNA结合,形成恶性循环造成组织细胞不断坏死。这种损伤不断加重,从而影响组织愈合,形成慢性损伤过程。不与DNA结合的药物,主要是通过其溶脂作用来破坏细胞膜。化疗药物的强酸、强碱或高渗性刺激可诱导增殖细胞成熟停滞,也可导致局部组织毒性,造成内皮损伤。

二、化疗药物外渗原因

(一)药物因素

化疗药物外渗引起的损伤与化疗药物的种类、浓度、pH值、渗透压、应用方式以及化疗方案组成和给药顺序相关。对血管和局部组织有较强刺激性和腐蚀性药物输注过快时,超过血管缓冲应激能力,药物在短时间内大量快速进入血管受损处堆积,使血管渗透性增加,导致药物外渗,引起局部组织坏死。根据化疗药物外渗后对局部组织损伤程度可分为:①腐蚀性化疗药物:外渗后引起局部组织溃疡、坏死,如阿霉素、柔红霉素、氮芥、放线菌素D、丝裂霉素、长春新碱、长春瑞滨等注射液。②刺激性化疗药物:外渗后引起局部灼热感、疼痛、静脉炎而不引起坏死的化疗药物,如顺铂、氟尿嘧啶、达卡巴嗪、依托泊苷、奥沙利铂、紫杉醇、博来霉素等。③非刺激性化疗药物:外渗后对局部无刺激性和腐蚀性的药物,如阿糖胞苷、健择、氨甲蝶呤、环磷酰胺等。

(二) 血管的因素

首先与患者以往治疗情况与末次治疗间隔时间(用药总量、治疗次数、放射治疗)有关,长期输注化疗药物致使血管脆性增加、血管弹性下降和血流速度减慢,容易发生化疗药物的外渗。其次与患者全身状况有关,如肥胖、老年人、糖尿病及动脉粥样硬化等患者由于血管可视性较差,肘窝、手腕等关节处感觉迟钝,如有渗漏早期不易发现,指间细小静脉管壁薄、耐受性差或选择的血管已有多个结节、瘢痕,血管脆性增加、弹性下降、变细变硬、管腔狭窄,当注射药物浓度增高时血管难以承受压力,导致药物于血管完整性缺陷处外渗。

(三) 机械性因素

各种穿刺的损伤是导致药物外渗的主要原因。静脉穿刺难度大,反复穿刺加重机械损伤。护士操作技术不熟练,注射部位选择欠佳,进针角度不当,使针头与血管形成不适宜的角度,即使穿刺成功也很容易渗出。再者,由于近端粗大血管被药物损伤后,可造成其分支的末梢血管血流不畅,经该末梢血管给药时,就会出现滴速缓慢或不滴,致穿刺失败。固定方法不正确、机械摩擦刺激,引起血管痉挛、充血、水肿,均可造成患者药物外渗。

(四) 其他因素

患者缺乏化疗损伤知识,不知道药物渗漏的危险后果,渗漏早期不向护士报告,易被医护人员忽视。联合用药时,两次给药之间以生理盐水冲洗管道,会加强药物对静脉管壁的刺激,引起外渗。放射线的影响:经放射治疗过的区域,血管弹性、密度均受到不同程度的影响,用药后容易发生渗漏。

三、化疗药物外渗临床表现

（一）刺激性化疗药物外渗、外漏

①红肿型：表现为患者局部沿静脉走向区域皮肤温度增高、发红、急性烧灼样疼痛、肿胀；②血栓型：表现为沿静脉走向局部变硬，呈条索状，色素沉着伴有疼痛；③坏死型：表现为沿静脉走向的区域持续性疼痛、皮肤坏死、发黑。

（二）腐蚀性化疗药物外渗

局部皮肤即刻出现大小不等的红斑、肿胀、硬结，甚至水疱，伴有疼痛，形成溃疡斑块。严重者局部皮肤发生坏死，形成慢性溃疡，可持续数周或数月，病灶可不断扩大累及筋膜、肌肉、韧带、骨骼及神经。

四、化疗药物外渗后的处理

（一）化疗药物外渗后早期处理

保留注射针头，用 3~5ml 的注射器回抽残留在皮下或针头内的药物；抬高患肢，注射部位宜用冷敷，一般冷敷时间为 24 小时左右，24 小时后改为热敷。如疼痛不止可用氯乙烷表面麻醉止痛，并及时报告医生，详细记录渗漏情况。立即行局部封闭，一般化疗药物用 2% 的利多卡因 4ml+ 生理盐水 6ml+ 地塞米松 5mg 环形封闭或透明质酸酶环形封闭，局部涂氟轻松软膏或者 50% 的硫酸镁湿敷或冷敷（24 小时内），长春新碱和足叶己甙所致者不主张冷敷，宜用热敷，奥沙利铂所致者不宜冰敷。强刺激性药物（长春瑞滨、多柔比星等）外渗建议局部封闭每 8 小时 1 次，持续 3 天，一般药物局部封闭 1 次。

丝裂霉素、博来霉素可用 10% 的硫代硫酸钠 4ml 皮下注射，它可使药物迅速碱化，也可用维生素 C 500mg/ml 皮下注射解毒，它可缓解药物与 DNA 的结合；阿霉素、长春新碱可用 8.4% 碳酸氢钠 5ml 皮下注射，它能起化学沉淀失活的作用，并加用地塞米松 4mg/ml 以消炎。密切观察注射部位 5~7 天，并做好记录，包括发生时间、静脉进针部位和针头大小、估算药物外渗量、处理外渗的方法、患者的主诉及局部体征等。

若局部肿胀可用硫酸镁、50% 葡萄糖溶液 + 维生素 B_{12}+ 地塞米松或芦荟湿敷，也可使用水胶体敷料。局部疼痛、红肿者，可用中药消炎散、如意金黄散外涂。如坏死形成溃疡，可用京万红烫伤药膏涂敷患处，每日换药 1 次。

（二）化疗药物外渗致皮肤、组织坏死的治疗及护理

1. 伤口评估 化疗药物外渗后皮肤不良反应分级：Ⅰ级：为皮肤红斑、瘙痒；Ⅱ级：疼痛或肿胀，伴炎症或静脉炎；Ⅲ级：严重溃疡或坏死，需要手术治疗。化疗药物外渗早期为化学性炎症反应，并发感染时疼痛加重、体温升高，渗液常见为脓黄色黏稠液体。

2. 伤口处理 对多发性小水疱，保持水疱的完整性，并抬高患肢待其自然吸收。对直径大于 2cm 的大水疱，严格无菌消毒后用细针头在水疱的边缘穿刺抽吸，并使水疱皮肤贴附伤口，可以使用透明敷料、藻酸盐敷料保护伤口。当伤口呈现坏死时，应使用生理盐水清洁伤口，外涂以湿润烧伤膏，保持伤口湿润，促进肉芽生长，保湿的伤口愈合速度快，疼痛轻，瘢痕形成少。

①水胶体类敷料：保持伤口湿润，促进自溶性清创，促进肉芽和上皮的生长，保温，避免外界污染，吸收少到中量渗液；②凝胶类敷料：含水分丰富，可提供湿性伤口愈合环境，溶解坏死组织。促进肉芽生长、上皮爬行。吸收少量渗液。减轻疼痛，可完整取出敷料，且提供保护伤口的屏障，避免伤口受外源性污染。运用此类敷料后患者疼痛明显减轻。

当伤口呈现红色肉芽组织并伴有组织水肿时，可给予海绵敷料，吸收渗液，保温，促进肉芽生长。当伤口转化为感染伤口时，可局部运用抗感染敷料，必要时做充分引流，给予全身抗感染治疗。

3. 特殊解毒剂使用 早期采用静脉注入解毒剂，可以阻止化疗药物与组织细胞相结合，减少药物对组织的刺激损伤作用。①透明质酸酶：该酶可降解皮下组织的透明质酸，以加快外渗药物的吸收，适用于植物碱类如长春新碱、长春花碱、高浓度鬼臼毒素类和紫杉醇外渗的处理。方法：用生理盐水稀释透明质酸酶，配成 150U/ml 制剂，于外渗部位皮下多次注射 15~900U，数小时后重复注射；②二甲基亚砜：局部使用可安全有效地治疗蒽环类药物外渗引起的组织损伤；③右丙亚胺：能有效预防蒽环类药物外渗所致的坏死损伤，98.2% 蒽环类药物外渗患者避免了外科手术，71% 患者能按时进入下一疗程化疗，并未延长治疗周期；单独使用右丙亚胺对溃疡修复效果优于联合二甲基亚砜使用；④硫代硫酸钠：可中和二氯甲基二乙胺的细胞毒性作用，高浓度顺铂外渗也可用此药中和。临床可用硫代硫酸钠解救丝裂霉素、阿霉素所致的渗漏；⑤ 5% 碳酸氢钠加地塞米松 5mg/ml 可用于长春瑞滨、长春新碱外渗。

五、化疗药物外渗的预防措施

（一）患者的宣教

化疗当天签署化疗同意书,从化疗方案、化疗不良反应、药物外渗的原因、外渗后的处理原则进行全面宣教,提高患者化疗期间的依从性。讲解输注化疗药物首选中心静脉给药的优点,取得患者配合。叮嘱患者在输注化疗药物期间,勿过度活动肢体,以免影响血液回流造成药物外渗。

（二）护士的专业培训

掌握化疗药物的相关知识、给药的注意事项;严格床头交接班,每 15~30 分钟巡视患者 1 次,检查注射部位有无回血及外渗现象。要求护士熟悉药物外渗症状及紧急处理措施。除上腔静脉压迫者外,不宜采用下肢静脉给药,乳腺癌患者应健侧给药。建议使用 CVC、PICC 或输液港,以减少药物外渗。

（黄华　陶静楠）

第二十二章
肿瘤康复护理

一、评价肿瘤患者的日常生活能力的方法

肿瘤患者术后一般都会出现一些并发症,影响着他们的日常生活能力。如果给予良好的康复训练,患者的日常生活能力会逐步提高,直至完全恢复正常的生活。日常生活能力是人在独立生活中反复进行的最必要的基础活动,常分为基础性日常生活活动和工具性日常生活活动。基础性日常生活活动主要指的是穿衣、进食、洗漱、行走等维持基本生活所必须反复进行的活动。工具性日常生活活动指的是做饭、购物、娱乐等需要借助一些工具才能完成的活动。这两种活动能力对每一个人都至关重要,基础性日常生活活动是患者回归家庭的必要条件,而工具性日常生活活动是患者回归社会的必要条件。

在护理肿瘤患者的过程中,评价患者的日常生活能力(ADL)是非常重要的一个内容,通过评价 ADL 可以了解肿瘤患者的日常生活能力,从而制定更好的康复措施,有助于促进患者的康复,让他们早日回归家庭和社会,重新开始正常的生活。

ADL 的评价方法有很多种,最常见的是 Barthel 指数,主要针对肿瘤术后出现肢体功能障碍的患者。它主要包括十项基本内容:进食、洗澡、梳洗洗漱、穿衣、控制大便、控制小便、上厕所、床椅转移、平地走 45米、上下楼梯。根据需要帮助的程度分为完全独立、少量帮助、中等帮助、大量帮助和完全依赖五个等级,总分为 100 分。如果患者的综合得分在 61~99 分,则说明患者的生活自理能力良好,生活方面大部分可以自理或者是完全自理;如果患者的综合得分在 41~60 分,则说明患者的生活自理能力中等,生活方面大部分需要依别人帮助;如果患者的综合得分在 0~40 分,则说明患者的生活自理能力很差,日常生活能力大部

分需要依赖别人帮助或者完全依赖。Barthel 指数主要评估的是患者日常生活活动能力，无法对患者能否回归社会做出评估。

EADL 发表于 1087 年，它主要评价内容包括患者的活动能力、厨房活动、家务活动、休闲活动四方面共 21 个问题，按照是否需要帮助及能否完成评分（0~3 分），得分越高的患者独立性越好。相比较 Barthel 指数，EADL 的内容比较简单，而且内容更注重工具性日常生活活动的评价。

肿瘤术后患者的康复训练非常重要，是患者得以回到正常生活的一个重要途径。康复训练方案的制定依托于患者的日常生活能力，所以评价患者的日常生活能力是制定康复护理方案的基础。

二、喉癌患者术后的语言康复训练

喉癌是耳鼻喉科常见的一种恶性肿瘤，术后患者都会出现语言功能障碍。如果不采取积极的康复护理措施，患者将会失去语言功能。对于部分喉切除的患者，应该尽早的鼓励他们进行发音，并且逐步适应术后的发音状态；而对于全喉切除的患者，护理人员应该指导患者首先学会简单的手语，然后根据这些特定的手语表达自己的需求，还可以通过写字板进行交流。出院之后，患者在恢复期的时候可以选择用电子喉或者训练食管发音。

食管发音是全喉切除术后常用的一种恢复发音的方法，其成功率在20%~50%。训练的主要方法是护理人员指导患者学会堵住食管储气，使空气经过食管入口，然后由咽部肌收缩代替声带振动，再由舌、软腭的协调作用发出声音。在练习的时候首先要练习元音字母"a,o,e"，然后再逐渐的增大难度，开始向两侧运动发"Yi"音。除此之外还可以通过张口、闭口的动作促进口唇肌肉的运动。护理人员应该在患者进行语言恢复的时候，尽可能让他们掌握好呼吸和发音的协调方法，逐渐纠正发音时漏气的现象。当患者掌握这些简单的方法后，还要训练他们一些生活用语，通过语言训练，提高患者的发音清晰度。

三、舌癌患者术后的语言康复训练

舌癌是一种很常见的口腔、颌面部的恶性肿瘤，一般以鳞状细胞癌为主，具有恶性程度高、生长快的特点，术后会形成一定的语言功能障碍。训练时间越早，效果也会更加的满意。对于舌癌患者而言，要想让他们恢复语言功能，必须克服悲观、绝望、恐惧等负面情绪，护理人员应该不断地通过语言刺激，让患者重新树立起康复的信心。

再造舌功能康复训练早期,应该尽量限制患者舌部的运动,可以预防切口愈合不佳而发生继发性的出血,尤其是前三天,不可以做伸舌的动作。如果需要做运动时,要用无菌纱布包裹舌钳,然后轻轻夹住患者的舌头进行上下左右的运动,然后把舌头放回原处。在这个过程中,护理人员应该轻轻托住患者的下颌,协助患者闭口。反复操作 5 次,每天持续 4 次。第 4 天的时候可以指导患者自行训练,每日 3 次,每次持续 5 分钟。次数可以逐渐增加到 4 次,时间也可延长到 10 分钟。

术后 4 周可以指导患者做舌部的伸缩练习,速度可以由快到慢,每天都要反复的练习,提高舌头的灵活性。还可以通过顶舌练习、弹舌练习训练舌头的灵活性。开始时每天可以进行 3 次,每次 15 分钟。在训练过程中应该鼓励患者多说话。护理人员应根据患者相应的语音发音障碍进行有针对性的训练。练习发音时可用录音机将患者的训练过程录制下来,然后回播给患者,让他们知道自身的不足,通过训练正确的发音纠正自身的不足。

四、肺癌患者的早期肺功能康复训练

肺癌患者术后很容易发生肺不张或者肺部感染,应该指导患者做好基础训练,如术后 48 小时内,做主动活动和深呼吸运动,每次训练坚持 10 次,每隔 2 个小时做 1 次。指导患者坚持做呼吸体操,主要内容包括:平静呼吸;立位吸气,前倾呼气;单举上臂吸气,双手按压腹部呼气;平举上肢吸气,双臂下垂呼气;平伸上肢吸气,双手压腹呼气;抱头吸气,转体呼气;立位上肢上举吸气,蹲位呼气;腹式缩唇呼吸;平静呼吸。建议患者每次坚持做 2 次呼吸操,每次 10 分钟。

肺癌患者术后不建议长期卧床,在术后早期不建议做剧烈的活动,可以选择慢走、上台阶、太极拳等有氧运动,随着身体的恢复,可以逐渐增加训练的强度,但以不引起疲惫感为宜。

五、脑癌患者术后卧床期间的
早期康复训练指导

脑癌患者术后早期必须静卧修养,卧床时应该抬高床头 15°~30°,利用颅内静脉回流而达到降低颅压的目的。呕吐时指导患者将头偏向一侧,有效降低呕吐物进入呼吸道而引起肺部感染的几率。因为脑癌患者术后运动量严重不足,肺活量会明显降低,肺泡和支气管内的分泌物难以排出,护理人员尽早指导患者做深呼吸运动。具体做法:尽量深吸气,尽可能让胸廓扩张,然后再

尽量呼气,尽可能将气呼尽,使胸廓容积变小。完成后还可让患者轻微咳嗽几下,促进分泌物的排出。患者平卧,然后将腹部尽可能的隆起,增大腹腔的容积,然后缓慢进行收腹,使腹腔的容积再尽可能变小,以促进腹腔的血液循环,增强患者的肠胃蠕动,预防便秘。

六、预防鼻咽癌患者放射治疗发生张口困难

鼻咽癌放疗过程中很容易造成人体咀嚼肌和颞颌关节损伤,出现张口困难,严重影响患者的生活质量,症状一般发生在放射治疗 1~2 年。护理人员应指导患者进行张口训练,患者大幅度张开嘴巴,并保持 3 秒以上,然后闭合,张开的幅度以患者能够忍受为宜,每天不少于 5 次。磨牙练习对于患者放射治疗中出现的张口困难有很好的抑制作用,应指导患者做侧向与前伸锻炼磨牙,磨牙过程中患者应该口唇保持闭合的状态,上牙与下牙交替进行侧向与前伸锻炼,尽可能使牙齿的咬合面能够受到摩擦。磨牙的方向一般包括向左、向右和前后,幅度为下颌前牙要越过覆盖的上颌前牙,每一个动作要保持 3 秒以上,然后还原,每次连续做 5 次为宜。康复训练完成后鼓励患者嚼口香糖 10 分钟。对于张口困难的患者,应从放疗开始时指导患者做一些日常功能训练,如叩齿、微笑、舌体运动、锻炼咀嚼肌及颞颌关节,预防肌肉萎缩和关节僵化的症状发生,减少并发症的发生。

七、脊髓肿瘤患者预防深静脉血栓的措施

脊髓肿瘤患者术后深静脉血栓一般发生在单侧下肢,以左下肢居多,典型表现是下肢出现明显的肿胀或者疼痛。因为深静脉血栓早期症状并不明显,患者很难发现自身的疾病,所以需要护理人员对患者进行健康教育,让他们对潜在的深静脉血栓的发生有所了解。功能训练对于患者预防深静脉血栓具有重要作用,训练一般以关节活动以及肌肉伸缩为主,指导患者进行膝关节、踝关节、肘关节、指关节等各个关节的屈伸运动。视情况尽早让他们下床活动,促进血液循环,防止深静脉血栓的发生。

八、下肢截肢患者的功能训练

患者术后应该尽早接受髋关节运动,防止关节功能的退化,应指导患者由被动运动向主动运动逐渐的过渡。患者术后 24 小时,应实施一些被动运动,被动运动应该每天坚持 2 次,屈伸、外展、内收等动作每次重复练习 3 次为宜。

随着患者身体的康复,应将被动运动过渡到主动运动,每天坚持练习3次,每次15分钟。

术后第1天就要开始进行主动静止的股四头肌、臀大肌收缩和髋后伸、内收活动。随着情况的好转,在术后第7天就要开始做主动的髋关节外伸、内收、后伸、屈曲活动。在患者可以下床后,需增加训练的强度,可以用双手按压残肢,指导患者进行抗阻训练,提高肌力。如果患者属于膝下截肢,则要以训练股四头肌和预防膝关节畸形为主要训练目的,尽可能做一些膝关节主动或者被动练习,加强伸膝训练、抗阻力训练等,训练强度以不引起患者疲惫为宜。应该给予患者的残端多次且均匀的压迫、按摩、拍打等,由软及硬尽可能增加残肢的负重,训练次数为每天2次,每次15分钟。功能训练一定要循序渐进,早期训练主要让患者由坐位训练过渡到跪位平衡,然后再过渡到站立平衡,最后训练患者练习单腿步行或者扶拐步行。在训练行走功能的时候一定要保护好患者的安全,防止因为摔倒而受伤。

九、肠癌患者的排便康复训练

吻合口扩张一般在患者术后7天进行,每天进行一次。训练时护理人员戴好手套,将食指插入患者的肛门至第2个指关节,环形扩张肛门,反复进行2分钟,待患者家属熟悉扩张方法后,指导家属对患者进行康复训练,持续3~6个月。

缩肛运动同样在患者术后7天进行,在训练时护士戴好手套,然后将食指插入肛门,指导患者呼吸时收缩盆底肌和肛门括约肌,吸气的时候要指导患者放松,以在肛管内能够感受到有紧迫感为宜。待患者掌握好缩肛运动后,可自行进行锻炼,每天持续锻炼3次,每次持续10分钟。

患者术后1周,可指导患者饭后30分钟如厕,进行排便训练,每天训练3次,每次持续10分钟,建立排便反射以利于早日恢复正常的排便功能。术后1周还要对患者进行腹肌收缩的练习。训练的时候,护理人员指导患者在呼气时收缩腹肌,持续3秒钟后吸气放松。每天要坚持训练5次左右,每次不低于10下。收缩腹肌训练可以增加腹压,有助于患者粪便的排出。

（曾丽梅　陶静楠）

第二十三章

肿瘤化疗患者的健康教育路径

由于需化疗的肿瘤患者社会环境、文化程度的不同,加上化疗时间长,化疗可能有不良反应,担心化疗的效果、化疗费用等,患者往往出现恐惧、焦虑、怀疑、失望的心理。不良的情绪会增加化疗的不良反应,影响化疗的顺利完成。所以化疗前患者要保持良好的心理状态,正视现实,树立战胜疾病的信心。健康教育路径表见表 23-1~ 表 23-5。

表 23-1 恶性淋巴瘤健康教育路径

床号:　　　　　姓名:　　　　　住院号:　　　　　诊断:

宣教时间	实施时间签名	教育内容	教育对象	教育方法	效果评价
入院第1天		1. 入院宣教:介绍病区环境、科主任、护士长、主管医生、责任护士、探视、作息时间、陪护、打水、查房请假制度 2. 解释检查项目的目的及配合要点:包括生化检查、常规检查、B超、胸片、骨穿 3. 告知级别护理,指导活动与休息,予以饮食指导 4. 评估患者与家属的需求和接受能力			
入院第2天		1. 介绍恶性淋巴瘤的病因、症状、体征、治疗及预后 2. 安排化疗的时间 3. 给予心理护理,介绍成功病例,减轻患者的顾虑			
入院第3~10天		1. 讲解化疗药物及辅助药物的作用、疗程、出现不良反应的原因及应对措施、注意事项。外周静脉输注化疗药物			

宣教时间	实施时间签名	教育内容	教育对象	教育方法	效果评价
		时,指导观察局部皮肤情况的方法 2. 饮食指导:说明宜食用高热量、高蛋白、高维生素清淡易消化饮食,多饮水以防止尿酸性肾病 3. 预防感染:戴口罩、减少探陪人员、及时开窗通风、配合空气消毒。说明层流床的工作原理与作用。嘱患者注意个人卫生:漱口、皮肤清洁、坐浴。自我监测:发现咽痛、发热、血尿等及时通知医生 4. 告知如何预防出血及出血倾向的表现,指导活动与休息 5. 予以输血指导 6. 指导患者阅读血常规报告,并告知其正常值及危险值 7. 告知骨穿及活检结果及恶性淋巴瘤的分型			
出院前3天		1. 评估患者的需求,解答患者及家属想要了解的问题 2. 劳逸结合,适当的体育锻炼			
出院当天		1. 说明化疗具有严格的周期性,告知患者下次复诊及住院的时间 2. 介绍出院带药的患者药物用法及注意事项 3. 告知及时来院就诊的指征 4. 告知出院手续办理流程			

表 23-2　肺癌的健康教育路径

床号:　　　　　　姓名:　　　　　　住院号:　　　　　　诊断:

宣教时间	实施时间签名	教育内容	教育对象	教育方法	效果评价
入院第1天		1. 入院宣教:介绍病区环境、科主任、护士长、主管医生、责任护士、探视、作息时间、陪护、打水、查房、请假制度 2. 解释检查项目的目的及配合要点:包括生化检查、常规检查、B超、胸片、CT、支纤镜			

续表

宣教时间	实施时间签名	教育内容	教育对象	教育方法	效果评价
		3. 评估患者及家属对健康教育的需求和接受能力			
入院第2天		1. 介绍肺癌的病因、诱因、症状、体征、治疗及预后 2. 告知级别护理,指导活动与休息,予以饮食指导 3. 解答患者及家属想要了解的问题			
入院第3~10天		1. 讲解化疗的目的、天数、不良反应及应对措施、注意事项 2. 饮食指导:说明给予高蛋白、高热量、高维生素的易消化饮食,鼓励化疗患者多饮水,既可补充机体需要,又可稀释尿内药物浓度,防止肾功能损害 3. 做好患者口腔护理,保持口腔清洁、卫生 4. 指导患者活动与休息,嘱有头晕、心悸时停止活动 5. 说明支纤镜检查是确诊肺癌的检查,并告知检查的注意事项 6. 予以输血指导 7. 指导患者阅读血常规报告并告知其正常值及危险值 8. 指导患者评估疼痛、控制疼痛			
出院前3天		1. 评估患者的需求,解答患者及家属想要了解的问题 2. 饮食指导:均衡饮食、忌烟酒 3. 劳逸结合,适当的体育锻炼			
出院当天		1. 说明化疗具有严格的周期性,告知患者下次复诊及住院的时间 2. 介绍出院带药的患者药物的用法及注意事项 3. 告知及时来院就诊的指征 4. 告知出院手续办理流程			

表 23-3 结肠、直肠癌（化学治疗）的健康教育路径

床号： 姓名： 住院号： 诊断：

宣教时间	实施时间签名	教育内容	教育对象	教育方法	效果评价
入院第1天		1. 入院宣教：介绍病区环境、科主任、护士长、主管医生、责任护士、探视、作息时间、陪护、打水、查房、请假制度 2. 解释检查项目的目的及配合要点：包括生化检查、常规检查、B超、胸片、肠镜 3. 评估患者与家属的需求和接受能力			
入院第2天		1. 告知级别护理，指导活动与休息，予以饮食指导 2. 介绍结肠、直肠癌的病因、症状、治疗、分型及预后 3. 解答患者及家属想要了解的问题。			
入院第3~7天		1. 讲解化疗及辅助药物的作用、疗程、不良反应及应对措施、注意事项 2. 告知贫血、出血、感染的症状体征和药物不良反应的自我监测 3. 饮食指导：予高热量、高蛋白、高维生素清淡易消化饮食 4. 指导化疗期间预防感染的方法 5. 指导患者及家属学习人工肛门护理方法：用肛袋前应先以清水将周围皮肤洗净，每次排便后，用温水擦洗干净，并涂以凡士林软膏，以保护皮肤 6. 指导患者阅读血常规报告，并告知其正常值及危险值，指导安全防护知识			
出院前3天		1. 评估患者的需求，解答患者及家属想要了解的问题 2. 告知良好的心理状态对疾病的康复与治疗效果的重要性。 3. 指导出院后活动原则：避免激烈运动，以免过度活动增加腹压而引起人工肛门黏膜脱出，嘱不穿紧身衣裤等			
出院当天		1. 出院指导：保持心情舒畅，精神愉悦。养成良好饮食习惯，给高热量、高蛋白、高维生素、富			

宣教时间	实施时间签名	教育内容	教育对象	教育方法	效果评价
		含营养饮食,忌粗纤维、辛辣、生冷食物,戒烟酒 2. 告知出院带药的患者药物的用法及复查时间 3. 告知出院手续办理流程			

表 23-4　胃癌健康教育路径

床号：　　　　姓名：　　　　住院号：　　　　诊断：

宣教时间	实施时间签名	教育内容	教育对象	教育方法	效果评价
入院第1天		1. 入院宣教:介绍病区环境、科主任、护士长、主管医生、责任护士、探视、作息时间、陪护、打水、查房、请假制度 2. 解释检查项目的目的及配合要点:包括生化检查、常规检查、B 超、胸片、胃镜 3. 评估患者与家属的需求和接受能力			
入院第2天		1. 解答患者及家属想要了解的问题 2. 介绍胃癌的病因、症状、治疗、分型及预后 3. 告知级别护理,指导活动与休息,予以饮食指导			
入院第3~8 天		1. 讲解化疗及辅助药物的作用、疗程、不良反应及应对措施、注意事项 2. 保持平和的心情,消除紧张、恐惧,注意休息和睡眠 3. 饮食定量、适量,清淡饮食,避免生、冷、硬、辛辣、酒等刺激性食物 4. 加强基础护理 5. 指导化疗期间预防感染的方法 6. 介绍化疗后复查血常规和肝功能的目的和时间、正常值及危险值,指导安全防护知识 7. 保持大便通畅,并观察有无黑便、血便			
出院前3天		1. 适当进行饮食护理以补充营养 2. 少食多餐,每日 5~6 餐,食量以自我感觉无不适为原则			

续表

宣教时间	实施时间签名	教育内容	教育对象	教育方法	效果评价
		3. 食物宜清淡,给予高蛋白、高维生素、高纤维素的易消化的食物,嘱多食新鲜蔬菜和水果,少吃脂肪,少吃或不吃腌制品 4. 指导患者自我监测病情			
出院当天		1. 说明化疗具有严格的周期性,告知下次复诊及住院的时间 2. 介绍出院带药的患者药物的用法及注意事项。 3. 告知及时来院就诊的指征 4. 告知出院手续办理流程			

表 23-5　乳腺癌健康教育路径

床号：　　　　　姓名：　　　　　住院号：　　　　　诊断：

宣教时间	实施时间签名	教育内容	教育对象	教育方法	效果评价
入院第1天		1. 入院宣教:介绍病区环境、科主任、护士长、主管医生、责任护士、探视、作息时间、陪护、打水、查房、请假制度 2. 解释检查项目的及配合要点:包括生化检查、常规检查、B超、胸片、钼靶 3. 评估患者与家属的需求和接受能力			
入院第2天		1. 解答患者及家属想要了解的问题 2. 介绍乳腺癌的病因、症状、治疗、分型及预后 3. 告知级别护理,指导活动与休息。予以饮食指导			
入院第3~8天		1. 讲解化疗及辅助药物的作用、疗程、不良反应及应对措施、注意事项 2. 告知乳腺部位创面护理,出血的症状、应急处理及预防措施 3. 告知乳腺癌术后患肢功能锻炼的意义,避免患肢肿胀、疼痛 4. 指导化疗期间预防感染的方法			

续表

宣教时间	实施时间签名	教育内容	教育对象	教育方法	效果评价
		5. 介绍化疗后复查血常规和肝功能的目的和时间、正常值及危险值,指导安全防护知识 6. 患肢免测血压、静脉注射			
出院前3天		1. 告知按医嘱坚持服药(激素)的重要性,不可自行减量或停药 2. 告知乳腺癌术后患肢功能锻炼的意义,嘱劳逸结合,进行适当的体育锻炼 3. 指导患者自我监测病情			
出院当天		1. 患肢免提过重物体 2. 患肢避免皮肤破损 3. 5年内避免妊娠 4. 坚持放、化疗,定期复查 5. 告知出院手续办理流程 6. 介绍出院带药的患者药物的用法及注意事项			

(黄华)

本书主要参考文献

［1］Williams GR,Mackenzie A,Magnuson A,et al.Comorbidity in older adults with cancer.Geriatr Oncol,2015,22（15）:321-325.

［2］Ritchie CS,Kvale E,Fisch MJ.Multimorbidity:an issue of growing importance for oncologists.J Oncol Pract Am Soc Clin Oncol,2011,7（6）:371-374.

［3］Smith SM,Soubhi H,Fortin M,et al.Interventions for improving outcomes in patients with multimorbidity in primary care and community settings.Cochrane Database Syst Rev,2012（4）:6560.

［4］Bradley CJ,Given CW,Dahman B,et al.Adjuvant chemotherapy after resection in elderly Medicare and Medicaid patients with colon cancer.Arch Intern Med,2008, 168（5）:521-529.

［5］Pasetto LM,Falci C,Basso U,et al.Adjuvant treatment for elderly patients with colon cancer.An observational study.Anticancer Res,2008,28（4C）:2513-2518.

［6］Jorgensen TL,Hallas J,Friis S.Comorbidity in elderly cancer patients in relation to overall and cancer-specific mortality.Br J Cancer 2012,106（7）:1353-1360.

［7］Sogaard M,Thomsen RW,Bossen KS,et al.The impact of comorbidity on cancer survival:a review.Clin Epidemiol,2013,5（Suppl 1）:3-29.

［8］Forte V,Pandey A,Abdelmessih R,et al.Obesity,diabetes,the cardiorenal syndrome,and risk for cancer.Cardiorenal Med,2012,2（2）:143-162.

［9］Jones SM,Rosenberg D,Ludman E,et al.Medical comorbidity and psychotropic medication fills in older adults with breast or prostate cancer.Support Care Cancer, 2015,23（10）:3005-3009.

［10］孙燕,汤钊猷.UICC 临床肿瘤学手册.北京:人民卫生出版社,2006.15-33.

［11］Shah KM,Young LS.Epstein-Barr virus and carcinogenesis:beyond Burkitt's lymphoma.Clin Microbiol Infect,2009,15（11）:982-988.

［12］Pollak M.Insulin and insulin-like growth factor signalling in neoplasia.Nature Reviews Cancer,2008,8（12）:915-928.

［13］孙燕.临床肿瘤学高级教程.北京:人民军医出版社,2012.43-61.

［14］李琼,王阁.MicroRNA 在肿瘤发生机制中的研究进展.肿瘤学杂志,2007（6）:

493-495.

[15] Mizushima N,Levine B.Autophagy in mammalian development and differentiation.Nat Cell Biol,2010(12):823-830.

[16] Klionsky DJ.The autophagy connection.Dev Cell,2010(19):11-12

[17] 崔丹蕊,刘波,刘伟.细胞自噬与肿瘤发生关系的研究进展.中国科学:生命科学,2015(45):593-603.

[18] Degenhardt K,Mathew R,Beaudoin B,et al.Autophagy promotes tumor cell survival and restricts necrosis,inflammation,and tumorigenesis.Cancer Cell,2006(10):51-64.

[19] 焦洋,李太生.艾滋病的免疫重建炎性综合征.中华内科杂志,2005,44(7):548-550.

[20] 谢春英.老年肺结核合并肺癌的CT表现及临床误诊分析.中国老年学杂志,2012(5):1057-1058.

[21] 贺淑萍,梁琴,赵臻.1992~2013年我国病毒性肝炎死亡数和死亡率变化过程及发展趋势分析.临床肝胆病杂志,2014(9):899-902.

[22] Forner A,Llovet JM,Bruix J.Hepatocellular carcinoma.Lancet,2012,379(9822):1245-1255.

[23] Wu CY,Chen YJ,Ho HJ,et al.Association between nucleoside analogues and risk of hepatitis B virus-related,hepatocellular carcinoma recurrence following liver resection.JAMA,2012,308(18):1906-1924.

[24] Zhou Y,Zhang Z,Zhao Y,et al.Antiviral therapy decreases recurrence of hepatitis B virus-related hepatocellular carcinoma after curative resection:a meta-analysis.World J Surg,2014,38(4):589-596.

[25] 王丽君,卜文哲,陈华,等.TACE联合恩替卡韦治疗乙型肝炎相关原发性肝癌回顾性分析.中华肿瘤防治杂志,2014(20):1617-1622.

[26] Zhong JH,Xiang BD,Gong WF,et al.Comparison of long-term survival of patients with BCLC Stage B hepatocellular carcinoma after liver resection or transarterial chemoembolization.PloS One,2013,8(7):68196.

[27] Shaikh T,Cooper C.Reassessing the role for lamivudine in chronic hepatitis B infection:a four-year cohort analysis.Can J Gastroenrol,2012,26(3):148-150.

[28] Nishikawa H,Nishijima N,Arimoto A,et al.Prognostic factors in patients with hepatitis B virus-related hepatollular carcinoma under going nucleoside analog antiviral therapy.Oncol Lett,2013,6(5):1213-1218.

[29] Yang T,Lu JH,Zhai J,et al.High viral load is associated with poor overall and recurrence-free survival of hepatitis B virus-related hepatocellular carcinoma after curative resection:aprospective cohort study.Eur J Surg Oncol,2012,38(8):683-691.

[30] 李志红,范萍萍,李忠超,等.慢性乙型肝炎病毒感染与结直肠癌患者肝转移相关性分

析.中华肿瘤防治杂志,2014(23):1862-1864.

[31] 王永南,龙浩,林鹏,等.围手术期高血压对胸部肿瘤患者术后心血管并发症的影响.癌症,2007(5):537-540.

[32] 王晓宇,孙丽,李悦.药源性高血压.中华高血压杂志,2012(12):1188-1190.

[33] Wu S,Chen JJ,Kudelka A,et al.Incidence and risk of hypertension with sorafenib in patients with cancer:a systematic review and meta-analysis.Lancet Oncol,2008,9(2):117-123.

[34] Wilhelm SM,Carter C,Tang L,et al.BAY 43-9006 exhibits broad spectrum oral antitumor activity and targets the RAF M/ EK /ERK pathway and receptor Tyrosine kinases involved in tumor progression and angiogenesis.Cancer Res,2004,64(19):7099.

[35] Veronese ML,Mosenkis A,Flaherty KT,et al.Mechanisms of hyper tension a ssociated with BAY 43-9006.Clin Oncol,2006,24(9):1363.

[36] Strumberg D,Awada A,Hirte H,et al.Pooled safety analysis of BAY 43-9006(sorafenib) monotherapy in patients with advanced solid tumours:Is rash associated with treatment outcome.Eur J Cancer,2006,42(4):548.

[37] Edward G,David M,Harlan MD,et al.Diabetes and Cancer:A Consensus Report.A Cancer Journal for Clinicians,2010,60(4):207-221.

[38] 桑谊荃,马向华.降糖药物与肿瘤关系的研究进展.中华临床医师杂志(电子版),2013(3):1238-1241.

[39] 杨梅,邓华聪.糖尿病与肿瘤关系研究进展.重庆医学,2013(6):700-702.

[40] 阮耀.肝功能不全患者的临床用药.中国现代药物应用,2009,3(8):136-137.

[41] 黄齐慧,薛建文,黄文珍,等.肝功能不全患者的药学监护研究.现代医院,2013(10):46-48.

[42] 戴朝六,赵阳.合并肝肾功能不全老年病人围手术期处理.中国实用外科杂志,2009(2):118-120.

[43] 程熠,于世英.阿片类药物在肝肾功能不全癌痛患者中的选择应用.中国肿瘤,2011(4):278-282.

[44] Fam AG.Paraneoplastic rheumatic syndromes.Baillieres Best Pract Res Clin heumatol,2000,14(3):515-533.

[45] Grivennikov SI,Greten FR,Karin M.Immunity,in flammation and cancer.Cell,2010,140(6):883-899.

[46] Kiss E,Kovacs L,Szodoray P.Malignancies in systemic lupus erythematosus.Rev,2010,9(4):195-199.

[47] 吴殿臣,吕良敬,张春燕,等.表现为风湿症状的肿瘤及风湿病合并肿瘤36例临床分析.江苏大学学报(医学版),2014(2):166-168.

[48] 唐鸿珊,朱一元.副肿瘤性皮肤病.中国皮肤性病学杂志,2009(7):449-451.

［49］顾有守.皮肌炎诊断和治疗进展.临床皮肤科杂志,2006(6):407-409.

［50］Biggar RJ,Chaturvedi AK,Goedert JJ,et al.AIDS-related cancer and severity of immuosuppression in person with AIDS.J Natl Cancer Inst,2007,99(12):962-972.

［51］Biggar RJ,Frisch M,Goedert JJ,et al.Risk of cancer in children with AIDS.JAMA,2000 (284):205-209.

［52］Silverberg MJ,Lau B,Achenbach CJ,et al.Cumulative Incidence of Cancer Among Persons With HIV in North America:A Cohort Study.Ann Intern Med,2015,163(7):507-518.

［53］Videla S,Darwich L,Canadas MP,et al.Epidemiological data of different human papinomavirus genotypes in cervical specimens of HIV-1-infected women without history of cervical pathology.J Acquir Immune Defic Syndr,2009,50(2):168-175.

［54］Mbulawa ZZ,Coetzee D,Marais DJ,et al.Genital human papillomavirus prevalence and human papillomavirus concordance in heterosexual couple are positively associated with human immunodeficiency virus coinfection.J infect Dis,2009,199(10):1514-1524.

［55］邵树军,吕毅,孙萍,等.肿瘤患者感染HIV抗体阳性分析与研究.中华医院感染学杂志,2008,18(2):204-205.

［56］邱梅婷.2987例恶性肿瘤患者HIV感染结果分析,中国医疗前沿,2011,7(6):60.

［57］李科,洪志鹏,沈丽达,等.云南省住院肿瘤患者艾滋病感染现状及分析.现代预防医学,2013,40(1):162-163.

［58］Grulich AE,Leeuwen MT,Falster MO,et al.Incidence of cancers in people with H1V/AIDS compared with immunosuppressed transplant recipients:a meta-analysis.Lancet,2007(370):59-67.

［59］Fujita Y,Otsuki H,Watanabe Y,et al.Generation of a replication competent chimeric simian-human immunodeficiency virus carrying env from subtype C clinical isolate through intracellular homologous recombination.Virology,2013,436(1):100-111.

［60］Ruiz A,Schmitt K,Culley N,et al.Simian-human immunodeficiency viruses expressing chimeric subtype B/C proteims demonstrate the important of the amino terminal and transmembrance domains in the rate of CD_4^+ T cell in macaques.Virology,2013,435(2):395-405.

［61］Li Y,Ling W,Xu H,et al.The activation and dynamics of cytokine expression by CD_4^+ T cell and AIDS progression in HIV-1 infected Chinese individuals.Microb Pathog,2012,53(5/6):189-197.

［62］Konstantinopoulos PA,Sullivan RJ,Karamouzis MV,et al.Investigational agents for treatment of AIDS-related Kaposi's sarcoma.Expert Opin Investig Drugs,2007(16):495-504.

［63］Pyakurel P,Pak F,Mwakigonja AR,et al.KSHV/HHV-8 and HIV infection in Kaposi's sarcoma development.Infect Agent Cancer,2007(2):4.

[64] Dittmer DP,Krown SE.Targeted therapy for Kaposi's sarcoma and Kaposi's sarcoma-associated herpesvirus.Curr Opin Oncol,2007(19):452-457.

[65] Carbone A,Cesarman E,Spina M,et al.HIV-associated lymphomas and gamma-herpesviruses.Blood,2009(113):1213-1224.

[66] Ambinder RF,Bhatia K,Martinez-Maza O,et al.Cancer Biomarkers in HIV patients.Curr opin HIV AIDS,2010,5(6):531-537.

[67] Tanaka PY,Ohshima K,Matsuoka M,et al.Epstein-Barr Viral Load is Associated to Response in AIDS-Related Lymphomas.Indian J Hematol Blood Transfus,2014,30(3):191-194.

[68] 李涛,钱德英,岑坚敏,等.子宫颈高级别鳞状上皮内瘤变高危因素分析.实用医学杂志,2011,27(10):1805-1807.

[69] Bohlius J,Valeri F,Maskew M,et al.Incidence of Kaposi sarcoma in HIV-infected patients receiving antiretroviral therapy:A prospective multicohort study from southern Africa.J Clin Oncol,2011(29):1589.

[70] Franceschi S,Maso LD,Rickenbach M,et al.Kaposi sarcoma incidence in the Swiss HIV Cohort Study before and after highly active antiretroviral therapy.Br J Cancer,2008(99):800-804.

[71] Manila G,Bernice F,Hamid B,et al.Prologed use of pegylated liposomal doxorubicin in an HIV-infected population with Kaposi sarcoma at an inner-city safety net hospital.Blood,2010(116):4873.

[72] Gbabe OF,Okwundu CI,Dedicoat M,et al.Treatment of severe or progressive Kaposi's sarcoma in HIV-infected adults.Cochrane Database Syst Rev,2014(13):8-10.

[73] Donato V,Guarnaccia R,Dognini J,et al.Radiation therapy in the treatment of HIV-related Kaposi sarcoma.Anticancer Res,2013(33):2153-2157.

[74] Mani D,Neil N,Isral R,et al.A retrospective analysis of AIDS-associated Kaposi's sarcoma in patients with undetectable HIV viral loads and CD_4 counts greater than 300 cell/mm^3.J Int Assoc Physicians AIDS Care,2009,8(5):279-285.

[75] Kathryn C,Dalitso M,Mosed M,et al.Risk factor for mortality in AIDS-associated Kaposi's sarcoma in a primary care antiretroviral treatment program in Malawi.Int Health,2010(2):99-102.

[76] Koon HB,Krown SE,Lee JY,et al.Phase Ⅱ trial of imatinib in AIDS-associated Kaposi's sarcoma:AIDS Malignancy Consortium Protocol 042.J Clin Oncol,2014,32(5):402-408.

[77] Thomas SU,Kathleen W,Cody P,et al.Phase Ⅰ and pharmacokinetic study of soarafenib in Kaposi's sarcoma.J Clin Oncol,2013(31):10588.

［78］Mark NP, Thomas SU, Kathleen W, et al.Phase I / II study of the satety, pharmacokinetics and efficacy of pomalidomide in the treatment of Kaposi's sarcoma in individuals with or without HIV.J Clin Oncol, 2013 (31): 10595.

［79］Ambinder RF, Bhaatia K, Martinez-Maza O, et al.Cancer Biomarkers in HIV patients.Curr opin HIV AIDS, 2010, 5 (6): 531-537.

［80］Weiss R, Mitrou P, Arasteh K, et al.Acquired immunodeficiency Syndrome-related lymphoma; simultaneous treatment with combined cyclophosphamide, doxorubicin, vincristine, and prednisone chemotherapy and highly active antiretroviral therapy is safe and improve survival-results of the German multicenter trial.Cancer, 2006, 106 (7): 1560-1568.

［81］Ribera JM, Oriol A, Morgades M, et al.Safety and efficacy of cyclophosphamide, adriamycin, vincristine, prednisone and rituximab in patients with human immunodeficiency virus-associated diffuse large B-cell lymphoma: results of a phase II trial.Br J Haematol, 2008, 140 (4): 411-419.

［82］Sparano JA, Lee JY, Kaplan LD, et al.Rituximab plus concurrent infusional EPOTH chemotherapy is highly effective in HIV-associated B-cell non-Hodgkin lymphoma, Blood, 2010 (115): 3008-3016.

［83］Re A, Michieli M, Casari S, et al.High-dose therapy and autologous peripheral blood stem cell transplantation as salvage treatment for AIDS-related lymphoma: long-term results of the Italian Cooperative Group on AIDS and Tumors (GICAT) study with analysis of prognostic factors.Blood, 2009 (114): 1306-1313.

［84］Sherertz R J, Ely EW, Westbrook DM, et al.Education of physicians-in-training can decrease the risk for vascular catheter infection.Ann Intern Med, 2000, 132 (8): 641-648.

［85］刘保池,王盟,冯艳玲,等.免疫缺陷与艾滋病相关淋巴瘤的临床分析.上海医学, 2011, 34 (11): 818-821.

［86］Dal Maso L, Serraino D, Franceschi S.Epidemiology of AIDS-related tumors in developed and developing countries.Eur J Cancer, 2001 (37): 1188.

［87］Fimhaber C, Wilkin T.Human papillomavirus vaccines: where do they fit in HIV.infected individuals.Curr HIV/AIDS Rep, 2012, 9 (3): 278-286.

［88］Shrivastava SK, Engineer R, Rajadhyaksha S, et al.HIV infection and invasive cervical cancers, treatment with radiation therapy: toxicity and outcome.Radiother Oncol, 2005, 74 (1): 31.

［89］Fevereiro MC.HIV infection and non-AIDS-defining malignancies: an outpatient clinic experience.Acta Med Port, 2014, 27 (2): 181-190.

［90］Sigel K, Wisnicesky J, Shahrir S, et al.Findings in asymptomatic HIV-infected patients undergoing chest computed tomograpy testing: implications for lung cancer screening, AIDS,

2014,28(7):1007-1014.

［91］Chou SH,Prabhu SJ,Crothers K,et al.Thoracic diseases associated with HIV infection in the era of antiretroviral therapy:clinical and imaging findings.Radiographics,2014,34(4):895-911.

［92］Shiels MS,Pfeiffer RM,Chaturvedi AK,et al.impact of the HIV epidemic on the incidence rates of anal cancer in the United States.J Natl Cancer Inst,2012,104(20):1591-1598.

［93］Sendagorta E1,Herranz P,Guadalajara H,et al.Prevalence of abnormal anal cytology and high-grade squamous intraepithelial lesions among a cohort of HIV-infected men who have sex with men.Dis Colon Rectum,2014,57(4):475-481.

［94］廖娜,陈晓霞,李民,等.北京市男-男性接触者 HIV 与肛门高危型 HPV 感染的关联性研究.现代预防医学,2013,40(11):2154-2158.

［95］Munoz-Bongrand N1,Poghosyan T,Zohar S,et al.Anal carcinoma in HIV-infected patients in the era of antiretroviral therapy:a comparative study.Dis Colon Rectum,2011,54(6):729-735.

［96］郑雄伟,林晋,林贤东,等.霍奇金淋巴瘤与 EB 病毒感染的相关性研究.中国癌症杂志,2010(20):634-637.

［97］Yotsumoto M,Hagiwam S,Ajisawa A,et al.Clinical characteristics of human immunodeficieney virus-associated Hodgkin lymphoma patients in Japan.Int J Hematol,2012,96:247-253.

［98］Zhang YX,Gui XE,Zhong YH,et al.Cancer in cohort of HIV-infected population:prevalence and clinical characteristics.J Cancer Res Clin Oncol,2011,137(4):609-614.

［99］Nunnari G1,Berretta M,Pinzone MR,et al.Hepatocellular carcinoma in HIV positive patients.Eur Rev Med Pharmacol Sci,2012,16(9):1257-1270.

［100］周军,龙清云,刘骏方,等.艾滋病合并肝癌患者 TACE 术相关问题的探讨.介入放射学杂志,2011,2(1):25-27.

［101］Chapman C,Aboulafia DM,Dezube BJ,et al.Human immunodeficiency virus-associated adenocarcinoma of the colon:clinicopathologic findings and outcome.Clin Colorectal Cancer,2009,8(4):215-219.

［102］Suneja G,Shiels MS,Angulo R,et al.HIV-infected individuals are less likely to receive treatment for some cancers than uninfected people,which may affect survival rates.J Clin Oncol,2014,32(22):2344-2350.

［103］Novoa AM,de Olalla PG,Clos R,et al.Increase in the non-HIV-related deaths among AIDS cases in the HAART era.Curr HIV Res,2008,6(1):77-81.

［104］Ambinder RF,Bhaatia K,Martinez-Maza O,et al.Cancer Biomarkers in HIV patients.Curr opin HIV AIDS,2010,5(6):531-537.

［105］D'Addario G,Dieterle A,Torhorst J,et al HIV-testing and newly-diagnosed malignant lymphomas.The SAKK 96/90 registration study.Leuklymphoma,2003,44（1）:133-138.

［106］Sparano JA,Lee JY,Kaplan LD,et al.Rituximab plus concurrent infusional EPOTH chemotherapy is highly effective in HIV-associated B-cell non-Hodgkin lymphoma.Blood,2010（115）:3008-3016.

［107］Re A,Michieli M,Casari S,et al.High-dose therapy and autologous peripheral blood stem cell transplantation as salvage treatment for AIDS-related lymphoma:long-term results of the Italian Cooperative Group on AIDS and Tumors（GICAT）study with analysis of prognostic factors.Blood,2009（114）:1306-1313.

［108］夏咸军,陈辉,刘永福,等.艾滋病合并恶性肿瘤的临床特征及外科治疗分析.中华普通外科杂志,2012,27（9）:763-765.

［109］陈万青,郑荣寿,张思维,等.2003~2007年中国肺癌发病与死亡分析.实用肿瘤学杂志,2012,26（1）:6-10.

［110］赵铭,陈晓峰,刘鸿程,等.肺结核合并肺癌的危险因素及预后分析.实用医学杂志,2010,26（11）:1951-1953.

［111］陈虹.105例肺癌合并肺结核临床分析.中国卫生标准管理,2015,6（3）:133-134.

［112］蔡振颖.肺癌合并肺结核的影像学特点分析.河北医药,2014,36（22）:1458-1459.

［113］古颖春,宋业琳,刘玉峰.肺结核合并肺癌患者的临床特征及预后影响因素.中华医学杂志,2014,94（36）:2838-2840.

［114］Schweigert M,Dubecz A,Beron M,et al.Pulmonary infections imitating lung cancer:clinical presentation and therapeutical approach.Ir J Med Sci,2013,182（1）:73-80.

［115］Franco E,Giambi C,Ialacci R,et al.Risk groups for hepatitis A virus infection.Vaccine,2003,21（19-20）2224-2233.

［116］Bordia L,Rozeraa G,Scognamiglio P,et al.Monophyletic outbreak of hepatitis A involving HIV-infected men who have sex with men,Rome,Italy 2008-2009.Clin Virol,2012（54）:26-29.

［117］Bovier PA,Bock J,Ebengo TF,et al.Predicted 30-year protection after vaccination with an aluminum-free virosomal hepatitis vaccine.Med Virol,2010（82）:1629-1634.

［118］Spada E,Genovese D,Tosti ME,et al.An outbreak of hepatitis A virus infection with a high case-fatality rate among injecting drug users.Hepatol,2005,43（6）:958-964.

［119］陈建霖,管灵素,张晓红.血液系统恶性肿瘤患者乙型肝炎病毒感染的临床分析.临床血液学杂志,2013,26（1）:29-32.

［120］李新慧,吴超.乙肝病毒再激活的危险因素和防治方案.中华临床医师杂志（电子版）,2011,5（1）:133-135.

［121］Liang R.How I treat and monitor viral hepatitis B infection in patients receiving intensive immunosuppressive therapies or undergoing hematopoietic stem cell transplantation.Blood, 2009,113(14):3147-3153.

[122] Jaime C,José ML,José L,et al.Fibrosing cholestatic hepatitis following cytotoxic chemotherapy for small-cell lung cancer.World J Gastroenterol,2009,15(18):2290-2292.

[123] Jang JW.Hepatitis B virus reactivation in patients with hepatocellular carcinoma undergoing anticancer therapy.World J Gastroenterol,2014(20):7675-7685

[124] Yuan-Qing Zhang,Jin-Sheng Guo.Antiviral therapies for hepatitis B virus-related hepatocellular carcinoma.World J Gastroenterol,2015,21(13):3860-3866.

[125] Ha Ra Gu,Dong-Yeop Shin,Hong Seok Choi,et al.HBV reactivation in a HBsAg-negative patient with multiple myeloma treated with prednisolone maintenance therapy after autologous HSCT.Blood Research,2015,50(1):51-53.

[126] Kim MK,Ahn JH,Kim SB,et al.Hepatitis B reactivation during adjuvant anthracycline-based chemotherapy in patients with breast cancer:a single institution's experience.Korean J Intern Med,2007(22):237-243.

[127] 潘儒艳,蒋旭超,张华,等.非霍奇金淋巴瘤患者乙型肝炎病毒感染状况分析.中国癌症防治杂志,2013,5(4):349-350.

[128] Yun Fan,Chong Luo,Lvhong Luo,et al.Retrospective analysis of hepatitis B virus reactivation after rituximab combination chemotherapy in patients with B-cell lymphoma,Chinese-German.Journal of Clinical Oncology,2011(12):721-725.

[129] 孙静,胜造杰.恶性肿瘤化疗与乙肝病毒再激活及相关高危因素临床研究.中国实用医刊,2013(17):85-86.

[130] 谭竞,魏锦,邹兴立.免疫抑制剂致乙肝病毒再激活的临床分析.临床内科杂志,2010(8):531-533.

[131] 吴凡,田德英.《慢性乙型肝炎防治指南(2010年版)》解读.临床内科杂志,2014,31(5):359-360.

[132] 杨松,邢卉春,成军.《欧洲肝脏病学会慢性HBV感染临床管理指南》解读.中国肝脏病杂志(电子版),2012,4(2):42-50.

[133] Wai-Kay Seto.Hepatitis B virus reactivation during immunosuppressive therapy:Appropriate risk stratification.World J Hepatol,2015,7(6):825-830.

[134] Venessa P.Hepatitis B reactivation in the setting of chemotherapy and immunosuppression-prevention is better than cure.World J Hepatol,2015,7(7):954-967.

[135] Soriano V,Vispo E,Fernandez-Montero JV,et al.Update on HIV/HCV coinfection.Curr HIV/AIDS Rep,2013,10(3):226-234.

[136] Karoney MJ,Siika AM.Hepatitis C virus(HCV)infection in Africa:review.Pan Afr Med J,2013(14):44.

[137] Masahiko I, Kyoko M.Enhanced expression of lymphoma genesis-relatedgenes in peripheral blood B cells of chronic hepatitis C patients.Clinical Immunology,2010(135):459-465.

[138] Adlhoch C, Wolf A, Meisel H, et al.High HEV prevalence in four different wild boar populations in East and West Germany.Vet Microbiol,2009(139):270-278.

[139] Durazzo M, Premoli A, Paschetta E, et al.Overlap syndromes of autoimmune hepatitis:an open question.Dig Dis Sci,2013(58):344-348.

[140] Moran CA, Suster S.The World Health Orgization(WHO)Histologic classification of thomomas:a reanalysis.Currtreat options oncol,2008,9(4-6):288-299.

[141] Engel EA.Epidemiology of thymoma and associatd malignancies.J Thorac Oncol,2010,5(Suppl 4):S260-265.

[142] Shelly S, Agmon-Levin N, Altman A, et al.Thymoma and autoimmunity.Cell Mol Immunol,2011,8(3):199-202.

[143] Nesrine M, Imen C.Effect of chemotherapy on autoimmune hepatitis in thymoma:a case report and literature review.Cancer Biol Med,2013(10):169-173.

[144] Suna Y, Nevin O.Acute presentation of autoimmune hepatitis in a patient with myasthenia gravis, thymoma, Hashimoto thyroiditis and connective tissue disorder.Hepatology Research,2012(42):835-839.

[145] Asakawa H, Kashihara T, Fukuda H, et al.patient with thymoma and four organ-specific autoimmune diseases.Neth J Med,2002(60):292-295.

[146] Arun R, David K.Acute Autoimmune Hepatitis, Myositis and Myasthenic Crisis in a Patient with Thymoma.Thorac Oncol,2013,8(10):e87-e88.

[147] Isaacson PG, Du MQ.MALT lymphoma:from morphology to molecules.Nat Re Cancer,2004,4(8):644-653.

[148] 刘志彬,文菁菁.30 例 MALT 淋巴瘤的临床特征及生存预后分析.四川大学学报(医学版),2013,44(3):507-510.

[149] Ye MQ, Suriawinata A, Black C, et al.Primary hepatic marginal zone B-cell lymphoma of muco-associated lymphoid tissue type in a patient with primary biliary cirrhosis.Arch Pathol Lab Med,2000(124):604-608.

[150] Shoko N, Taiji Y.Primary hepatic MALT lymphoma associated with primary biliarycirrho.Leukemia Research,2010(34):e17-e20.

[151] Kazuto T.A Case of Primary Biliary Cirrhosis That Progressed Rapidly after Treatment Involving Rituximab.Case Rep Gastroenterol,2013(7):195-201.

[152] Lindor KD, Gershwin ME, Poupon R, et al.Primary biliary cirrhosis.Hepatology,2009(50):291-308.

[153] Tsuda M, Moritoki Y.Biochemical and immunologic effects of rituximab in patients with

primary biliary cirrhosis and an incomplete response to ursodeoxycholic acid.Hepatology, 2012(55):512-521.

[154] Cholongita E,Chrysoula P,Kaklamanis L,et al.Is there any association between non-Hodgkin's lymphoma and primary sclerosing cholangitis/autoimmune hepatitis overlap syndrome.Dig Dis Sci,2008(53):867-868.

[155] Willingham DL,Menke DM,Satyanarayana R,et al.Gallbladder Lymphoma in Primary Sclerosing Cholangitis.Clinical Gastroenterology and Hepatology,2009,7(2):A26.

[156] 闫志丰,董秋峰,甄海宁,等.人巨细胞病毒与肿瘤研究进展.现代生物医学进展, 2013(13):2774-2775.

[157] Baryawno N,Rahbar A,Wolmer-Solberg N,et al.Detection of human cytomegalovirus in medulloblastomas reveals a potential therapeutic target.Clin Invest 2011,121(10):4043-4055.

[158] Wang D,Dubois RN.Eicosanoids and cancer.Nat Rev Cancer,2010,10(3):181-193.

[159] Burn J,Gerdes AM,Macrae F,et al.CAPP2 Investigators.Long-term effect of aspirin on cancer risk in carriers of hereditary colorectal cancer:an analysis from the CAPP2 randomised controlled trial.Lancet,2011,378(9809):2081-2087.

[160] Din FV,Theodoratou E,Farrington SM,et al.Effect of aspirin and NSAIDs on risk and survival from colorectal cancer.Gut 2010,59(12):1670-1679.

[161] Vine LJ,Shepherd K,Hunter JG,et al.Characteristics of Epstein-Barr virus hepatitis among patients with jaundice or acute hepatitis.Aliment Pharmacol Ther,2012,36(1):16-21.

[162] Kofteridis DP,Koulentaki M,Valachis A,et al.Epstein Barr virus hepatitis.Eur J Intern Med,2011,22(1):73-76.

[163] Kim SY,Park C,Kim HJ,et al.Deregulation of immune response genes in patients with Epstein-Barr virus-associated gastric cancer and outcomes.Gastroenterology,2015,148(1): 137-147.

[164] Banerjee AS,Pal AD,Banerjee S,et al.Epstein-Barr virus-encoded small non-coding RNAs induce cancer cell chemoresistance and migration.Virology,2013,443(2):294-305.

[165] Akira S,Naoko A,Atsuko N,et al.Epstein-Barr Virus(EBV)-positive Sporadic Burkitt Lymphoma An Age-related Lymphoproliferative Disorder.Am J Surg Pathol,2015,39(2): 227-235.

[166] Chayanupatkul M,Liangpunsakul S.Alcoholic hepatitis:a comprehensive review of pathogenesis and treatment.Gastroenterol,2014,20(20):6279-6286.

[167] Moreau R,Rautou PE.G-CSF therapy for severe alcoholic hepatitis:targeting liver regeneration or neutrophil function.Gastroenterol,2014,109(9):1424-1426.

[168] Cano A,Alonso C,Naga Chalasani,et al.Management of Non-alcoholic Fatty Liver

Disease:Practice Guideline by the American Gastroenterological Association, American Association for the Study of Liver Diseases, and American College of Gastroenterology. Gastroenterology, 2012(142):1592-1609.

[169] Dietrich P, Hellerbrand C.Non-alcoholic fatty liver disease, obesity and the metabolic syndrome.Best Pract Res Clin Gastroenterol, 2014, 28(4):637-653.

[170] Mariana L, Ruben H, Mark S, et al.Prevalence of Nonalcoholic Fatty Liver Disease in the United States:The Third National Health and Nutrition Examination Survey 1988-1994.Am J Epidemiol, 2013, 178(1):38-45.

[171] Farrell GC, Latter CZ.Nonalcoholic fatty liver disease:from steatosis to cirrhosis. Hepatology, 2006, 43(2 Suppl 1):S99-S112.

[172] Akhondi-Meybodi M, Mortazavy-Zadah MR, Hashemian Z, et al.Incidence and risk factors for non-alcoholic steatohepatitis in females treated with tamoxifen for breast cancer.Arab J Gastroenterol, 2011, 12(1):34-36.

[173] Dyson J, Day C.Treatment of non-alcoholic fatty liver disease.Dig Dis, 2014, 32(5):597-604.

[174] Edward G, David M, Harlan MD, et al.Diabetes and Cancer:A Consensus Report.A Cancer Journal for Clinicians, 2010, 60(4):207-221.

[175] Barone BB, Yeh HC, Snyder CF, et al.Long-term all-cause mortality in cancer patients with preexisting diabetes mellitus:a systematic review and meta-analysis.JAMA, 2008, 300(23): 2754-2764.

[176] 韩倩,杨岩,刘春水,等.2型糖尿病伴发恶性肿瘤664例临床分析.中国实验诊断学, 2012, 16(1):121-123.

[177] Li D, Yeung SC, Hassan MM, et al.Anti-diabetic therapies affect risk of pancreatic cancer. Gastroenterology, 2009, 137(2):482-488.

[178] Chen YF, Tong JD.The clinical analysis of the relationship between diabetes mellitus and pancreatic cancer.Journal of Clinical Medicine in Practice, 2010(14):75-77.

[179] Ben Q, Cai Q, Li Z, et al.The relationship between new-onset diabetes mellitus and pancreatic cancer risk:a case-control study.Eur J Cancer, 2011, 47(2):2482-2854.

[180] Ben Q, Xu M, Ning X, et al.Diabetes mellitus and risk of pancreatic cancer:a meta-analysis of cohort studies.Eur J Cancer, 2011, 47(13):1928-1937.

[181] Pannala R, Basu A, Petersen GM, et al.New-onset diabetes:a potential I clue to the early diagnosis of pancreatic cancer.Lancet Oncol, 2009, 10(1):88-95.

[182] Wang C, Wang X, Gong G, et al.Increased risk of hepatocellular carcinoma in patients with diabetes mellitus:A systematic review and meta-analysis of cohort studies.Int J Cancer, 2011, 130(7):1639-1648.

［183］Deng L,Gui Z,Zhao L,et al.Diabetes mellitus and the incidence of colorectal cancer:an updated systematic review and meta-analysis.Dig Dis Sci,2012,57(6):1576-1585.

［184］Larsson SC,Orsini N,Wolk A.Diabetes mellitus and risk of colorectal cancer:a meta-analysis.J Natl Cancer Inst,2005,97(22):1679-1687.

［185］Friberg E,Orsini N,Mantzoros CS,et al.Diabetes mellitus and risk of endometrial cancer:a meta-analysis.Diabetologia,2007,50(7):1365-1374.

［186］Steiner E,Plata K,Interthal C,et al.Diabetes mellitus is a multivariate independent prognostic factor in endometrial carcinoma:a clinicopathologic study on 313 patients. European journal of gynaecological oncology,2007,28(2):95-97.

［187］Chia VM,Newcomb PA,Trentham-Dietz A,et al.Obesity,diabetes,and other factors in relation to survival after endometrial cancer diagnosis.International journal of gynecological cancer,2007,17(2):441-446

［188］Liao S,Li J,Wei W,et al.Association between diabetes mellitus and breast cancer risk:a meta-analysis of the literature.Asian Pac J Cancer Prev,2011,12(4):1061-1065.

［189］Larsson SC,Mantzoros CS,Wolk A,et al.Diabetes mellitus and risk of breast cancer:a meta-analysis.Int J Cancer,2007,121(4):856-862.

［190］Li L,Cui DL,Li Z,et al.The relative mechanism of diabetes mellitus and cancer.Chinese Journal of Basic Medicine in Traditional Chinese Medicine,2013,19(11):1372-1374.

［191］MacKenzie T,Zens MS,Ferrara A,et al.Diabetes and risk of bladder cancer:evidence from a case-control study in New England.Cancer,2011,117(7):1552-1556.

［192］Xu X,Wu J,Mao Y,et al.Diabetes mellitus and risk of bladder cancer:a meta-analysis of cohort studies.PLos one,2013,8(3):e58079.

［193］Bonovas S,Filioussi K,Tsantes A,et al.Diabetes mellitus and risk of prostate cancer:a meta-analysis.Diabetologia,2004,47(6):1071-1078.

［194］Kasper JS,Giovannucci E.A meta-analysis of diabetes mellitus and the risk of prostate cancer.Cancer Epidemiol Biomarkers Prey,2006,15(11):2056-2062.

［195］Mitri J,Castillo J,Pittas AG,et al.Diabetes and risk of Non-Hodgkin's lymphoma:a meta-analysis of observational studies.Diabetes Care,2008,31(12):2391-2397.

［196］Habib SL,Prihoda TJ,Luna M,et al.Diabetes and risk of renal cell carcinoma.J Cancer, 2012(3):42-48.

［197］Siddiqui AA,Maddur H,Naik S,et al.The association of elevated HbA1c on the behavior of adenomatous polyps in patients with type-Ⅱ diabetes mellitus.Dig Dis Sci,2008,53(4): 1042

［198］Yang W,Lu J,Weng J,et al.China National Diabetes and Metabolic Disorders Study Group.Prevalence of diabetes among men and women in China.N Engl J Med,2010,362

（12）：1090.

［199］Giovannuci E.Insulin，insulin-like growth factors and colon cancel a review of the evidence. J Nutr，2001，131（11）：3109.

［200］Jemal A，Siegel R，Ward E，et a1.Cancer statistics，2009.CA Cancer J Clin，2009，59（4）：225-249.

［201］Bardou M，Barkun AN，Martel M.Obesity and colorectal cancer.Gut，2013，62（6）：933-947.

［202］Holmes MD，Chen WY，Feskanich D，et a1.Physical activity and survival after breast cancer diagnosis.JAMA，2005，293（20）：2479.

［203］张果，李小平，王建六，等．子宫内膜癌细胞和组织中胰岛素受体亚型的表达及作用的初步探讨．中华妇产科杂志，2012，47（11）：839445.

［204］Gallagher EJ，LeRoith D.The proliferating role of insulin and insulin-like growth factors in cancer.Trends Endocrinol Metab，2010，21（10）：610-618.

［205］Park J，Sarode VR，Euhus D，et a1.Neuregulin 1-HER axis as a key mediator of hyperglycemic memory effects in breast cancer.Proc Natl Acad Sci USA，2012，109（51）：58-63.

［206］EI Mjiyad N，Care-Maldonado A，Ramirez-Peinado S，et al.Sugar free approaches to cancer cell killing.Oncogene，2011，30（3）：253-264.

［207］Liu H，Ma Q，Li J.High glucose promotes cell proliferation and enhances GDNF and RET expression in pancreatic cancer cells.Mol Cell Biochem，2011，347（1-2）：95-101.

［208］Stein KB，Snyder CF，Barone BB，et al.Colorecta]cancer out-comes recurrence，and complications in persons with and without diabetes mellitus：a systematic review and meta-analysis.DigDis Sci，2010，55（7）：1839-1851.

［209］Frasca F，Pandini G，Sciacca L，et a1.The role of insulin receptors and IGF I receptors in cancer and other diseases.Arch Phys Bioch，2008，114（1）：23-37.

［210］韩丽媛，华启航，张莉娜，等．糖尿病与恶性肿瘤关系的研究进展．实用肿瘤学杂志，2013，27，（127）：440-443.

［211］Ellis LM，Hicklin DJ.VEGF-targeted therapy：mechanisms of anti tumour activity.Nature Rev Cancer，2008，8（8）：579-591.

［212］Brownlee M.The pathobiology of diabetic complication：a uniting mechanism.Diabetes，2005，3（54）：1615-1625.

［213］Crujeiras AB，Diaz-Legares A，Carreira MC，et al.Oxidative stress associated to dysfunctional adipose tissue：a potential link between obesity，type 2 diabetes mellitus and breast cancer.Free Radic Res，2013，47（4）：243-256.

［214］王萍，鲍健，余龙章，等．癌症患者糖尿病发生率及其血清 TNF-α 和 IL-6 的表达．实

用糖尿病杂志,2007,3(2):18-19.

[215] Ziemke F,Mantzoros CS.Adiponectin in insulin resistance:lessons from translational research.Am J Clin Nutr,2010,91(1):258S-261S.

[216] Barb D,wmiafns CJ,Neuwirth AK,et al.Adiponectin in relation to malignancies:a review of existing basic research and clinical evidence.Am J Clin Nutr,2007,86(3):858-866.

[217] Cust AE,Kaaks R,Friedenreich C,et al.Plasma adiponectin levels and endometrial cancer risk in pre- and postmenopausal women.J Clin Endocrinol Metab,2007,92(1):255-263.

[218] Mohammed A,Janakiram NB,Brewer M,et al.Antidiabetic Drug Meformin Prevents Progression of Pancreatic Cancer by Targeting in Part Cancer Stem Cells and mTOR Signaling.Transl Oncol,2013,6(6):649-659.

[219] Colmers IN,Bowker SL,Johnson JA,et al.Thiazolidinedione use and cancer incidence in type 2 diabetes:A systematic review and meta analysis.Diabetes Metab,2012,38(6):475-484.

[220] Shukla A,Grisouard J,Ehemann V,et al.Analysis of signaling pathways related to cell proliferation stimulated by insulin analogs in human mammay epithelial celt lines.Endocr Relat Cancer,2009,16(2):429-441.

[221] Andersson C,Vaag A,Selmer C,et al.Risk of cancer in patients using glucose-lowering agents:a nationwide cohort study of 3.6 million people.BMJ Open,2012,2(3):e000433.

[222] Giovannucci E,Harlan DM,Archer MC.et al.Diabetes and cancer:a consensus report. Diabetes Care,2010,33(7):1674-1685.

[223] Liao S,Li J,Wei W,et al.Association between diabetes mellitus and breast cancer risk:a meta-analysis of the literature.Asian Pac J Cancer Prev,2011,12(4):1061-1065.

[224] 刘月芬.恶性肿瘤合并糖尿病62例临床治疗分析.中国现代药物应用,2013(24):58-59.

[225] Novosyadlyy R,Le Roith D.Hyperinsulinemia and type 2 diabetes.cell Cycle,2010,9(8):1449-1450.

[226] Vigneri P,Frasca F,Sciacca L,et al.Diabetes and cancer.Endocr Relat Cancer,2009,16(4):1103-1123.

[227] Dziadziuszko R,Camidge DR,Hirsch FR,et al.The insulin-like growth factor pathway in lung cancer.J Thorac Oncol,2008,3(8):815-818.

[228] Jonsson JM,Ljung R,Talbck M,et al.Insulin glargine use and short-term incidence of malign follow-up study in Sweden.Diabetologia,2009,52(9):1745-1754.

[229] Currie CJ,Poole CD,Gale EA,et al.The influence of glucose-lower therapies on cancer risk in type 2diabets.Diabetologia,2009,52(9):1766-1777.

[230] Wang RX,Hu SQ.A study of the relationship between diabetesmellitus and colorectal

cancer.Journal of Practical Medicine,2007,23(22):3518-3520.

[231] Hikata T,Iwanami A,Hosogane N,et al.High preoperative hemoglobin A1c is a risk factor for surgical site infection after posterior thoracic and lumbar spinal instrumentation surgery. J Orthop Sci,2014,19(2):223-228.

[232] O'Sullivan CJ,Hynes N,Mahendran B,et al.Hemoglobin A1c(HbA1c)in non-diabetic and diabetic vascular patients.Is HbA1c an independent risk factor and predictor of adverse outcome.Eur J Vasc Endovasc Surg,2006,32(2):188-197.

[233] Schroeder SM.Perioperative management of the patient with diabetes mellitus:update and overview.Clin Podiatr Med Surg,2014,31(1):1-10.

[234] Browning AC,Alibhai A,McIntosh RS,et al.Effect of diabetes mellitus and hyperglycemia on the proliferation of human Tenon's capsule fibroblasts:implications for wound healing after glaucoma drainage surgery.Wound Repair Regen,2005,13(3):295-302.

[235] 中国医师协会糖尿病分会.中国2型糖尿病防治指南(2010年版).中国糖尿病杂志, 2012,20(1):S1-S36.

[236] Ayyamperumal A,Tharini G,Ravindran V,et al.Cutaneous manifestations of internal malignancy.Indian J Dermatol,2012,57(4):260-264.

[237] Insinga RP,Itzler RF,Pellissier JM,et al.The incidence of herpes zoster in a United States administrative database.J Gen Intern Med,2005,20:748-753.

[238] Liu B,Heywood AE,Reekie J,et al.Risk factors for herpes zoster in a large cohort of unvaccinated oder adults:a prospective cohort study.Cambridge University Press,2015,11 (4):818-825.

[239] Sybil P,Ana MC,Hélène B,et al.Similar herpes zoster incidence across Europe:results from a systematic literature review.BMC Infectious Diseases,2013(13):170-180.

[240] Wang YP,Liu CJ,Hu YW,et al.Risk of cancer among patients with herpes zoster infection: a population-based study.Open Med,2013,7(2):e68-73.

[241] Chiu HF,Chen BK,Yang CY,et al.Herpes Zoster and Subsequent Risk of Cancer:A Population-Based Study.CMAJ,2012,184(15):E804-809.

[242] Liu YC,Yang YH,Hsiao HH,et a1.Herpes zoster is associated with an increased risk of subsequent lymphoid malignancies - A nationwide population-based matched-control study in Taiwan.BMC Cancer,2012(12):503.

[243] Hata AM,Kuniyoshi Y.Risk of Herpes zoster in patients with underlying diseases:a retrospective hospital-based cohort study.Infection,2011(39):537-544.

[244] Laurel A.H,Gary TR,Michael JS,et al.The Epidemiology of Herpes Zoster in Patients with Newly Diagnosed Cancer.Cancer Epidemiol Biomarkers Prev,2012,22(1):82-90.

[245] Malavige1 GN,Rohanachandra LT,Jones L,et al.IE63-specific T-cell responses

associate with control of subclinical varicella zoster virus reactivation in individuals with malignancies.British Journal of Cancer,2010(102):727-730.

[246] 张美芳,冯静,杨励,等.带状疱疹患者 CD$_4^+$ T 淋巴细胞亚群的检测.中国皮肤性病学杂志.2009,23(4):205-235.

[247] Lin W,Michael K.Cytokine-mediated link between innate immunity,inflammation,and cancer.The Journal of Clinical Investigation,2007,117(5):1175-1183.

[248] Boivin G,Jovey R,Elliott CT,et a1.Management and prevention of herpes zoster:a Canadian perspective.Can J Infect Dis Med Microbiol,2010(21):45-52.

[249] Bader MS.Herpes zoster:diagnostic,therapeutic,and preventive approaches.Am J Emerg Med,2012,30(1):254.e3-5.

[250] Lee DH,Lee JK,Lim SC,et al.Herpes Zoster Laryngitis Accompanied by Ramsay Hunt Syndrome.The Journal of Craniofacial Surgery,2013,24(5):e496-498.

[251] Whitney L,Catherine D,Kassie H,et al.Incidence of Postherpetic Neuralgia After Combination Treatment With Gabapentin and Valacyclovir in Patients With Acute Herpes Zoster:Open-label Study.Arch Dermatol,2011,147(8):901-907.

[252] 顾菊林,温海,刘训荃,等.加巴喷丁胶囊治疗疱疹后神经痛的多中心临床观察.中华皮肤科杂志.2009,42(7):451-454.

[253] Cotton SJ,Belcher J,Rose P,et al.The risk of a subsequent cancer diagnosis after herpes zoster infection:primary care database study.British Journal of Cancer,2013(108):721-726.

[254] Laurel AH,Gary TR,Michael JS,et al.The Epidemiology of Herpes Zoster in Patients with Newly Diagnosed Cancer.Cancer Epidemiol Biomarkers Prev,2012,22(1):82-90.

[255] Walker AJ,Card TR,West J,et al.Incidence of venous thromboembolism in patients with cancer -a cohort study using linked United Kingdom databases.Eur J Cancer,2013,49(6):1404-1413.

[256] Gomes MP,Deitcher SR.Diagnosis of venous thromboembolic disease in cancer patients.Oncology(Williston Park),2003,17(1):126.

[257] Garcia D,Quintana D.Thrombosis and malignancy:a case-based review.Semin Hematol,2011,48(4):259-263.

[258] Timp JF,Braekkan SK,Versteeg HH,et al.Epidemiology of cancer-associated venous thrombosis.Blood,2013,122(10):1712-1723.

[259] Horsted F,West J,Grainge MJ,et al.Risk of venous thromboembolism in patients with cancer:a systematic review and meta-analysis.PLoS Med,2012,9(7):e1001275.

[260] Lee AY.Management of thrombosis in cancer:primary prevention and secondary prophylaxis.Br J Haematol,2005,128(3):291-302.

［261］Chew HK,Wun T,Harvey DJ,et al.Incidence of venous thromboembolism and the impact on survival in breast cancer patients.J Clin Oncol,2007,25（1）:70-76.

［262］Prandoni P,Falanga A,Piccioli A,et al.Cancer,thrombosis and heparin induced thrombocytopenia.Tromb Res,2007,120（suppl 2）:S137-140.

［263］Wun T,White RH.Venous thromboembolism（VTE）in patients with cancer:epidemiology and risk factors.Cancer Invest,2009,27（suppl 1）:63-74.

［264］Khorana AA,Francis CW,Culakova E,et al.Frequency,risk factors,and trends for venous thromboembolism among hospitalized cancer patients.Cancer,2007,110（10）:2339-2346.

［265］Hurwitz H,Fehrenbacher L,Novotny W,et al.bevacizumab plus irinotecan,fluorouracil, and leucovorin for metastaticcolorectal cancer.N Engl J Med,2004,350（23）:2335-2342.

［266］Miller GJ,Bauer KA,Howarth DJ,et al.Increasedincidence of neoplasia of the digestive tract in men with persistent activation of the coagulant pathway.J Thromb Haemost,2004,2（12）:2107-2114.

［267］Goldenberg N,Kahn SR,Solymoss S,et al.Markers of coagulation and angiogenesis in cancer-associated venous thromboembolism.J Clin Oncol,2003,21（22）:4194-4199.

［268］Gunter MJ,Stolzenberg-Solomon R,Cross AJ,et al.A prospective study of serum C-reactive protein and colorectal cancer risk in men.Cancer Res,2006（66）:2483-2487.

［269］Cirillo P,Golino P,Calabro P,et al.C-reactive protein induces tissue factor expression and promotes smooth muscle and endothelial cell proliferation.Cardiovascular Research,2005（68）:47-55.

［270］Devaraj S,Dasu MR,Singh U,et al.C-reactive protein stimulates superoxide anion release and tissue factor activity in vivo.Atherosclerosis,2009（203）:67-74.

［271］Yigit E,Gonullu G,Yucel I,et al.Relation between hemostatic parameters and prognostic/predictive factors in breast cancer.European Journal of Internal Medicine,2008（19）:602-607.

［272］Battistelli S,Stefanoni M,Lorenzi B,et al.Coagulation factor levels in non-metastatic colorectal cancer patients.International Journal of Biological Markers,2008（23）:36-41.

［273］Minnema MC,Fijnheer R,De Groot PG,et al.Extremely high levels of von Willebrand factor antigen and of procoagulant factor Ⅷ found in multiple myeloma patients are associated with activitystatus but not with thalidomide treatment.Journal of Thrombosis and Haemostasis,2003（1）:445-449.

［274］Dogan M,Demirkazik A,Konuk N,et al.The effect of venous thromboembolism on survival of cancer patients and its relationship with serum levels of factor Ⅷ and vascular endothelial growth factor: a prospective matched-paired study.International Journal of Biological Markers,2006（21）:206-210.

[275] Zwicker JI.Predictive value of tissue factor bearing microparticles in cancer associated thrombosis.Thrombosis Research,2010,125(Suppl 2):S89-91.

[276] Khorana AA,Ahrendt SA,Ryan CK,et al.Tissue factor expression,angiogenesis,and thrombosis in pancreatic cancer.Clinical Cancer Research,2007(13):2870-2875.

[277] Tesselaar ME,Romijn FP,Van Der Linden I,et al.Microparticle-associated tissue factor activity:alink between cancer and thrombosis.Journal of Thrombosis and Haemostasis,2007(5):520-527.

[278] Hron G,Kollars M,Weber H,et al.Tissue factor-positrive micro-particles:cellular origin and association with coagulation activation in patients with colorectal cancer.Thrombosis and Haemostasis,2007(97):119-123.

[279] Khorana AA,Francis CW,Menzies KE,et al.Plasma tissue factor may be predictive of venous thromboembolism in pancreatic cancer.Journal of Thrombosis and Haemostasis,2008(6):1983-1985.

[280] Boccaccio C,Sabatino G,Medico E,et al.The MET oncogenedrives a genetic programme linking cancer to haemostasis.Nature,2005(434):396-400.

[281] 常 靓,刘 巍.恶性肿瘤患者静脉血栓栓塞的发病机制及防治研究进展.临床荟萃,2011,26(12):1098-1101.

[282] Blom JW,Vanderschoot JP,Oostindier MJ,et al.Incidence of venous thrombosis in a large cohort of 66329 cancer patients:results of a record linkage study.J Thromb Haemost,2006(4):529-535.

[283] Agnelli G,Bolis G,Capussotti L,et al.A clinical outcome-based prospective study on venous thromboembolism after cancer surgery:the RISTOS project.Ann Surg,2006(243):89-95.

[284] Wagman LD,Baird MF,Bennett CL,et al.Venous thromboembolic disease.NCCN.Clinical practice guidelines in oncology.J Natl Compr Canc Netw,2008(6):716-753.

[285] Geerts WH,Bergqvist D,Pineo GF,et al.Prevention of venous thromboembolism:American College of Chest Physicians Evidence-Based Clinical Practice Guidelines(8th Edition).Chest,2008(133):381S-453S.

[286] Khorana AA,Francis CW,Culakova E,et al.Thromboembolism is a leading cause of death in cancer patients receiving outpatient chemotherapy.J Thromb Haemost,2007(5):632-634.

[287] Deitcher SR,Gomes MP.The risk of venous thromboembolic disease associated with adjuvant hormone therapy for breast carcinoma:a systematic review.Cancer,2004(101):439-449.

[288] Chaiyakunapruk N,Veenstra DL,Lipsky BA,et al.Cholrhexidine compared with povidone-

iodine solution for vascular catheter-site care: a meta-analysis, Ann Intern Med, 2002, 136 (11): 792-801.

[289] Giordano P, Molinari AC, Vecchio GC, et al. Prospective study of hemostatic alterations in children with acute lymphoblastic leukemia. Am J Hematol, 2010 (85): 325-330.

[290] Weijl NI, Rutten MF, Zwinderman AH, et al. Thromboembolic events during chemotherapy for germ cell cancer: a cohort study and review of the literature. J Clin Oncol, 2000 (18): 2169-2178.

[291] Elice F, Jacoub J, Rickles FR, et al. Hemostatic complications of angiogenesis inhibitors in cancer patients. Am J Hematol, 2008 (83): 862-870.

[292] Behrendt CE, Ruiz RB. Venous thromboembolism among patients with advanced lung cancer randomized to prinomastat or placebo, plus chemotherapy. Thromb Haemost, 2003 (90): 734-737.

[293] Hussein MA. Thromboembolism risk reduction in multiple myeloma patients treated with immunomodulatory drug combinations. Thromb Haemost, 2006 (95): 924-930.

[294] Hussein MA. Thromboembolism risk reduction in multiple myeloma patients treated with immunomodulatory drug combinations. Thromb Haemost, 2006 (95): 924-930.

[295] El Accaoui RN, Shamseddeen WA, Taher AT, et al. Thalidomide and thrombosis. A meta-analysis. Thromb Haemost, 2007 (97): 1031-1036.

[296] Connolly GC, Khorana AA. Emerging risk stratification approaches to cancer-associated thrombosis: risk factors, biomarkers and a risk score. Thromb Res, 2010, 125 (Suppl 2): S1-7.

[297] Khorana AA, Francis CW, Culakova E, et al. Thromboembolism in hospitalized neutropenic cancer patients. J Clin Oncology, 2006 (24): 484-490.

[298] Chew HK, Wun T, Harvey D, et al. Incidence of venous thromboembolism and its effect on survival among patients with common cancers. Arch Int Med, 2006 (166): 458-464.

[299] Alcalay A, Wun T, Khatri V, et al. Venous thromboembolism in patients with colorectal cancer: incidence and effect on survival. J Clin Oncol, 2006 (24): 1112-1118.

[300] Chew HK, Davies AM, Wun T, et al. The incidence of venous thromboembolism among patients with primary lung cancer. J Thromb Haemost, 2008 (6): 601-608.

[301] Chew HK, Wun T, Harvey DJ. Incidence of Venous Thromboembolism and the Impact on Survival in Breast Cancer Patients. J Clin Oncology, 2007 (25): 70-76.

[302] Rodriguez AO, Wun T, Chew H, et al. Venous thromboembolism in ovarian cancer. Gyn Oncol, 2007 (105): 784-790.

[303] Hans-Martin M, Otten B, Mathijssen J, et al. Symptomatic venous thromboembolism in cancer patients treated with chemotherapy. Arch internMed, 2004 (164): 190-194.

［304］Hirsh J,Raschke R.Heparin and low-molecular-weight heparin：the Seventh ACCP Conference on Avtithrombotic and Thrombolytic Therapy.Chest,2004,126（3 Suppl）：188s-203s.

［305］Bergqvist D,Agnelli G,Cohen AT,et al.Duration of prophylaxis against wenous thromboembolism with enoxaparin after surgery for cancer.N Eng J Med,2002,346（13）：975-980.

［306］Lyman GH,Khorana AA,Falanga A,et al.American Society of Clinical Oncology Guideline：recommendations for venous thromboembolism prophylaxis and treatment in patients with cancer.J Clin Oncol,2007,25（34）：5490-5505.

［307］Leizorovicz A,Cohen AT,Turpie AG,et al.Randomized,placebo-controlled trial of dalteparin for the prevention of venous thromboembolism in acutely ill medical patients. Circulation,2004（110）：874-879.

［308］Cohen A T,Davidson BL,Gallus AS,et al.Efficacy and safety of fondaparinux for the prevention of venous thromboembolism in older acute medical patients：randomised placebo controlled trial.BMJ,2006（332）：325-329.

［309］Cohen AT,Tapson VF,Bergmann JF,et al.Venous thromboembolism risk and prophylaxis in the acute hospital care setting（ENDORSE study）：a multinational cross-sectional study. Lancet,2008（371）：387-394.

［310］Akl EA,Gunukula S,Barba M,et al.Parenteral anticoagulation in patients with cancer who have no therapeutic or prophylactic indication for anticoagulation.Cochrane Database Syst Rev,2011,13（4）：CD006652.

［311］Van Doormaal FF,Di Nisio M.Randomized trial of the effect of the low molecular weight heparin nadroparin on survival in patients with cancer.J Clin Oncol.2011,29（15）：2071-2076.

［312］Agnes Y.Treatment of cancer-associated thrombosis.blood,2015,122（14）：2310-2317.

［313］Carrier M,Khorana AA,Zwicker J,et al.Management of challenging cases of patients with cancer-associated thrombosis including recurrent thrombosis and bleeding：guidance from the SSC of the ISTH.Journal of Thrombosis and Haemostasis,2013,11（9）：1760-1765.

［314］Kakkar AK,Macbeth F.Antithrombotic therapy and survivalin patients with malignant disease.Br J Cancer,2010,102（Suppl 1）：S24-29.

［315］中华医学会风湿病学分会.多发性肌炎和皮肌炎诊断及治疗指南.中华风湿病学杂志,2010,14（12）：828-831.

［316］Woo JH,Kim YJ,Kim JJ,et al.mortality factors in idiopathic inflammatory myopathy：focusing on malignancy and interstitial lung disease.Mod Rheumatol,2013,23（3）：503-508.

[317] 尹耕,梁燕,邓蓉,等.特发性炎性肌病回顾性队列研究:生存分析及生存相关危险因素.四川大学学报(医学版),2013,44(5):818-822.

[318] Botsios C,Ostuni P,Boscolo-Rizzo P,et al.Dermatomyositis and malignancy of the pharynx in Caucasian patients:report of two observations.Rheumatol Int,2003,23(6):309-311.

[319] Sekine Y,Kubota Y,Kurihara J.A case of dermatomyositis associated with prostatic carcinoma:a case report.Hinyokika Kiyo,2004,50(2):95-97.

[320] 苟丽娟,苏金梅,赵岩,等.皮肌炎和多发性肌炎伴发肿瘤临床特点及文献回顾.中华临床免疫和变态反应杂志,2012,6(4):295-299.

[321] So MW,Koo BS,Kim YG,et al.Idiopathic inflammatory myopathy associated with malignancy:a retrospective cohort of 151 Korean patients with dermatomyositis and polymyositis.J Rheumatol,2011,38(11):2432-2435.

[322] Hill CL,Zhang Y,Sigurgeirsson B,et al.Frequency of specific cancer types in dermatomyositis and polymyositis:a population-based study.Lancet,2001,357(9250):96-100.

[323] Olazagasti JM,Baez PJ,Wetter DA,et al.Cancer risk in dermatomyositis:a meta-analysis of cohort studies.Am J Clin Dermatol,2015,16(2):89-98.

[324] Marie I,Guillevin L,Menard JF,et al.Hematological malignancy associated with polymyositis and dermatomyositis.Autoimmun Rev,2012,11(9):615-620.

[325] Zahr ZA,Baer AN.Malignancy in myositis.Curr Rheumatol Rep,2011,13(3):208-215.

[326] Toshikuni N,Torigoe R,Mitsunaga M,et al.Dermatomyositis associated with hepatocellular carcinoma in an elderly female patient with hepatitis C virus-related liver cirrhosis.World J Gastroenterol,2006,12(10):1641-1644.

[327] Casciola-Rosen L,Nagaraju K,Plotz P,et al.Enhanced autoantigen expression in regenerating muscle cells in idiopathic inflammatory myopathy.J Exp Med,2005,201(4):591-601.

[328] 蔡云雅,方红.恶性肿瘤相关性皮肌炎/多发性肌炎.国际皮肤性病学杂志,2012,38(1):51-54.

[329] 刘越阳,王强,张欣,等.EB病毒感染与皮肌炎/多发性肌炎相关性研究.临床皮肤科杂志,2009,38(2):73-76.

[330] Chen DY,Chen YM,Lan JL,et al.Polymyositis/dermatomyositis and nasopharyngeal carcinoma:the Epstein-Barr virus connection.J Clin Virol,2010,49(4):290-295.

[331] 刘彤,许峰.皮肌炎/多发性肌炎患者伴发恶性肿瘤危险因素的研究与Logistic回归分析.中国皮肤性病学杂志,2007,21(5):270-273.

[332] Royds JA,Iacopetta B.P53 and disease:when the guardian angel fails.Cell Death Differ,2006,13(6):1017-1026.

[333] 张士发,梁再赋,许静,等.皮肌炎并发恶性肿瘤患者 P53 蛋白表达的研究.中国麻风皮肤病杂志,2003,19(2):104-105.

[334] Mimura Y,Yazawa N,Tamaki Z,et al.Anti-p53 antibodies in patients with dermatomyositis/polymyositis.Clin Rheumatol,2007,26(8):1328-1331.

[335] Chen D,Yuan S,Wu X,et al.Incidence and predictive factors for malignancies with dermatomyositis:a cohort from southern China.Clin Exp Rheumatol,2014,32(5):615-621.

[336] Andras C,Ponyi A,Constantin T,et al.Dermatomyositis and polymyositis associated with malignancy:a 21-year retrospective study.J Rheumatol,2008,35(3):438-444.

[337] Stockton D,Doherty VR.Risk of cancer in patients with dermatomyositis or polymyositis,and follow-up implications:a Scottish population-based cohort study.Br J Cancer,2001,85(1):41-45.

[338] Wang J,Guo G,Chen G,et al.Meta-analysis of the association of dermatomyositis and polymyositis with cancer.Br J Dermatol,2013,169(4):838-847.

[339] Chen YJ,Wu CY,Shen JL,et a1.Predicting factors of interstitial lung disease in dermatomyositis and polymyositis.Acta Derm Venereol,2007,87(1):33-38.

[340] 袁锁娟,仁义乐,陆雯俊,等.121 例皮肌炎或多发性肌炎并发恶性肿瘤的临床分析.中国微循环,2009,13(5):429.

[341] 黄斌,吕冬华,柯孔良,等.皮肌炎或多发性肌炎伴发恶性肿瘤 222 例国内文献复习.临床荟萃,2013,28(7):792-794.

[342] 蔡娅菲,梁燕,李芳.皮肌炎合并恶性肿瘤的临床资料分析.疑难病杂志,2014,(12):1263-1265.

[343] Targoff IN,Mamyrova G,Trieu EP,et al.A novel autoantibody to a 155-kd protein is associated with dermatomyositis.Arthritis Rheum.2006.54(11):3682-3689.

[344] Kaji K,Fujimoto M,Hasegawa M,et al.Identification of a novel autoantibody reactive with 155 and 140 kDa nuclear proteins in patients with dermatomyositis:an association with malignancy.Rheumatology(Oxford),2007,46(1):25-28.

[345] 杨阚波,卢昕,王国春.抗转录中介因子 1-γ 抗体与特发性炎性肌病合并肿瘤相关性的研究进展.中华风湿病学杂志,2012,16(6):421-424.

[346] Trallero-Araguas E,Rodrigo-Pendas JA,Selva-O'Callaghan A,et al.Usefulness of anti-p155 autoantibody for diagnosing cancer-associated dermatomyositis:a systematic review and meta-analysis.Arthritis Rheum,2012,64(2):523-532.

[347] Szankai Z,Nagy-Vincze M,Bodoki L,et al.Risk factors for cancer in patients with myositis.Clinical,immunological characteristics and the role of the anti-p155/140 antibody.Orv Hetil,2014,155(36):1437-1444.

[348] 杨阚波,舒晓明,彭清林,等.血清抗转录中介因子1-γ抗体在多发性肌炎/皮肌炎合并肿瘤诊断中的价值.中华风湿病学杂志,2013,17(1):10-15.

[349] 卢昕,杨阚波,袁凯,等.抗转录中介因子1家族蛋白抗体谱与皮肌炎合并肿瘤的关联性研究.中华风湿病学杂志,2014,18(6):369-374.

[350] Chinoy H,Fertig N,Oddis CV,et al.The diagnostic utility of myositis autoantibody testing for predicting the risk of cancer-associated myositis.Ann Rheum Dis,2007,66(10):1345-1349.

[351] Amoura Z,Duhaut P,Huong DL,et al.Tumor antigen markers for the detection of solid cancers in inflammatory myopathies.Cancer Epidemiol Biomarkers Prev,2005,14(5):1279-1282.

[352] Titulaer MJ,Soffietti R,Dalmau J,et al.Screening for tumours in paraneoplastic syndromes:report of an EFNS task force.Eur J Neurol,2011,18(1):19.

[353] Selva-O'Callaghan A,Grau JM,Gamez-Cenzano C,et al.Conventional cancer screening versus PET/CT in dermatomyositis/polymyositis.Am J Med,2010,123(6):558-562.

[354] Selva-O'Callaghan A,Trallero-Araguas E,Grau-Junyent JM,et al.Malignancy and myositis:novel autoantibodies and new insights.Curr Opin Rheumatol,2010,22(6):627-632.

[355] 钟宗良,莫浩元,麦海强,等.初治鼻咽癌合并皮肌炎86例临床配对研究.中国肿瘤,2012,21(3):220-224.

[356] 任浙平,李先明,闫茂生,等.鼻咽癌合并皮肌炎12例临床分析.实用癌症杂志,2001,16(4):428-429.

[357] Wakata N,Kurihara T,Saito E,et al.Polymyositis and dermatomyositis associated with malignancy:a 30-year retrospective study.Int J Dermatol,2002,41(11):729-734.

[358] Matsui O,Kadoya M,Kameyama T,et al.Benign and malignant nodules in cirrhotic livers:distinction based on blood supply.Radiology,2011,178(2):493-497.

[359] Kan Z,Sato M,Ivancev K,et al.Distribution and effect of iodized poppyseed oil in the liver after hepatic artery embolization:experimental study in several animal species.Radiology,2013,186(3):861-866.

[360] Yamashita Y,Torashima M,Oguni T,et al.Liver parenchymal changes after transcatheter arterial embolization therapy for hepatoma:CT evaluation.Abdom Imaging,2013,18(4):352-356.

[361] Matsuo N,Uchida H,Nishimine K,et al.Segmental transcatheter arterial chemoembolization with iodized oil for hepatocellular carcinoma:antitumor effect and influence on normal tissue.Radiology,2010,4(4):543-549.

[362] Katsumori T,Fujita M.Effective segmental chemoembolization of advanced hepatocellular

carcinoma with tumor thrombus in the portal vein.Cardiovasc Intervent Radiol,2010,18 (4):217-221.

[363] 任军,周心娜.抗肿瘤药物肝损伤研究进展.中国药物应用与监测,2012,9(6):309-313.

[364] 覃金莲,陆永奎,刘莎.雷替曲塞对比5-氟尿嘧啶一线治疗晚期结直肠癌疗效和不良反应的 Meta 分析.中国现代医学杂志,2013,23(14):82-88.

[365] Kelly C,Bhuva N,Harrison M,et a1.Use of raltitrexed as an alternative to 5-fluorouracil and capecitabine in cancer patients with cardiac history.Eur J Cancer,2013,49(10):2303-2310.

[366] 中华人民共和国卫生和计划生育委员会,医政医管局,中华医学会肿瘤学分会.中国结直肠癌诊疗规范(2015 版).中华消化外科杂志,2015(10),783-799.

[367] 应红艳,陈书长.肿瘤患者合并肾功能不全的治疗策略.癌症进展,2009,7(1):28-33.

[368] Cairo MS,Coiffier B,Reiter A,et al.Recommendations for the evaluation of risk and prophylaxis of tumor lysis syndrome(TLS)in adults and children with malignant diseases:an expert TLS panel consensus.Br J Haematol,2010,149(2):578-586.

[369] Will A,Tholouli E.The clinical management of tumor lysis syndrome in haematological malignancies.Br J Haematol,2011,154(1):3-13.

[370] 程艳丽.急性白血病并发肿瘤溶解综合征三例.白血病·淋巴瘤,2014,23(5):298-300.

[371] 傅槟槟,万建新,陈君敏,等.多发性骨髓瘤并发肾功能不全48例临床分析.中外医疗,2009,28(36):4-5.

[372] 文庆莲,张颖杰,杨红茹,等.老年恶性肿瘤患者肾功能评价.中国老年学杂志,2013,33(11):2505-2507.

[373] 王湘,白春梅.神经系统副肿瘤综合征的研究进展.癌症进展,2011(1):58-62.

[374] 陈丽.神经系统副肿瘤综合征的临床表现.中国实验诊断学,2014(8):1377-1380.

[375] Blaes F,Tschernatsch M.Paraneoplastic neurological disorders.Expert Rev Neurother,2010,10(10):1559-1568.

[376] Albert M L,Austin LM,Darnell RB,et a1.Detection and treatment of activated T cells in the cerebrospinal fluid of patients with paraneoplastic cerebellar degeneration.Ann Neurol,2000,47(1):9-17.

[377] 袁丹,刘胜达,李东华.神经系统副肿瘤综合征研究进展.中国现代医药杂志,2012(12):122-126.

[378] Rousseau A,Benyahia B,Dalmau J,et al.T cell response to Hu-D peptides in patients with anti-Hu syndrome.J Neurooncol,2005,71(3):231-6.

[379] Plonquet A,Garcia-Pons F,Fernandez E,et al.Peptides derived from the onconeural HuD

protein can elicit cytotoxic responses in HHD mouse and human.J Neuroimmunol,2003, 142(1-2):93-100.

[380] Darnell RB.Paraneoplastic neurologic disorders:windows into neuronal function and tumor immunity.Arch Neurol,2004,61(1):30-32.

[381] Musunuru K,Darnell RB.Paraneoplastic neurologic disease antigens:RNA-binding proteins and signaling proteins in neuronal degeneration.Annu Rev Neurosci,2001(24): 239-262.

[382] Benke T,Wagner M,Pallua AK,et al.Long-term cognitive and MRI findings in a patient with paraneoplastic limbic encephalitis.J Neurooncol,2004,66(1-2):217-224.

[383] Harnden P,Shelley MD,Clements H,et al.The prognostic significance of perineural invasion in prostatic cancer biopsies:a systematic review.Cancer,2007,109(1):13-24.

[384] Hiasa Y,Kunishige M,Mitsui T,et al.Complicated paraneoplastic neurological syndromes: a report of two patients with small cell or non-small cell lung cancer.Clin Neurol Neurosurg, 2003,106(1):47.

[385] Yu Z,Kryzer TJ,Griesmann GE,et al.CRMP-5 neuronal autoantibody:marker of lung cancer and thymoma-related autoimmunity.Ann Neurol,2001,49(2):146-154.

[386] 朱红强,周茜,陈敬银.神经系统副肿瘤综合征.中国实用神经疾病杂志,2013,(16): 87-89.

[387] Gozzard P,Maddison P.Republished:Which antibody and which cancer in which paraneoplastic syndromes.Postgrad Med J,2011,87(1023):60-70.

[388] 吉凤,徐小林.神经系统副肿瘤综合征研究进展.中华老年心脑血管病杂志,2013(6): 667-669.

[389] Choi HS,Kim DH,Yang SN,et al.A case of paraneoplastic vasculitic neuropathy associated with gastric cancer.Clin Neurol Neurosurg,2013,115(2):218-221.

[390] Vernino S,Low PA,Fealey RD,et al.Autoantibodies to ganglionic acetylcholine receptors in autoimmune autonomic neuropathies.N Engl J Med,2000,343(12):847-855.

[391] Beck S,Fuhlhuber V,Krasenbrink I,et al.IgG subclass distribution of autoantibodies in pediatric opsoclonus-myoclonus syndrome.J Neuroimmunol,2007,185(1-2):145-149.

[392] 宋亚彬.副肿瘤综合征61例病例分析.中国实用医药,2010(26):123-124.

[393] 孙强,纳冬梅,徐菲.神经系统副肿瘤综合征14例临床分析.中国当代医药,2010 (32):172-175.

[394] Krarup C,Crone C.Neurophysiological studies in malignant disease with particular reference to involvement of peripheral nerves.J Neurol,2002,249(6):651-661.

[395] Graus F,Delattre JY,Antoine JC,et al.Recommended diagnostic criteria for paraneoplastic neurological syndromes.J Neurol Neurosurg Psychiatry,2004,75(8):1135-1140.

［396］Toothaker TB, Rubin M.Paraneoplastic neurological syndromes: a review.Neurologist, 2009,15(1):21-33.

［397］Younes-Mhenni S, Janier MF, Cinotti L, et al.FDG-PET improves tumour detection in patients with paraneoplastic neurological syndromes.Brain, 2004,127(10):2331-2338.

［398］Van Vuurden DG, Plotz FB, De Jong M, et al.Therapeutic total plasma exchange in a child with neuroblastoma-related anti-Hu syndrome.Pediatr Nephrol, 2005,20(11):1655-1656.

［399］Voltz R.Intravenous immunoglobulin therapy in paraneoplastic neurological syndromes.J Neurol, 2006,253(Suppl 5):V33-38.

［400］Graus F, Dalmau J.Paraneoplastic neurological syndromes: diagnosis and treatment.Curr Opin Neurol, 2007,20(6):732-737.

［401］中国临床肿瘤学会,中华医学会血液学分会.蒽环类药物心脏毒性防治指南(2013年版)临床肿瘤学杂志,2013,18(10):925-934.

［402］姜龙,龙浩.蒽环类抗肿瘤药物的心脏毒性及保护剂的研究进展.中国肿瘤临床,2011,38(16):987-990.

［403］秦少波.抗肿瘤化疗药物对心脏的毒性反应.中国实用医药,2009,4(25):254-255.

［404］Curigliano G, Cardinale D, Suter T, et al.Cardiovascular toxicity induced by Chemotherapy, targeted agents and radiotherapy: ESMO Clinical Practice Guidelines.Ann Oncol, 2012,23(Suppl 7):155-166.

［405］McMurray JJ, Adamopoulos S, Anker SD, et al.ESC Committee for Practice Guidelines. ESC guidelines for the diagnosis and treatment of acute and chronic heart failure 2012: The Task Force for the Diagnosis and Treatment of Acute and Chronic Heart Failure 2012 of the European Society of Cardiology.Developed in collaboration with the Heart Failure Association(HFA)of the ESC.Eur J Heart Fail, 2012(14):803-869.

［406］Schlitt A, Jordan K, Vordermark D, et al.Cardiotoxicity and oncological treatments.Dtsch Arztebl Int, 2014,111(10):161-168.

［407］Poprach A, Petráková K, Vyskocil J, et al.Cardiotoxicity of drugs used in oncology.Klin Onkol, 2008,21(5):288-293.

［408］Raj S, Franco VI, Lipshultz SE, et al.Anthracycline-induced cardiotoxicity: a review of pathophysiology, diagnosis, and treatment.Curr Treat Options Cardiovasc Med, 2014,16(6):315.

［409］Salvatorelli E, Menna P, Minotti G.Managing anthracycline-induced cardiotoxicity: beginning with the end in mind.Future Cardiol, 2015,11(4):363-366.

［410］Elitok A, Oz F, Cizgici AY, et al.Effect of carvedilol on silent anthracycline-induced cardiotoxicity assessed by strain imaging: A prospective randomized controlled study with six-month follow-up.Cardiol J, 2014,21(5):509-515.

［411］Stoodley PW, Richards DA, Meikle SR, et al.The potential role of echocardiographic strain imaging for evaluating cardiotoxicity due to cancer therapy.Heart Lung Circ, 2011, 20(1): 3-9.

［412］Cardinale D, Cipolla CM.Assessment of cardiotoxicity with cardiac biomarkersin cancer patients.Herz, 2011, 36(4): 325-332.

［413］谭慧,杨润祥,任宏轩,等.心肌定量组织速度成像技术评价表柔比星微量泵入与静脉输注心脏毒性.肿瘤防治研究,2010,37(3):342-345.

［414］杨润祥,任宏轩,聂建云.两种不同给药方式下表柔比星治疗乳腺癌的近期疗效观察.肿瘤防治研究,2012,39(5):573-576.

［415］Yang RX, Ren HX.Pharmacokinetic and myocardial enzyme profiles of two administration route of epirubicin in breast cancer patients.Arzneimittelforschung Drug Research, 2012 (62): 677-681.

［416］姚兰,潘国标.预防 PICC 相关性血栓的护理进展.解放军护理杂志,2014,31(4): 37-39.

［417］李旭英,孙振球,谌永毅.阿司匹林对经外周静脉置入中心静脉导管相关性血栓的预防作用.中华临床营养杂志,2010,18(2):121-123.

［418］James D.Paauw, Heather B, Nichole I, et a1.The Incidence of PICC Line-Associated Thrombosis With and Without the Use of Prophylactic Anticoagulants.Journal of Parenteral and Enteral Nutrition, 2008, 32(4): 443-447.

［419］Holzmann-Pazgal G, Kubanda A, Davis K, et al.Utilizing a line maintenance team to reduce central-line-associated bloodstream infections in a neonatal intensive care unit.J Perinatol, 2011, 32(4): 281-286.

［420］Lorente L, Henry C, Martin MM, et al.Central venous catheter-related infection in a prospective and observational study of 2595 catheter.Crit Care, 2005, 9(6): R631-R635.

［421］Khouil H, Jahnes K, Shapiro J, et al.Performance of medical residents in sterile techniques during central vein catheterization: randomized trial of simulation-based training.Chest, 2011, 139(1): 80-87.

［422］Horvath B, Norville R, Lee D, et al.Reducing central venous catheter-related bloodstream infections in children in children with cancer.Oncol Nurs Forum, 2009, 36(2): 232-238.

［423］石汉平.肿瘤营养疗法.中国肿瘤临床,2014,41(18):1141-1145.

［424］石汉平,凌文华,李薇.肿瘤营养学.北京:人民卫生出版社,2012.

［425］White JV, Guenter P, Jensen G, et al.Consensus statement of the Academy of Nutrition and Dietetics / American Society for Parenteral and Enteral Nutrition: characteristics recom-mended for the identification and documentation of adult malnutrition(undernutrition).J Acad Nutr Diet, 2012, 112(5): 730-738.

［426］Fearon K, Strasser F, Anker SD, et al.Definition and classification of cancer cachexia: an international consensus.Lancet Oncol, 2011, 12 (5): 489-495.

［427］Cruz-Jentoft AJ, Baeyens JP, Bauer JM, et al.European Working Group on Sarcopenia in Older People.Sarcopenia: European consensus on definition and diagnosis: Report of the European Working Group on Sarcopenia in Older People.Age Ageing, 2010, 39 (4): 412-423.

［428］石汉平, 李薇, 齐玉梅, 等 . 营养筛查与评估 . 北京: 人民卫生出版社, 2014.

［429］石汉平, 李薇, 王昆华 .PG-SGA——肿瘤病人营养状况评估操作手册 . 北京: 人民卫生出版社, 2013.

［430］Jones JM.The methodology of nutritional screening and assess-ment tools.J Hum Nutr Diet, 2002, 15 (1): 59-71.

［431］Bozzetti F, Forbes A.The ESPEN clinical practice Guidelines on Parenteral Nutrition: present status and perspectives for future research.Clin Nutr, 2009, 28 (4): 359-364.

［432］石汉平 . 肿瘤新疗法——代谢调节治疗 . 肿瘤代谢与营养电子杂志, 2014, 1 (1): 3-5.

［433］石汉平 . 肿瘤恶液质患者的蛋白质应用 . 肿瘤代谢与营养电子杂志, 2014, 1 (2): 1-5.

［434］Bozzetti F, Arends J, Lundholm K, et al.ESPEN Guidelines on Parenteral Nutrition: non-surgical oncology.Clin Nutr, 2009, 28 (4): 445-454.

［435］Arends J, Bodoky G, Bozzetti F, et al.ESPEN Guidelines on Enteral Nutrition: Non-surgical oncology.Clin Nutr, 2006, 25 (2): 245-259.

［436］Shang E, Weiss C, Post S, et al.The influence of early supplementation of parenteral nutrition on quality of life and body composition in patients with advanced cancer.JPEN J Parenter Enteral Nutr, 2006, 30 (3): 222-230.

［437］蒋朱明 . 临床诊疗指南: 肠外肠内营养学分册(2008 版). 北京: 人民卫生出版社, 2008.

［438］Mariette C, De Botton ML, Piessen G.Surgery in esophageal and gastric cancer patients: what is the role for nutrition support in your daily practice? Ann Surg Oncol, 2012, 19(7): 2128-2134.

［439］Mystakidou K, Tsilika E, Parpa E, et al.Psychological distress of patients with advanced cancer: influence and contribution of pain severity and interference.Cancer Nurs, 2006, 29 (5): 400-405.

［440］Porter LS, Keefe FJ, Lipkus I, et al.Ambivalence over emotional expression in patient s with gastrointestinal cancer and the ircare givers: associations with patient pain and quality of life.Pain, 2005, 117 (3): 340-348.

［441］韩济生, 樊碧发 . 疼痛学 . 北京: 北京大学医学出版社, 2012.559-563.

［442］谭冠先 . 疼痛诊疗学 . 北京: 人民卫生出版社, 2012.190-191

［443］孙燕,顾慰萍.癌症三阶梯止痛指导原则.北京:北京医科大学出版社,2002.1-24.

［444］Tessaro L,Bandieri E,Costa G,et al.Use of oxycodonecontrolled-release immediately after NSAIDs:a new approach toobtain good pain control.Eur Rev Med Pharmacol Sci,2010,14 (2):113-121.

［445］Caraceni A,Hanks G,Kaasa S,et al.Use of opioid analgesicsin the treatment of cancer pain:evidence-based recommendations from the EAPC.Lancet Oncol,2012,13(2):e58-e68.

［446］Ripamonti CI,Santini D,Maranzano E,et al.Managementof cancer pain:ESMO Clinical Practice Guidelines.Ann Oncol,2012,23(Suppl 7):139-154.

［447］Hanks GW,Conno F,Cherny N,et al.Morphine and alternative opioids in cancer pain:the EAPC recommendattions.Br J Cancer,2001(84):587-593.

［448］Smith TJ,Staats PS,Deer T,et al.Randomized clinical trial of an implantable drug delivery system compared with comprehensive medical management for refactory cancer pain: Impact on pain,drug-related toxicity,and survival.J Clin Oncol,2002,20(19):4040-4049.

［449］Stearns L,Boortz-Marx R,Du PS,et al.Intrathecal Drug Delivery for the Management of Cancer Pain:A Multidisciplinary Consensus of Best Clinical Practices.J Support Oncol, 2005,3(6):399-408.

［450］Smith TJ,Coyne PJ.Implantable Drug Delivery Systems(IDDS)After Failure of Comprehensive Medical Management(CMM)Can Palliate Symptoms in the Most Refractory Cancer Pain Patients.J Pall Med,2005,8(4):736-742.

［451］Brogan,SE.Intrathecal Therapy for the Management of Cancer Pain.Curr Pain Head Rep, 2006(10):253-259.

［452］李庆萍,钟明艳.健康教育路径在癌痛规范治疗中的应用.中国疼痛医学杂志, 2014,20(10):765-766.

［453］Jensen MP,Nielson WR,Kems RD.Toward the development of a motivational model of pain self-management.J Pain,2003,4(9):477-492.

［454］张丽丽,王丽,陈淑惠.化疗药物外渗的防治.中国误诊学杂志,2004,4(4):620.

［455］邱静,余其银,金桂英.化疗患者的血管选择与护理.中华现代护理学杂志,2011,8 (14):620.

［456］李秀芹,刘萍.化疗药物渗漏引起组织损伤的临床表现及护理.实用医技杂志, 2005,12(6):1512.

［457］谌永毅,曾元丽,钟平.化疗药物外渗致组织损伤的治疗护理进展.护士进修杂志 2009,24(7):617.

［458］孙燕.内科肿瘤学.北京:人民卫生出版社,2001.956-975.

［459］姜玮玮.喉癌喉全切除术病人的康复指导.齐鲁医学杂志,2010,25(3):272-276.

［460］沈君,韩芳.慢性阻塞性肺疾病稳定期患者呼吸功能训练方式的研究.解放军护理杂志,2013,30(20):68-70.

［461］亓红娟,孙俊伟.鼻咽癌患者放射治疗后张口困难的早期康复护理.泰山医学院学报,2010,8(31),629-630.

［462］马毅.脊柱手术后深静脉血栓预防的研究进展.中国脊柱脊髓杂志,2012,22(8):753-755.

［463］Ay C,Pabinger I.VTE risk assessment in cancer.Who needs prophylaxis and who does not. Hamostaseologie,2015,35(4):319-324.

［464］潘元美,曹雯炜,秦洁行,等.血栓形成的抗栓治疗和预防(第9版):美国胸科医师学院循证的临床实践指南.神经病学与神经康复学杂志,2012,9(1):43-64.

［465］中国临床肿瘤学会(CSCO)肿瘤与血栓专家共识委员会.肿瘤相关静脉血栓栓塞症的预防与治疗中国专家指南(2015版).中国肿瘤临床,2015,42(20):979-988.

［466］中华医学会外科学分会血管外科学组.深静脉血栓形成的诊断和治疗指南(第2版).中国医学前沿杂志,2013,5(3):53-57.